Pharmakologie auf den Punkt

Juliane Bolbrinker - Daniel Flaschar

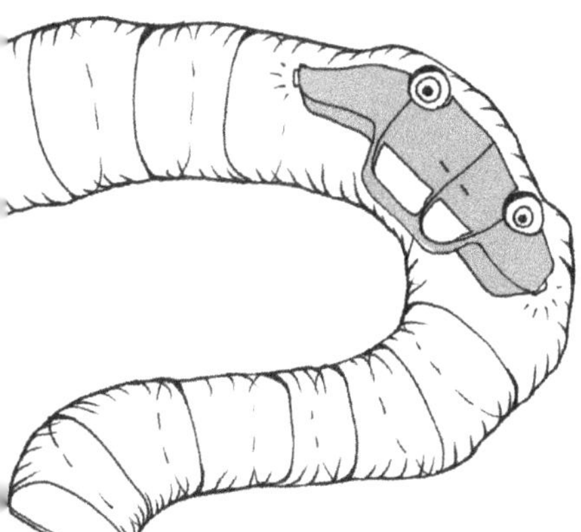

Impressum

Herausgeber

Dr. med. Juliane Bolbrinker
Fachärztin - Klinische Pharmakologie
Institut für Klinische Pharmakologie und Toxikologie - Charité, Berlin

Dr. med. Daniel Flaschar
Assistenzarzttätigkeiten - Kardiologie und Anästhesie
Dozent für Pharmakologie - Medi-Learn, Marburg

Erschienen im Medi-Learn Verlag GbR, Dorfstraße 57, 24107 Ottendorf bei Kiel
7. Auflage
Gestaltung: j.samutina, Berlin
Druck: CPI books GmbH, Birkstraße 10, 25917 Leck

Rückmeldungen bitte über: **http://medi-learn.de/rueckmeldung-pharma**
Zuschriften bitte an: **verlag@medi-learn.de**

ISBN 978-3-95658-063-5

Impressum

Wichtiger Hinweis
Dieses Werk ist ein Lehrbuch und dient allein dem Zweck, die für medizinische Staatsprüfungen erforderlichen Kenntnisse zu vermitteln. Zu diesem Zweck ist es verkürzt und stellt den Stoff unvollständig und in didaktisch aufbereiteter Form dar. Es ist daher ungeeignet, als Anleitung für die Behandlung von Patienten verwendet zu werden. Insbesondere kann es nicht die Lektüre von Fachliteratur ersetzen. Im Zweifel sollten Sie immer ein einschlägiges Fachbuch sowie weiterführende Fachliteratur konsultieren. Es wird keine Haftung übernommen, dass dieses Werk immer vollständig, aktuell oder richtig ist.

Die in diesem Buch angegebenen Therapieschemata wurden unter didaktischen Gesichtspunkten erstellt. Alle diagnostischen und therapeutischen Verfahren in der Medizin unterliegen einem ständigen Wandel durch wissenschaftliche Fortschritte. Alle Angaben können daher immer nur dem Wissensstand zum Zeitpunkt der Fertigstellung des Buches entsprechen. Alle therapeutischen Angaben in diesem Buch gelten nur für Erwachsene mit normaler Nieren- und Leberfunktion. Angegebene Indikationen beziehen sich zum Teil auch auf Off-Label-Anwendungen. Jeder Leser ist daher aufgefordert, die Empfehlungen der Hersteller (Fachinformationen/Rote Liste/Beipackzettel) über die verwendeten Wirkstoffe zur sorgfältigen Kontrolle heranzuziehen und zu überprüfen, ob die dort gemachten Angaben von denen in diesem Buch abweichen. Zudem müssen die jeweils aktuellen Leitlinien berücksichtigt werden (z. B. unter www.leitlinien.de, http://leitlinien.net). Jede Verordnung und Applikation unterliegt der eigenen Verantwortung des Benutzers.

Vorwort

Dieses Buch zeichnet sich durch folgende Besonderheiten aus:

Struktur

Wir haben uns für eine gleichbleibende Darstellung der Medikamente entschieden. In einer 4-Felder-Tafel sind Indikationen, Wirkung, unerwünschte Arzneimittelwirkungen (UAW) und Kontraindikationen (KI) aufgeführt. Sollen wichtige Interaktionen hervorgehoben werden, sind diese in einem zusätzlichen Kästchen beschrieben.

Kerninhalte

Kerninhalte der Pharmakologie sollen vermittelt werden: Die Schwierigkeit beim Lernen besteht oftmals darin, Relevantes von weniger Relevantem zu unterscheiden. Unser Buch soll dabei helfen, eine Grundlage für dieses spannende, aber auch sehr umfangreiche Stoffgebiet zu schaffen - beim Einstieg in das Fach und bei der Wiederholung.

Weiterentwickung

Es handelt sich nicht um ein abgeschlossenes Werk: Zahlreiche Spezialisten, die ihre Fachgebiete verständlich und knapp darstellen können, haben bislang bei der Erstellung mitgeholfen. Wir hoffen, dass dieses Buch weiterhin von der Mithilfe vieler Interessierter profitieren kann. Jeder Leser ist daher aufgerufen, die Inhalte kritisch zu hinterfragen und gegebenenfalls bei der Weiterentwicklung mitzuarbeiten. Zuschriften sind ausdrücklich erwünscht.

Anpassung

Da das Buch in kurzen Abständen neu erscheint, können wir sehr schnell auf veränderte Leitlinien und neu hinzugekommene Inhalte in den aktuellen Staatsexamina reagieren.

Fett markierter Text

wurde bereits im „Hammerexamen“ abgefragt oder ist besonders wichtig für das Staatsexamen.

Vorwort

*Die in diesem Buch aufgeführten Informationen stellen eine Auswahl dar und sind außerdem als gruppenspezifische Eigenschaften anzusehen, die ggf. nicht für jeden Wirkstoff aus der jeweiligen Gruppe zutreffen.

Das Buch erhebt keinen Anspruch auf Vollständigkeit. Gerade im Bereich der UAW, Kontraindikationen und Interaktionen haben wir häufig aus didaktischen Gründen eine knappe Auswahl getroffen (gelegentlich sogar keine Informationen angegeben) und beschränken uns teilweise auf Inhalte, die bereits in Staatsexamina abgefragt wurden.

Wir haben generell darauf verzichtet, bei den Kontraindikationen Schwangerschaft und Stillzeit aufzulisten, da eine Arzneimitteltherapie in diesen Situationen immer eine Einzelfallentscheidung darstellt und verallgemeinernde Aussagen dazu schlecht getroffen werden können. Auch die Arzneimitteltherapie bei Kindern stellt eine besondere Situation dar. Daher müssen Hinweise, ob Medikamente z. B. bei Kindern, in der Schwangerschaft und Stillzeit oder auch bei Nieren- oder Leberinsuffizienz kontraindiziert sind, unbedingt in den entsprechenden Fachinformationen nachgelesen werden.

Juliane Bolbrinker / Daniel Flaschar
Berlin, Januar 2016

Ko-Autoren

Autonomes Nervensystem:
Priv.-Doz. Dr. med. Christoph Schröder
Institut für Klinische Pharmakologie, Medizinische Hochschule Hannover

Herz-Kreislauf-System:
Dr. med. Sebastian Spencker
Klinik für Innere Medizin mit Schwerpunkt Kardiologie, DRK Kliniken Berlin | Köpenick

Herz-Kreislauf-System (Beratung), Lipidsenker:
Dr. med. Tobias Sonnenberg
Klinik für Innere Medizin III mit Schwerpunkt Kardiologie, Angiologie und internistische Intensivmedizin, Universitätsklinikum Schleswig-Holstein

Kardiopulmonale Reanimation und Lipidsenker (Beratung):
Prof. Dr. med. Hans-Richard Arntz
ehem. Medizinische Klinik, Charité, CBF

Kardiopulmonale Reanimation:
Barbara Rachut
Klinik für Anästhesie, Intensiv-, Notfallmedizin und Schmerztherapie, DRK Kliniken Berlin | Westend

ACS (Beratung), Thrombozytenaggregationshemmung, Gerinnungshemmung/Fibrinolyse:
Prof. Dr. med. Ursula Rauch-Kröhnert
Klinik für Kardiologie, Charité, CBF

Hormonsensible Karzinome (Beratung), Urologische Erkrankungen:
Priv.-Doz. Dr. med. Carsten Kempkensteffen
Klinik für Urologie, Charité, CBF

Glaukom:
Dr. med. Anne Alex
Klinik für Augenheilkunde, Universitätsklinik Münster

Asthma bronchiale und COPD, Allergische Rhinitis:
Priv.-Doz. Dr. med. Bernd Schmidt
Leiter der Pneumologie, Klinik für Innere Medizin I, Universitätsklinikum Halle (Saale)

Bakterielle Infektionen, Störungen des Elektrolythaushalts:
Dr. med. Philipp Enghard
Medizinische Klinik mit Schwerpunkt Nephrologie und internistische Intensivmedizin, Charité, CVK

Ko-Autoren

Infektionskrankheiten (Beratung):
Priv.-Doz. Dr. med. Konstanze Vogt
Institut für Mikrobiologie und Prodekanat Lehre, Charité, CCM

Infektionskrankheiten (Beratung):
Prof. Dr. med. Ralf Stahlmann
Institut für Klinische Pharmakologie und Toxikologie, Charité, CCM

Malaria:
Dr. med. Sebastian Dieckmann
Institut für Tropenmedizin und Internationale Gesundheit, Tropenmedizinische Ambulanz, Charité, CVK

Mykosen:
Dr. med. Jan Matthias Kruse
Medizinische Klinik mit Schwerpunkt Nephrologie und internistische Intensivmedizin, Charité, CVK

Mykosen (Beratung), Tuberkulose, HIV, Humane Herpesviren, Influenza:
Dr. med. Anja Masuhr
Abteilung für Infektiologie und Gastroenterologie, Vivantes Auguste-Viktoria-Klinikum, Berlin

Hepatitis, Erkrankungen des Gastrointestinaltrakts und M. Crohn, Colitis ulcerosa:
Priv.-Doz. Dr. med. Dirk Nierhoff
Klinik für Gastroenterologie und Hepatologie, Universität zu Köln

Endokrinologische Erkrankungen, Hyperurikämie/Gichtanfall, Osteoporose, M. Addison:
Priv.-Doz. Dr. med. Thomas Bobbert, Priv.-Doz. Dr. med. Knut Mai
Klinik für Endokrinologie, Diabetes und Ernährungsmedizin, Charité, CCM

Schilddrüsenerkrankungen (Beratung):
Prof. Dr. med. Rolf Großklaus
ehem. Bundesinstitut für Risikobewertung, Berlin

Malignome:
Priv.-Doz. Dr. med. Anne Letsch
Medizinische Klinik mit Schwerpunkt Hämatologie, Onkologie, Charité, CBF

Hormonsensible Karzinome und Malignome (Beratung):
Priv.-Doz. Dr. med. Anne Constanze Regierer
Deutsches Rheuma-Forschungszentrum Berlin

Ko-Autoren

Hyperurikämie/Gichtanfall (Beratung), Immunsuppressiva, Rheumatoide Arthritis:
Prof. Dr. med. Martin Rudwaleit
Chefarzt der Klinik für Innere Medizin und Rheumatologie, Klinikum Bielefeld Rosenhöhe

Schmerztherapie:
Dr. med. Eva Hoffmann
Klinik für Anästhesiologie und Schmerztherapie, RLK UK Essen GgmbH

Anästhesie und Narkose:
Dr. med. Sebastian Wesseling
Facharzt Anästhesie | Notfallmedizin | Intensivmedizin, Anästhesieteam Berlin

Neurologische Erkrankungen (Beratung):
Prof. Dr. med. Johannes Jörg
em. Direktor der Neurologischen Klink, Wuppertal

Demenz (Beratung), Psychiatrische Erkrankungen, Alkoholkrankheit:
Dr. med. Timm Strotmann-Tack
Klinik für Gerontopsychiatrie und -psychotherapie, Alexianer Krefeld GmbH

Ticstörungen/ Tourette-Syndrom, Aufmerksamkeitsdefizit-/Hyperaktivitätsstörung:
Prof. Dr. med. Marcel Romanos
Direktor der Klinik für Kinder- und Jugendpsychiatrie, Psychosomatik und Psychotherapie, Universitätsklinik Würzburg

Schlafstörungen, Morbus Parkinson, Epilepsie, Migräne, Demenz:
Dr. med. Alexander Kowski
AG Klinische und Experimentelle Epileptologie, Klinik für Neurologie, Charité, Berlin

Multiple Sklerose:
Dr. med. Oliver Wengert
Facharzt Neurologie, Praxis für Neurologie, Berlin

Korrekturen und Mitarbeit

Für kritische Durchsicht, hilfreiche Korrekturen und Unterstützung bedanken wir uns herzlich bei:

Dr. jur. Jan Bohnstedt

Priv.-Doz. Dr. med. Sven Diederich

Dr. med. Karsten Ewert

Dr. med. Andrea v. Figura

Dr. med. Martin Franz, DESA

Dr. med. Maximilian Galonska

Dr. med. Anna Georgie

Sebastian Gosepath

Dr. med. Katja Grabowski

Dr. med. Marion Hanel

Dr. med. Patrick Ingiliz

Dr. med. Sebastian Jaumann

Dr. rer. medic. Marita Kölzsch

Priv.-Doz. Dr. med. Klaus-Martin Kreusel

Prof. Dr. med. Reinhold Kreutz

Sebastian Langer

Prof. Dr. med. Uwe Lorenz

Dr. med. Ingrid Mai

Karsten Röttger

Laura Schmale

Priv.-Doz. Dr. med. Alexander Schmittel

Dr. med. Moritz Peill-Meininghaus

Dr. med. Jörg Pokal

Sabrina Warmbier

Dr. med. Hilke Warnecke

Abkürzungen

ACC	Acetylcystein
ACh	Acetylcholin
ACS	akutes Koronarsyndrom
ADP	Adenosindiphosphat
AmB	Amphotericin B
Ang II	Angiotensin II
ANV	akutes Nierenversagen
ARB	AT_1-Rezeptorblocker
ASS	Acetylsalicylsäure
AT_1-Rezeptor	Angiotensin-Rezeptor Typ 1
AV	atrioventrikulär
AVNRT	AV-Knoten Reentry Tachykardie
AP	Angina pectoris
BLI	β-Laktamaseinhibitoren
BPH	benigne Prostatahyperplasie
Ca	Carcinoma
CAP	community acquired pneumonia
CED	chronisch entzündliche Darmerkrankungen
CCR5	chemokine C-C motif receptor 5
ChE	Cholinesterase
CMV	Cytomegalievirus
COMT	Catechol-O-Methyl-Transferase
COX	Cyclooxygenase
CrCl	Kreatinin-Clearance
CXCR4	chemokine C-X-C motif receptor 4
CYP	Cytochrom P450
DMARD	disease modifying antirheumatic drugs
DOAK	direkte orale Antikoagulanzien
E. coli	Escherichia coli
EF	Ejektionsfraktion
EGF	endothelial growth factor
EPMS	extrapyramidale Störungen
FFP	fresh frozen plasma (Gefrierplasma)
FSH	follikelstimulierendes Hormon
GFR	glomeruläre Filtrationsrate
GI	gastrointestinal
GnRH	Gonadoliberin
GP IIb/IIIa	Glykoprotein IIb/IIIa
HAP	hospital acquired pneumonia
Hb	Hämoglobin
HER2	human epidermal growth factor receptor-2
HF	Herzfrequenz
HOCM	Hypertrophe obstruktive Kardiomyopathie
H. pylori	Helicobacter pylori

Abkürzungen

HRST	Herzrhythmusstörungen
HSV	Herpes simplex Virus
HWZ	Halbwertszeit
HZW	Herzzeitvolumen
ICD	implantierbarer Kardiodefibrillator
IFN	Interferon
IL	Interleukine
ISA	intrinsische Aktivität (von β-Blockern)
KI	Kontraindikationen
KHK	koronare Herzkrankheit
KOF	Körperoberfläche
LH	Linksherz
LV	linksvertrikulär
MAC	minimale alveoläre Konzentration
MAO	Monoaminoxidase
MH	Maligne Hyperthermie
MMST	Mini Mental Status Test
mTOR	mammalian Target Of Rapamycin
NA	Noradrenalin
NMDA	N-Methyl-D-Aspartat
NSAID	nicht-steroidale antiinflammatorische Drogen
NYHA	New York Heart Association
PEF	peak expiratory flow
PCI	perkutane Koronarintervention
P-GP	P-Glykoprotein
PML	progressive multifokale Leukenzephalopathie
PONV	Post-operative nausea and vomiting
PPI	Protonenpumpeninhibitoren
PPSB	Prothrombinkonzentrat
RAAS	Renin-Angiotensin-Aldosteron-System
RA	Rheumatoide Arthritis
SH	Sulfonylharnstoff
s.l.	sublingual
SSRI	selektive Serotonin-Rückaufnahme-Inhibitoren
TDM	Therapeutisches Drug Monitoring
TVT	tiefe Beinvenenthrombose
TRPV	transient receptor potential vanilloid
TZA	Trizyklische Antidepressiva
UAW	unerwünschte Arzneimittelwirkungen
VEGF	vascular endothelial growth factor
VHF	Vorhofflimmern
VKA	Vitamin K Antagonisten
VZV	Varizella Zoster-Virus
WPW-Syndrom	Wolff-Parkinson-White-Syndrom

Inhaltsverzeichnis

1. **Autonomes Nervensystem**
   Parasympathikus 14
   Sympathikus 20

2. **Herz-Kreislauf-System**
   Arterielle Hypertonie 26
   Chronische Herzinsuffizienz 52
   Akute Kreislaufinsuffizienz 59
   Herzrhythmusstörungen 62
   Kardiopulmonale Reanimation 72
   Koronare Herzkrankheit (KHK) 76
   Akutes Koronarsyndrom (ACS) 82

3. **Thromboembolische Erkrankungen**
   Thrombozytenaggregationshemmung 86
   Gerinnungshemmung und Fibrinolyse 90

4. **Lipidsenker** 100

5. **Urologische Erkrankungen**
   Benigne Prostatahyperplasie 106
   Inkontinenz 108
   Erektile Dysfunktion 110

6. **Glaukom** 112

7. **Asthma bronchiale und Chronisch Obstruktive Lungenerkrankung (COPD)** 114

8. **Allergische Rhinitis** 132

9. **Infektionskrankheiten**
   Bakterielle Infektionen 136
   Tuberkulose 186
   Malaria 188
   Mykosen 192
   Virale Erkrankungen 196

10. **Erkrankungen des Gastrointestinaltrakts**
    Obstipation 210
    Diarrhoe 216
    Erbrechen 217
    Gastroduodenale Ulzera / Reflux 220

Inhaltsverzeichnis

11.	**Endokrinologische Erkrankungen**	
	Diabetes mellitus / Hypo- /Hyperglykämie	224
	Hypothyreose und Struma	234
	Hyperthyreose / Thyreotoxische Krise	238
	Sexualhormone	242
12.	**Osteoporose**	250
13.	**Morbus Addison**	257
14.	**Störungen des Elektrolythaushalts**	258
15.	**Hyperurikämie / akuter Gichtanfall**	262
16.	**Malignome**	266
17.	**Therapie mit Immunsuppressiva**	282
	Rheumatoide Arthritis	290
	M. Crohn + Colitis ulcerosa	292
18.	**Schmerztherapie**	294
19.	**Anästhesie und Narkose**	**310**
	Maligne Hyperthermie	324
20.	**Neurologische und psychiatrische Erkrankungen**	
	Schlafstörungen / Benzodiazepine	326
	Schizophrenie	330
	Unipolare Depression	336
	Bipolare affektive Störungen	348
	Aufmerksamkeitsdefizit-/Hyperaktivitätsstörung (ADHS)	350
	Ticstörungen/ Tourette-Syndrom	352
	Morbus Parkinson	354
	Epilepsie	362
	Migräne	374
	Demenz	378
	Multiple Sklerose	380
	Alkoholkrankheit	388
21.	**Kolibri-Medikamente**	392
22.	**Toxikologie**	396
23.	**Arzneimittelinteraktionen**	400

Parasympathikus

Überblick

Der Überträgerstoff des Parasymphatikus ist das Acetylcholin (ACh), welches in den prä- und postganglionären Nervenendigungen aus Cholin und Acetyl-CoA gebildet wird. Bei der efferenten Signaltransduktion des Parasympathikus sind unterschiedliche Rezeptortypen beteiligt:

- **nikotinerge** (N) Rezeptoren (auch durch Nikotin erregbar) sind an allen vegetativen Ganglienzellen (auch Sympathikus!) lokalisiert. Sie sind für die Signalübertragung vom ersten auf das zweite Neuron verantwortlich.

- **muskarinerge** (M) Rezeptoren (auch durch das Pilzgift Muscarin erregbar) befinden sich postganglionär, an allen parasympathisch innervierten Erfolgsorganen. Sie vermitteln die Signalübertragung an den Zielorganen.

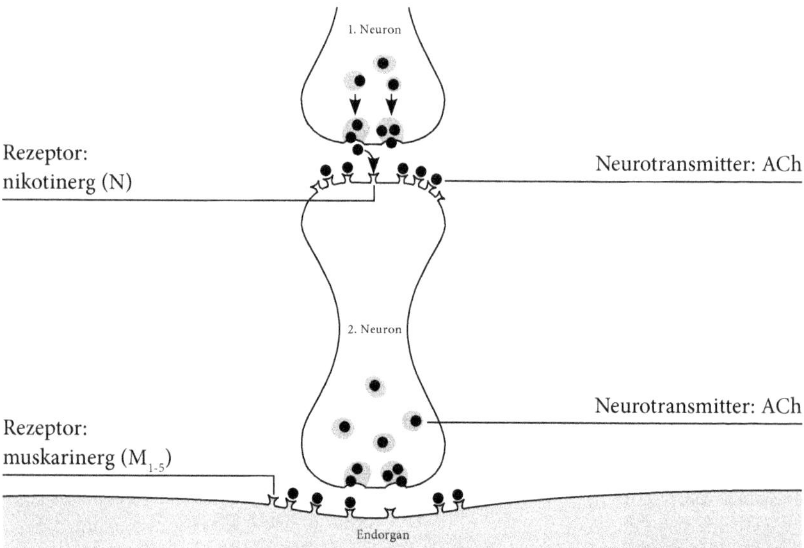

Efferente Signaltransduktion des parasympathischen Nervensystems

Beachte

Nikotinerge Rezeptoren sind außerhalb des vegetativen Nervensystems an der motorischen Endplatte zuständig für die Erregungsweiterleitung.

Parasympathikus

Überblick

Pharmakologisch relevant sind die muskarinergen Rezeptoren, da hier alle direkten Parasympathomimetika bzw- lytika wirken. Diese Rezeptoren werden in die Subtypen M_{1-5} unterteilt, wobei deren bevorzugte Lokalisation nur teilweise bekannt ist. Die Rezeptorspezifität der einzelnen Medikamente ist zudem in den meisten Fällen nicht sehr ausgeprägt.

Der Abbau von ACh erfolgt durch die Acetylcholinesterase (AChE), die ubiquitär in vielen Geweben und im Blut (als sogenannte Pseudocholinesterase) vorkommt. Außerhalb des parasympathischen Systems findet sich die AChE zudem lokal an der motorischen Endplatte und spielt somit eine Rolle bei der Muskelinnervation.

Wirkung des Parasympathikus auf ausgewählte Zielstrukturen		
Erfolgsorgan	Rezeptoren	Wirkung
Herz	M_2-Rezeptor	negativ inotrop, chronotrop, dromotrop
Gefäße	M_3-Rezeptor	Vasodilatation
Bronchien	M_{2+3}-Rezeptor	Bronchokonstriktion, vermehrte Schleimsekretion
Auge	M_{2+3}-Rezeptor	Akkommodation durch Kontraktion des M. ciliaris und Miosis durch Kontraktion des M. sphincter pupillae
Gastrointestinaltrakt	M_{2+3}-Rezeptor	überwiegend Motilitätssteigerung und Erschlaffung des Sphinktertonus
Blase	M_3-Rezeptor	Kontraktion des Harnleiters und der Sphinkteren

Parasympathikus

Angriffspunkte der Medikamente - Aktivierung

Direkte Parasympathomimetika:
Es kommt zu einer direkten Aktivierung des muskarinergen (M)-Rezeptors am Endorgan. Eine wichtige Substanz ist **Pilocarpin**, das durch Kontraktion des M. ciliaris zu einem vermehrten Kammerwasserabfluss führt. Es wird zur lokalen Glaukombehandlung eingesetzt. Hierbei kann es zu **Miosis** und **Sehstörungen** kommen.

Indirekte Parasympathomimetika (Acetycholinesterase-Hemmer):
Durch die Hemmung der AChE verhindern diese Substanzen den Acetylcholinabbau. Dies führt wiederum zu einer erhöhten ACh-Konzentration am Rezeptor.
Abhängig von ihrer ZNS-Gängigkeit werden zentral und peripher wirksame Substanzen unterschieden: **Acetylcholinesterase-Hemmer** (Cholinesterasehemmer) wie **Physostigmin**, die die Blut-Hirn-Schranke überwinden, werden bei Intoxikationen mit anticholinergen Substanzen (z. B. trizyklische Antidepressiva/Atropin) und bei der Alzheimer-Demenz (u. a. **Donepezil**) eingesetzt.
Peripher wirkende indirekte Parasympathomimetika können die Blut-Hirn-Schranke weniger gut passieren. Sie wirken durch eine Erhöhung der Acetylcholinkonzentration an der muskulären Endplatte. Einsatzgebiete sind die Therapie der Myasthenia gravis (**Neostigmin**, Pyridostigmin) und die Antagonisierung nicht-depolarisierender Muskelrelaxanzien (v. a. **Neostigmin**).

Beachte

ACh wird im Organismus sehr schnell abgebaut, weshalb es zur systemischen Anwendung nicht genutzt werden kann. Um die Konzentration von ACh am Rezeptor zu erhöhen, werden deshalb Cholinesterasehemmer (= indirekte Parasympathomimetika) verabreicht.

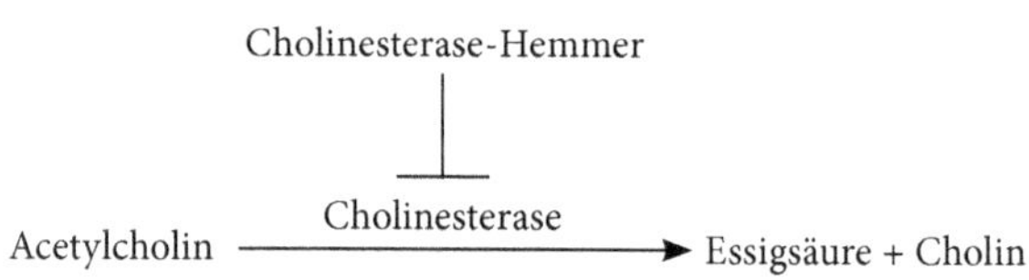

Parasympathikus

Direkte und indirekte Parasympathomimetika

Direkte Parasympathomimetika	Wirkung	Indikation* (u. a.)
Pilocarpin Carbachol	M-Rezeptor Aktivierung	Glaukom

Indirekte Parasympathomimetika	Wirkung	Indikation* (u. a.)
Physostigmin (ZNS-gängig)	AChE-Hemmung	Intoxikation mit Atropin / trizyklischen Antidepressiva
Donepezil (ZNS-gängig)	AChE-Hemmung	Alzheimer-Demenz
Neostigmin (nicht ZNS-gängig) Pyridostigmin (nicht ZNS-gängig)	**AChE-Hemmung**	· Myasthenia gravis · Antagonisierung nicht-depolarisierender Muskelrelaxanzien

Parasympathikus

Anticholinergika = Muskarinrezeptor-Antagonisten

Um den Parasympathikus zu hemmen, werden therapeutisch nur direkte Parasympatholytika = Anticholinergika genutzt. Diese wirken durch eine direkte Hemmung des M-Rezeptors.

Die Organspezifität der einzelnen Anticholinergika ist nicht besonders hoch. Dennoch gibt es für die einzelnen Substanzen bevorzugte Einsatzgebiete:

Indikationen für **Atropin** sind die Sinusbradykardie und die Antagonisierung bei Intoxikationen mit den ZNS-gängigen Alkylphosphaten = irreversible Acetylcholinesterasehemmer (Insektizide). Am Auge wird Atropin lokal u. a. aufgrund seiner mydriatischen Wirkung zur besseren Beurteilbarkeit bei Untersuchungen des Augenhintergrunds angewendet.

Ipratropium und **Tiotropium** werden bei Patienten mit COPD zur Bronchodilatation gegeben.

Das ZNS-gängige **Scopolamin** wird als Antiemetikum bei Kinetosen (Reiseübelkeit) eingesetzt.

N-Butylscopolamin wird als Spasmolytikum bei Gallen- oder Harnwegskoliken genutzt, da es zu einer Relaxation der glatten Muskelzellen von Gallenwegen und ableitenden Harnwegen führt. Es ist nicht ZNS-gängig.

Oxybutynin (neben weiteren) kommt bei der Dranginkontinenz zum Einsatz, da es die zugrundeliegende Überaktivitat des parasympathisch innervierten M. detrusor hemmt.

Biperiden wirkt bei Patienten mit Morbus Parkinson dem cholinergen Ungleichgewicht entgegen und bewirkt so eine Normalisierung der Transmitterverhältnisse.

Pirenzepin ist ein Reservemittel bei der Ulkustherapie. Dosisabhängig reduziert es das Magensaftvolumen, weniger die Säuresekretion.

Parasympathikus

Anticholinergika = Muskarinrezeptor-Antagonisten

Parasympatholytika = Anticholinergika	Wirkung	Indikation* (u. a.)
Atropin	M-Rezeptor Hemmung	· Sinusbradykardie · Intoxikation mit Alkylphosphaten · lokal: iatrogene Mydriasis zur Beurteilung des Augenhintergrunds
Ipratropium **Tiotropium**	M-Rezeptor Hemmung	COPD (+ Asthma)
Scopolamin	M-Rezeptor Hemmung	Kinetosen
N-Butylscopolamin	M-Rezeptor Hemmung	**Spasmen der glatten Muskulatur: Magen-Darm**, Galle, urogenital
Oxybutynin, Tolterodin, Trospiumchlorid, Solifenacin, Darifenacin	M-Rezeptor Hemmung	Dranginkontinenz
Biperiden	M-Rezeptor Hemmung	M. Parkinson
Pirenzepin	M-Rezeptor Hemmung	**Ulkustherapie**

Sympathikus

Überblick

Die efferente Signaltransduktion des Sympathikus verläuft wie beim Parasympathikus über zwei Stationen. Der Transmitter bei der Umschaltung vom ersten auf das zweite Neuron ist (wie beim Parasympathikus!) Acetylcholin mit Wirkung an nikotinergen postsynaptischen Rezeptoren (N). Anschließend wird das Signal über postganglionäre Fasern an das Erfolgsorgan übermittelt. Der Überträgerstoff des 2. Neurons ist in der Regel Noradrenalin (Ausnahme: Schweißdrüsen - ACh!). Zudem werden Adrenalin und Noradrenalin im Nebennierenmark gebildet und ausgeschüttet. Die Wirkung von Noradrenalin und Adrenalin ist vom jeweiligen Rezeptor abhängig. Im Folgenden werden die wichtigsten pharmakologisch beeinflussbaren Rezeptorwirkungen genannt.

Präsynaptische **α_2-Rezeptoren** führen bei einer Erregung über einen negativen Feedback-Mechanismus zu einer Abnahme der Noradrenalin-Ausschüttung. Postsynaptische **α_1-Rezeptoren** kommen v. a. an der glatten Muskulatur der Gefäße (Vasokonstriktion) und der Prostata (Erhöhung des Auslasswiderstands) vor. **β_1-Rezeptoren** sind v. a. am Herzen lokalisiert. Sie vermitteln eine positiv inotrope, chronotrope und dromotrope Wirkung sowie eine vermehrte ektope Erregungsbildung (früher bathmotrope Wirkung genannt). **β_2-Rezeptoren** befinden sich hauptsächlich in der Lunge (Bronchodilatation) und an den Gefäßen (Vasodilatation).

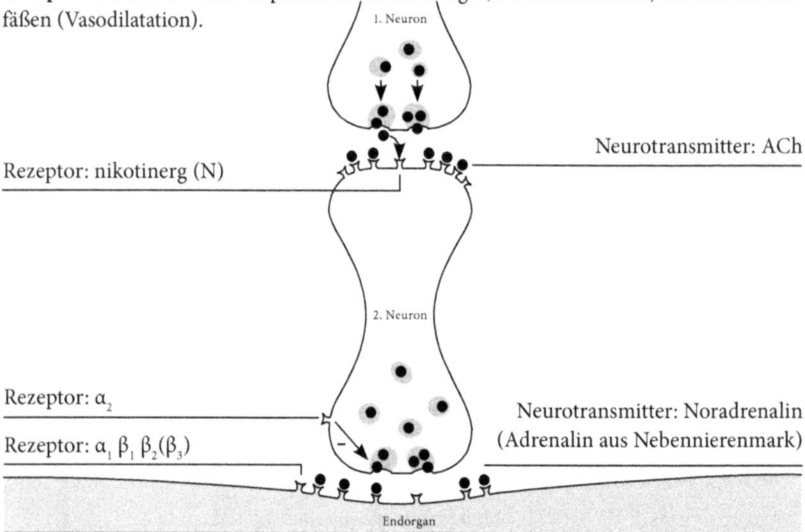

Efferente Signaltransduktion des sympathischen Nervensystems

Beachte

Noradrenalin wirkt nicht an β_2-Rezeptoren.

Sympathikus

Überblick

Die einzelnen Agonisten und Antagonisten wirken sehr unterschiedlich auf die Rezeptoren. Die Rezeptorselektivität vieler Medikamente nimmt jedoch mit steigender Dosierung ab.

Adrenalin und Noradrenalin werden durch die Monoaminoxidase (MAO) und die Catechol-O-Methyl-Transferase (COMT) abgebaut. Außerdem wird die Noradrenalin-Wirkung durch eine Wiederaufnahme in die Nervenendigung aus dem synaptischen Spalt beendet.

Wirkung des Sympathikus auf ausgewählte Zielstrukturen		
Erfolgsorgan	Rezeptor	Wirkung
Gefäße	α_1-Rezeptor	Vasokonstriktion
	β_2-Rezeptor	Vasodilatation
Prostata	α_1-Rezeptor	Auslasswiderstand ↑
Herz	β_1-Rezeptor	positiv inotrop, chronotrop, dromotrop und vermehrte ektope Erregungsbildung
Niere	β_1-Rezeptor	Reninsekretion ↑
Lunge	β_2-Rezeptor	Bronchodilatation
Leber	β_2-Rezeptor	Glykogenolyse ↑
Pankreas	β_2-Rezeptor	Insulinausschüttung ↑
Neurone	α_2-Rezeptor (präsynaptisch)	Ausschüttung von Noradrenalin ↓

Sympathikus

Direkte und indirekte Sympathomimetika

Direkte Sympathomimetika:
α_1-Aktivierung (vorwiegend)
Die Stimulation des α_1–Rezeptors wird therapeutisch z. B. zur Vasokonstriktion bei Rhinitis (Naphazolin) oder bei ausgeprägter Hypotonie (**Noradrenalin**) ausgenutzt.

$\alpha_1 + \beta_{1+2}$-Aktivierung
Adrenalin wirkt sowohl auf α_1- als auch auf β_{1+2}-Rezeptoren. Es wird bei der kardiopulmonalen Reanimation und bei anaphylaktischen Reaktionen eingesetzt, da hier sowohl die vasokonstriktorische Komponente (α_1), als auch die bronchodilatatorische (β_2) sowie die kardial anregende (β_1) Komponente erwünscht sind.

β_1-Aktivierung (vorwiegend)
Die Aktivierung von β_1-Rezeptoren vermittelt am Herzen positiv inotrope, chronotrope und dromotrope Effekte. Eine Indikation für den Einsatz des β_1-Agonisten **Dobutamin** ist der kardiogene Schock.
Die ebenfalls β_1-aktivierende Substanz Dopamin wird heute weniger verwendet. Ein eher theoretischer Vorteil bei der Therapie des Schocks ist die vermehrte Nieren- und Splanchnikusdurchblutung durch die Aktivierung von D_1-Rezeptoren, da diese nur bei niedrigen Dosierungen von Dopamin zum Tragen kommt.

β_2-Aktivierung (vorwiegend)
Sympathomimetika wie Terbutalin, Fenoterol, **Salbutamol**, Formoterol, Salmeterol und Indacaterol werden aufgrund ihrer relativ selektiven Wirkung auf β_2-Rezeptoren (Bronchodilatation) zur Therapie obstruktiver Lungenerkrankungen (COPD, Asthma) eingesetzt.

Indirekte Sympathomimetika:
Indirekte Sympathomimetika wirken nicht an den Adrenozeptoren, sondern führen über verschiedene Mechanismen wie z.B. eine Wiederaufnahme-Hemmung in die Nervenzellen zu einer zu einer erhöhten Transmitterkonzentration am Rezeptor. Zu den therapeutisch eingesetzten Substanzen gehören **Methylphenidat** und das Amphetamin Dexamphetamin, die bei der Therapie des Aufmerksamkeitsdefizit-/Hyperaktivitätssyndroms (ADHS) genutzt werden.
Auch einige Antidepressiva wirken über eine Wiederaufnahme-Hemmung von Noradrenalin, werden aber in der Regel nicht zu dieser Gruppe gezählt.

Sympathikus

Direkte und indirekte Sympathomimetika

direkte Sympathomimetika	Wirkort	Indikation* (u. a.)
Naphazolin	v. a. α_1	Rhinitis
Noradrenalin	**v. a.** $\boldsymbol{\alpha_1}$	septischer + neurogener Schock (nach/während Volumengabe), Zusatz in Lokalanästhetika
Adrenalin	$\alpha_1 + \beta_1 / \beta_2$	Kardiopulmonale Reanimation, Anaphylaxie, Zusatz in Lokalanästhetika
Dobutamin	v. a. β_1	kardiogener Schock, akute Linksherzinsuffizienz
Dopamin	β_1/ D_1/ auch α_1	(drohende) Schockzustände
Terbutalin Fenoterol **Salbutamol** Formoterol Salmeterol Indacaterol	β_2	Asthma bronchiale, COPD
indirekte Sympathomimetika	**Wirkort**	**Indikation* (u. a.)**
Methylphenidat Dexamphetamin	u.a. synaptischer Spalt	Aufmerksamkeitsdefizit-/Hyperaktivitätsyndrom (ADHS)

Merkhilfe: Sympathomimetika, die auf Herz-Kreislauf wirken von α_1 => β_1

NaNo-Ad-DoDo

Erklärung: Anfangsbuchstaben der Sympathomimetika mit Wirkung auf α_1 => β_1

Sympathikus

Sympatholytika und Antisympathotonika

Hemmung des α_1-Rezeptors:
Die α_1-Rezeptor-Blocker führen am postsynaptischen α_1-Rezeptor zu einer Vasodilatation und so zu einer Abnahme des Blutdrucks. Eine weitere wichtige Indikation ist die benigne Prostatahyperplasie (BPH), da die Blockade der α_1-Rezeptoren über eine Relaxation der glatten Muskulatur von Prostata und Blasenhals zu einer erleichterten Miktion führt.
Phenoxybenzamin dagegen führt zu einer irreversiblen Blockade prä- und postsynaptischer α_1- und α_2-Rezeptoren. Wichtigstes Einsatzgebiet ist die medikamentöse Therapie des Phäochromozytoms.

Hemmung des β_1-Rezeptors:
Selektive β_1-Rezeptor-Blocker (sog. kardioselektive β-Blocker wie **Metoprolol**, Bisoprolol) werden vorwiegend zur Therapie supraventrikulärer Herzrhythmusstörungen (HRST), der Herzinsuffizienz (CAVE: negativ inotrop, daher immer einschleichend dosieren), der KHK und der Hypertonie eingesetzt.

Hemmung des β_1- und β_2-Rezeptors:
Nicht-selektive β-Blocker (Blockade von β_1- und β_2-Rezeptoren, z. B. **Propranolol**, **Timolol**) kommen u. a. zur symptomatischen Therapie bei Hyperthyreose, bei der Migräneprophylaxe, beim essenziellen Tremor und in der Glaukomtherapie zum Einsatz. Der nichtselektive β-Blocker **Carvedilol** bewirkt zudem noch eine Hemmung des α_1-Rezeptors.

Antisympathotonika:
Die meisten Antisympathotonika senken den Sympathikotonus über eine Aktivierung präsynaptischer α_2-Rezeptoren, zentraler Imidazolrezeptoren bzw. $5HT_{1A}$-Rezeptoren. Sie werden bei der Hypertoniebehandlung eingesetzt, wobei sie in der Dauertherapie jedoch **Reservemittel** darstellen.
Reserpin wirkt über eine Wiederaufnahmehemmung der Transmitter in ihre Speichervesikel (VMAT2-Hemmer), wodurch es im Verlauf zu einem Verlust derselben kommt.

Sympathikus

Sympatholytika und Antisympathotonika

Sympatholytika	Rezeptor	Indikation* (u. a.)
Prazosin **Doxazosin** **Tamsulosin**	α_1	arterielle Hypertonie, benigne Prostatahyperplasie (BPH)
Phenoxybenzamin	$\alpha_1 + \alpha_2$	Phäochromozytom
Metoprolol Bisoprolol Atenolol	β_1	KHK, chronische Herzinsuffizienz, Vorhofflimmern/ -flattern, arterielle Hypertonie Migräneprophylaxe
Timolol **Propranolol**	$\beta_1 + \beta_2$	u. a. Glaukom Migräneprophylaxe, essenzieller Tremor, Hyperthyreose
Carvedilol	$\alpha_1 + \beta_1 + \beta_2$	chronische Herzinsuffizienz, KHK, arterielle Hypertonie

Antisympathotonika	Rezeptor	Indikation* (u. a.)
Moxonidin	Imidazolrezeptor, α_2	Blutdrucksenkung
Clonidin	Imidazolrezeptor, α_2	Blutdrucksenkung
α-Methyldopa	α_2	Blutdrucksenkung
Urapidil	α_1-Block 5-HT_{1A}	Blutdrucksenkung
Reserpin	Wiederaufnahme-Hemmer (VMAT2-Hemmer)	Blutdrucksenkung

Arterielle Hypertonie

Überblick (weitere Informationen: Deutsche Hochdruckliga, Update 2011; ESH/ESC Leitlinien, 2013)

Als Hypertonus wird ein Blutdruck von ≥ 140/90 mmHg bezeichnet (mindestens zwei Messungen an zwei unterschiedlichen Terminen). Vor Beginn einer medikamentösen Therapie sollten alle nicht-pharmakologischen Maßnahmen ausgeschöpft und eine sekundäre Hypertonie z. B. bei Nierenarterienstenose, Cushingsyndrom, Conn-Syndrom oder Phäochromozytom ausgeschlossen sein. Die Indikation für eine medikamentöse Intervention orientiert sich am kardiovaskulären Gesamtrisiko des Patienten.
Mit einer guten Blutdruckeinstellung wird das Risiko für Endorganschäden wie Herzinsuffizienz, Myokardinfarkt, Apoplex und Niereninsuffizienz effektiv gesenkt.
Die angestrebten Blutdruckwerte sind abhängig vom Lebensalter und den Begleiterkrankungen des Patienten:

Therapieziel	
· **allgemein**:	**Blutdruck < 140/90 mmHg**
· Alter ≥ 80 Jahre:	Blutdruck < 150-140/90 mmHg
· Diabetes mellitus:	Blutdruck < 140/80-85 mmHg

Bei der antihypertensiven Therapie werden folgende Wirkstoffgruppen eingesetzt:

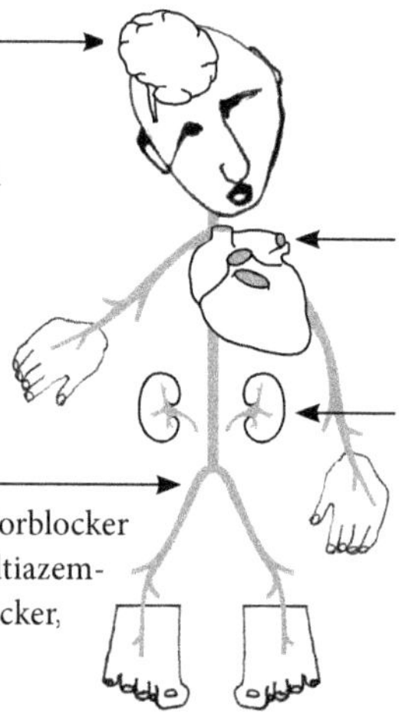

Haupt-Wirkorte der Medikamente für den blutdrucksenkenden Effekt

Arterielle Hypertonie

Therapieempfehlungen

Monotherapie

Zur Monotherapie (ohne Begleiterkrankungen) sind 5 Medikamentengruppen geeignet. Als Merkhilfe können die Anfangsbuchstaben genutzt werden:
A = **ACE-Hemmer ODER AT_1-Rezeptorblocker**
B = **β-Blocker**
C = **Ca^{2+}(Kalzium)-Antagonisten**
D = **(Thiazid-) Diuretika**

Mittel der ersten Wahl für die Monotherapie sind ACE-Hemmer ODER AT_1-Rezeptorblocker und langwirksame Kalzium-Antagonisten vom Dihydropyridintyp. β-Blocker und Diuretika haben ihren Stellenwert v. a. in der Kombinationstherapie und bei bestimmten Begleiterkrankungen (s. u.). Der direkte Renin-Inhibitor **Aliskiren** ist zwar ebenfalls zur Monotherapie zugelassen, allerdings fehlen bisher Daten zur Reduktion der kardiovaskulären Morbidität und Mortalität.

2er-Kombination

Indikation für eine Kombinationstherapie mit 2 Antihypertensiva ist ein unzureichender Therapieerfolg der Monotherapie oder ein Ausgangsblutdruck >20/10 mmHg über den Zielwerten. Initial kommt eine Kombinationstherapie häufig bei Patienten mit Begleiterkrankungen wie Diabetes mellitus, Herz- oder Niereninsuffizienz zum Einsatz. In der 2er-Kombination können prinzipiell alle oben genannten Medikamentengruppen miteinander kombiniert werden. Sinnvolle Kombinationen sind **ACE-Hemmer/AT_1-Rezeptorblocker mit langwirksamen Kalzium-Antagonisten vom Dihydropyridintyp** sowie ACE-Hemmer/AT_1-Rezeptorblocker mit einem (Thiazid-) Diuretikum.

Zwei problematische Kombinationen sind (-----)
· ACE-Hemmer (A) mit K^+-sparenden Diuretika (D)
=> **Risiko für Hyperkaliämie ↑**
· β-Blocker (B) und kardial wirksame Kalzium-Antagonisten (C)
=> **Risiko für Bradykardie und AV-Überleitungsstörungen ↑**
(=> absolute KI)

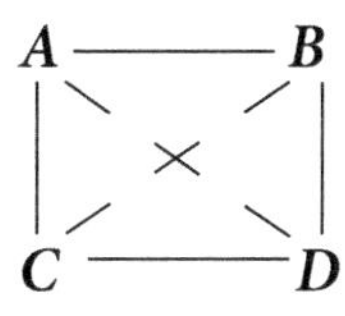

Arterielle Hypertonie

Therapieempfehlungen

3er-Kombination
Die Kombination aus **ACE-Hemmer/AT$_1$-Rezeptorblocker, Kalzium-Antagonist und Thiazid** ist sinnvoll und von verschiedenen Herstellern auch als Fixkombination in unterschiedlichen Dosierungen erhältlich. Da ein fehlendes Ansprechen auf die Behandlung oft durch eine mangelnde Compliance begründet ist, kann mit Hilfe der Kombinationspräparate durch eine Reduktion der einzunehmenden Tabletten noch ein zusätzlicher Nutzen erreicht werden. Falls darunter das Therapieziel noch immer nicht erreicht ist, stehen zusätzlich noch folgende Wirkstoffklassen zur Verfügung: α1-Blocker, direkte Vasodilatatoren, Antisympathotonika und Aldosteron-Antagonisten (z.B. Spironolacton, off-label). Besonders Aldosteron-Antagonisten scheinen ein sinnvoller vierter Partner zur o.g. 3er-Kombination zu sein, obwohl die Substanzgruppe zur Blutdrucktherapie formal nicht zugelassen ist.

Generell muss bei der Einleitung einer antihypertensiven Therapie auch darauf geachtet werden, ob Komorbiditäten bestehen oder eine Schwangerschaft vorliegt, da in diesem Fall bestimmte Wirkstoffklassen zu bevorzugen sind:

Komorbidität (s. a. Krankheitsbilder)	Therapieempfehlung zur Blutdruck-Senkung
vorausgegangener Myokardinfarkt	**β-Blocker und ACE-Hemmer**, AT$_1$-Rezeptorblocker
Diabetes mellitus	**ACE-Hemmer**, AT$_1$-Rezeptorblocker, Kalzium-Antagonisten vom Dihydropyridin-Typ
Herzinsuffizienz	**ACE-Hemmer, β-Blocker und Diuretika**
benigne Prostatahyperplasie	**α$_1$-Blocker**

Schwangerschaftshypertonus (immer Einzelfallklärung)
· **α-Methyldopa** · β-Blocker (**Metoprolol**) · **Dihydralazin** - nicht mehr Mittel der 1. Wahl CAVE: keine abrupte Blutdruck-Senkung in der Schwangerschaft wegen Gefahr der Uterusminderperfusion

Arterielle Hypertonie

Hypertensive Krise - hypertensiver Notfall

Bei der hypertensiven Krise handelt es sich um einen stark erhöhten Blutdruck ohne Auftreten körperlicher Symptome infolge einer Organschädigung. Hiervon abzugrenzen ist der **hypertensive Notfall**, der neben einer Blutdruckerhöhung durch das Auftreten von körperlichen Symptomen als Folge einer Organschädigung gekennzeichnet ist. Im Vordergrund stehen dabei zentralnervöse Symptome, wie z. B. Kopfschmerzen, **Verschlechterung des Sehvermögens** oder Übelkeit und kardiale Symptome wie eine Angina pectoris und ein hypertensives Lungenödem.

Bei der hypertensiven Krise kann der Blutdruck über 24 h gesenkt werden. Im Falle eines hypertensiven Notfalls sollte eine sofortige Blutdruck-Senkung erfolgen. Die Senkung darf in diesem Fall jedoch nur maximal 25 % des mittleren arteriellen Blutdrucks betragen, um die Hirndurchblutung nicht zu gefährden.

Hypertensive Krise

stark erhöhter Blutdruck - keine Organschädigung => Blutdruck-Senkung über 24 h

Hypertensiver Notfall

stark erhöhter Blutdruck mit Organschädigung => sofortige Blutdruck-Senkung

Therapieempfehlungen

Zur akuten Blutdrucksenkung stehen mehrere Medikamentengruppen zur Auswahl. Es sollte immer versucht werden, die Wahl des Medikaments den Begleitsymptomen anzupassen. Ein wichtiges Beispiel ist die Blutdrucksenkung beim akuten Koronarsyndrom = ACS: Während die Gabe von Glyceroltrinitrat hier gut geeignet ist, ist die Gabe von Kalzium-Antagonisten vom Nifedipin-Typ kontraindiziert.

Medikamentenübersicht

- schnell wirksame **Nitrate** (gut geeignet bei ACS)
- Kalzium-Antagonisten vom Nifedipin-Typ (kontraindiziert bei ACS)
- **Antisympathotonika** (**Urapidil**, Clonidin)
- Furosemid (in Kombination mit Morphin bei hypertensivem Lungenödem)
- wenn nicht kontrollierbar: **Nitroprussid-Natrium** (Intensivmonitoring)

Arterielle Hypertonie

ACE-Hemmer

ACE-Hemmer führen über eine Hemmung des Angiotensin-Converting-Enzyms (ACE) zu einer verminderten Bildung von Angiotensin II (Ang II) und zur Abnahme der Aldosteron-Sekretion. Ang II ist ein starker Vasokonstriktor und wirkt als Wachstumsfaktor auf Fibroblasten und Myozyten. Eine Synthesehemmung führt daher zu Vasodilatation und Wachstumshemmung der genannten Zellen (kardiale Hypertrophie und Remodeling ↓). Durch die gleichzeitige Hemmung der Aldosteron-Sekretion besitzen die ACE-Hemmer auch einen diuretischen und kaliumretinierenden Effekt.
Da auch Bradykinin über das ACE abgebaut wird, führen ACE-Hemmer zu einem Anstieg der Bradykininkonzentration mit potentieller Auslösung eines trockenen Reizhustens und - selten - eines angioneurotischen Ödems.

ACE-Hemmer werden zur Therapie der Hypertonie, der Herzinsuffizienz und in der Postinfarktphase zur Verhinderung des Remodelings eingesetzt. Aufgrund ihres nephroprotektiven Effekts (u.a. Abnahme des glomerulären Filtrationsdrucks durch Wegfall der konstringierenden Ang II-Wirkung am Vas efferens) sind sie zudem bei proteinurischen Nierenerkrankungen (z. B. bei diabetischer Nephropathie) indiziert.

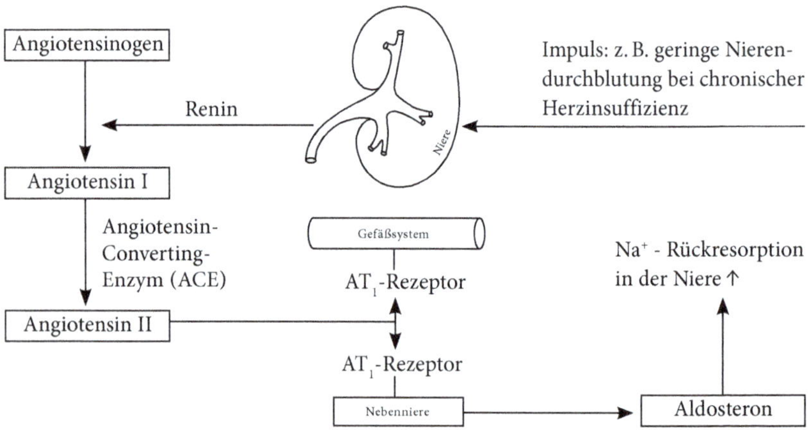

Renin-Angiotensin-Aldosteron-System (RAAS)

Arterielle Hypertonie

ACE-Hemmer

ACE-Hemmer:
Ramipril, **Enalapril**, **Captopril**, Lisinopril
Quinapril, Spirapril, Moexipril, Benazepril
Cilazapril, Fosinopril, Perindopril, Trandolapril

Indikation* (u. a.)	Wirkung*
· Hypertonie · Myokardinfarkt - Sekundärprophylaxe · **chronische Herzinsuffizienz** · proteinurische **Nierenerkrankungen**	· ACE-Hemmung => Ang II ↓ => **Vasodilatation (Nachlastsenkung)** + Aldosteron ↓ => - **Nephroprotektion** (Proteinurie ↓) - **Remodeling** (=Fibrose) nach Myokardinfarkt ↓ - Rückbildung einer Myokard-hypertrophie - **renale Na^+- Rückresorption ↓** - **renale K^+- Ausscheidung ↓**

UAW* (u. a.)	KI* (u. a.)
· überschießende Blutdruck-Senkung (daher niedrige Testdosis v. a. bei aktiviertem RAAS) · Niereninsuffizienz, ANV (v. a. bei bds. Nierenarterienstenose) · **Reizhusten** (Hemmung des Bradykininabbaus => Kinine ↑) · angioneurotisches Ödem · **Hyperkaliämie** (durch Aldosteron ↓) · **fetotoxisch (im 2. + 3. Trimenon KI)**	· Nierenarterienstenose bds. · angioneurotisches Ödem · Hypotension · Hyperkaliämie · Vorsicht bei Aortenstenose, HOCM (u.a. wegen Nachlastsenkung => Füllungsdruck der Koronarien ↓)

Interaktionen* (u. a.)
- Kombination mit Sartanen => Niereninsuffizienz- und Hyperkaliämiegefahr ↑
- Kombination mit kaliumsparenden Diuretika => Hyperkaliämiegefahr ↑
- Kombination mit NSAID => Blutdruck-Senkung ↓

AT_1-Rezeptorblocker (= Angiotensin-II-Rezeptorblocker = ARB = Sartane)

Die AT_1-Rezeptorblocker hemmen die Wirkung von Ang II durch Blockade am AT_1-Rezeptor (s. Abbildung RAAS). Die antihypertensive Wirkung und der langfristig protektive Effekt entsprechen dem der ACE-Hemmer. Da der Bradykininabbau durch den selektiven Antagonismus am AT_1-Rezeptor nicht beeinflusst wird, sind Sartane **besonders bei einer Unverträglichkeit (Reizhusten) von ACE-Hemmern** indiziert.

Sartane:
Losartan, Valsartan, Telmisartan
Candesartan, Eprosartan, **Irbesartan**, Olmesartan, Azilsartan

Indikation* (u. a.)	Wirkung *
· s. ACE-Hemmer	· Blockade der AT_1-Rezeptoren => Ang II-Wirkung ↓ => Vasodilatation + Aldosteron ↓ => siehe oben

UAW * (u. a.)	KI * (u. a.)
· **Reizhusten**, angioneurotisches Ödem **(weniger als ACE-Hemmer)** · weitere s. ACE-Hemmer	· s. ACE-Hemmer

Interaktionen * (u. a.)

s. ACE-Hemmer

Arterielle Hypertonie

Renin-Inhibitor

Der direkte Renin-Inhibitor Aliskiren ist bisher nur für die Therapie der arteriellen Hypertonie zugelassen. Langzeitdaten zur Therapieeffekivität bei Herzinsuffizienz und proteinurischen Erkrankungen fehlen bisher. Eine Kombination von Aliskiren mit einem ACE-Hemmer oder Sartan sollte nicht erfolgen, da UAW wie Verschlechterung der Nierenfunktion und Hyperkaliämie darunter häufiger auftreten; die Kombination ist bei Diabetikern oder eingeschränkter Nierenfunktion kontraindiziert.

Renin-Inhibitor:
Aliskiren

Indikation* (u. a.)	Wirkung *
· arterielle Hypertonie, v.a. in der Kombinationstherapie (jedoch nicht mit einem ACE-Hemmer oder Sartan)	· **direkte Renininhibition** => Ang I und II ↓ => Vasodilatation + Aldosteron ↓ => siehe oben

UAW * (u. a.)	KI * (u. a.)
· selten angioneurotisches Ödem · Diarrhoe · **Hyperkaliämie** · Niereninsuffizienz	· angioneurotisches Ödem · Niereninsuffizienz, GFR <30 ml/min/1,73m² · Kombination mit ACE-Hemmer oder Sartan bei Typ-1+2-Diabetikern oder GFR <60 ml/min/1,73m² · gleichzeitige Anwendung von starken P-GP-Inhibitoren (z.B. Ciclosporin)

Arterielle Hypertonie

β-Blocker

β-Blocker hemmen die Sympathikusaktivität über einen kompetitiven Antagonismus an β-Rezeptoren. Sie unterscheiden sich untereinander v. a. im Hinblick auf ihre Rezeptorselektivität (β_1-, $\beta_{1/2}$- bzw. β- und α-Rezeptor). Die am häufigsten eingesetzten β-Blocker wirken v. a. am β_1-Rezeptor (β_1-selektive β-Blocker = kardioselektive β-Blocker).

Häufige Indikationen für den Einsatz von β-Blockern sind die KHK nach Myokardinfarkt oder die KHK mit Angina pectoris-Symptomatik, supraventrikuläre tachykarde HRST, eine kompensierte Herzinsuffizienz (CAVE: negativ inotrope Wirkung => **einschleichende Dosierung!**) oder die arterielle Hypertonie. Weitere Indikationen (z.T. off-label) sind die Behandlung des Weitwinkelglaukoms, **Tremortherapie**, **Migräneprophylaxe,** symptomatische Therapie bei **Hyperthyreose,** HOCM und die Prophylaxe einer **Ösophagusvarizenblutung**.
Welcher β-Blocker jeweils indiziert ist, ergibt sich aus dem Zulassungsstatus oder der Studienlage und lässt sich nur teilweise aus der Rezeptorselektivität herleiten.

Beachte

Alle aufgeführten Substanzen haben keine ISA (intrinsische sympathomimetische Aktivität), d. h. sie wirken nicht (partiell) agonistisch an den jeweiligen Rezeptoren. β-Blocker mit ISA sind heute obsolet!

β_1-selektive β-Blocker:
Metoprolol
Atenolol
Bisoprolol
Nebivolol (zusätzlicher NO-Donator)

nicht selektive β-Blocker:
Timolol (Augentropfen)
Propranolol

α_1- und nicht selektiver β-Blocker:
Carvedilol

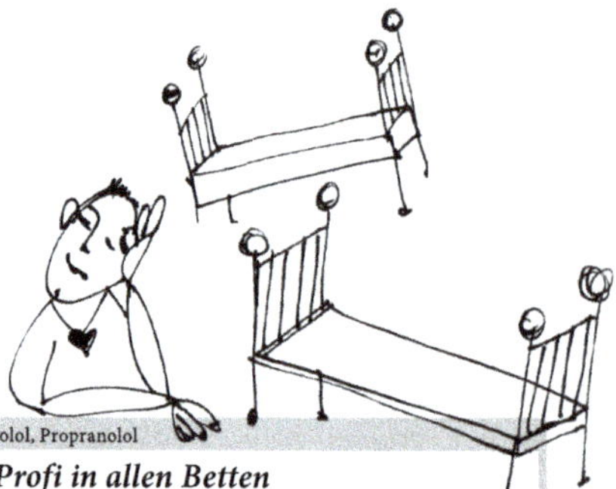

Merkhilfe: Timolol, Propranolol

Timo ist Profi in allen Betten
Erklärung: Timo = Timolol, Profi = Propranolol - wirken auf β_1- und β_2-Rezeptoren

Indikation* (u. a.)

- **KHK nach Myokardinfarkt** (Prophylaxe plötzlicher Herztod), KHK mit Angina pectoris-Symptomatik
- chronische, kompensierte **Herzinsuffizienz** - CAVE **einschleichend dosieren**
- **tachykarde supraventrikuläre HRST**
- arterielle Hypertonie
- weitere, z. T. off-label: Weitwinkelglaukom, **Tremor**, **Migräneprophylaxe**, **Hyperthyreose,** HOCM, Prophylaxe einer **Ösophagusvarizenblutung**

Wirkung*

- **negativ inotrop**
- **negativ dromotrop**
- **negativ chronotrop**
- **ektope Erregungsbildung ↓**
- Herzzeitvolumen ↓ (Blutdruck ↓)
- Diastolendauer ↑
- **myokardialer O_2-Verbrauch ↓**
- **Hemmung der Renin-Sekretion**
- CAVE: Up-Regulation der Rezeptoren, daher **kein rasches Absetzen nach Langzeittherapie** (Ausschleichen über 1-2 Wochen) - sonst **Rebound**

UAW* (u. a.)

- **bradykarde HRST** (neg. chronotrop)
- **AV-Block** (neg. dromotrop)
- Herzinsuffizienz (neg. inotrop)
- **Hypoglykämieneigung** bei Diabetes mellitus (Glykogenolyse ↓), Maskierung von Hypoglykämie-Warnsymptomen
- diabetogene Wirkung
- **Bronchokonstriktion** (β_2-Blockade)
- **Störung der peripheren Durchblutung** (β_2-Blockade) -> **Impotenz**
- Verstärkung einer Psoriasis
- Müdigkeit, Schlafstörungen, Albträume, **depressive Verstimmung**
- **Muskelschwäche**

KI* (u. a.)

- AV-Block II/III°, Bradykardie
- Hypotension
- schwere akute Herzinsuffizienz
- schwere pAVK
- **Asthma bronchiale**

Vorsicht bei:

- COPD
- **Diabetes mellitus**
- Monotherapie bei Phäochromozytom nur in Kombination mit α_1-Blocker (ansonsten starker Blutdruck-Anstieg)

Interaktionen* (u. a.)

Kombination mit Verapamil, Diltiazem, Herzglykosiden => Risiko für Bradykardie, AV-Block ↑

Arterielle Hypertonie

Kalzium-Antagonisten (=Kalziumkanalblocker)

Kalziumkanalblocker vermindern durch die Blockade der L-Typ-Kalziumkanäle deren Offenwahrscheinlichkeit und damit den Kalziumeinstrom. Die verschiedenen Medikamente dieser Substanzgruppe unterscheiden sich hinsichtlich ihrer Wirkung auf die Kalziumkanäle unterschiedlicher Gewebe. Hierdurch erklären sich auch die unterschiedlichen Indikationen für die jeweiligen Wirkstoffe:

Kalzium-Antagonisten vom **Verapamil-Typ** wirken vorwiegend am Myokard (negativ inotrop), am Reizleitungssystem des Herzens (neg. dromotrop) und am Sinusknoten (neg. chronotrop). In Deutschland wird die Substanz vorwiegend bei der Therapie von Vorhofflimmern/-flattern zur Frequenzkontrolle sowie off-label bei der HOCM angewandt.

Kalzium-Antagonisten vom **Nifedipin-Typ (Dihydropyridine)** wirken v. a. am Gefäßsystem. Sie führen zu einer arteriellen Vasodilatation und eignen sich gut zur Blutdruck-Senkung. Wichtig ist in dieser Gruppe die Differenzierung in **kurz- (z. B. Nifedipin) bzw. lang-wirksame (z. B. Amlodipin) Substanzen**. Die kurzwirksamen Substanzen können durch ihre schnelle Anflutung (rascher Blutdruck-Abfall => reflektorischer Herzfrequenzanstieg) pectanginöse Beschwerden auslösen oder verstärken. Für die antihypertensive Dauertherapie sind daher langwirksame Kalzium-Antagonisten zu bevorzugen.

Die dritte Gruppe bilden die Kalziumkanalblocker vom **Diltiazem-Typ**, die am Herzen und an der Gefäßmuskulatur ansetzen und damit sowohl zur Blutdruck-Senkung als auch bei supraventrikulären Herzrhythmusstörungen eingesetzt werden.

Verapamil →

Merkhilfe: Verapamil

Vera hat ein großes Herz
Erklärung: Vera = Verapamil wirkt am Herzen

Diltiazem

Nifedipin-Typ = Dihydropyridine: →
Nifedipin, Nitrendipin, Amlodipin
Lercanidipin, Nisoldipin, Felodipin,
Nilvadipin, Manidipin, Isradipin

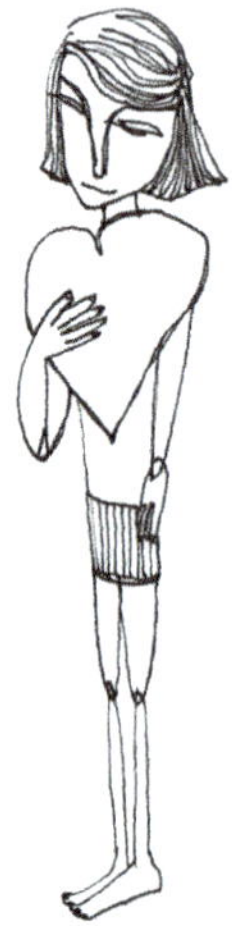

Indikation* (u. a.)

- Verapamil: tachykarde supraventrikuläre HRST, arterielle Hypertonie, HOCM (off-label), Prophylaxe Cluster-Kopfschmerz (off-label)
- Nifedipin–Typ: arterielle Hypertonie, vasospastische (Prinzmetal) Angina, **Raynaud-Syndrom**
- Diltiazem : arterielle Hypertonie, vasospastische (Prinzmetal) Angina

Wirkung *

- Blockade der Kalziumkanäle
- Verapamil-Typ v. a. myokardial => negativ inoptrop/chronotrop/dromotrop => Senkung des kardialen O_2-Verbrauchs
- (zudem gering vasodilatierend)
- Nifedipin-Typ v. a. glatte Gefäßmuskulatur => arterielle Vasodilatation => Senkung der Nachlast, Dilatation epikardialer Gefäße
- Diltiazem-Typ: beide Wirkorte (glatte Muskulatur der Gefäße und Herz)

UAW * (u. a.)

- Verapamil- und Diltiazem–Typ: **Bradykardie, AV-Blockierungen**
- Nifedipin-Typ: Kopfschmerz, Flush, **Reflextachykardie** durch starke und schnelle Vasodilatation => Aktivierung von Barorezeptoren, ausgeprägter bei kurzwirksamen, unretardierten Substanzen
- **periphere Ödeme** (Diuretika unwirksam)

KI * (u. a.)

Verapamil- und Diltiazem-Typ:
- Bradykardie, AV-Block II°-III°
- Herzinsuffizienz
- WPW-Syndrom + Vorhofflimmern/-flattern (schnelle Überleitung über akzessorisches Bündel)
- Kombination mit β-Blockern

Nifedipin-Typ:
- Herzinsuffizienz
- ACS (v. a. kurzwirkam, unretardiert)
- höhergradige Aortenklappenstenose (durch Nachlastsenkung verminderter Füllungsdruck der Koronarien)
- Hypotension

Interaktionen * (u. a.)

- Verapamil / Diltiazem - CYP3A4-Inhibitoren
- Verapamil / Diltiazem + β-Blocker, Herzglykoside => Bradykardie, AV-Block

Diuretika

Das Wirkprinzip aller Diuretika ist eine vermehrte Harnausscheidung. Diese Wirkung kann auf zwei Arten vermittelt werden: **Osmodiuretika (Mannitol)** binden Wasser intravasal, werden glomerulär filtriert, aber nicht tubulär rückresorbiert. Dadurch halten sie osmotisch Wasser im Tubuluslumen und führen so zur vermehrten Harnausscheidung. Sie werden heute allerdings nicht im Rahmen der diuretischen Therapie, sondern z. B. zur Behandlung eines **erhöhten Hirndrucks** eingesetzt.
Alle anderen Diuretika wirken über eine Blockade der tubulären Natriumrückresorption und führen damit zu einer vermehrten Natriumausscheidung. Da Natrium Wasser bindet, führen auch diese Diuretika zu einer Mehrausscheidung von Flüssigkeit. Daher spricht man auch von **natriuretischen Diuretika**.

In Abhängigkeit vom maximalen diuretischen Effekt unterscheidet man die **„low-ceiling"-Diuretika** (Thiaziddiuretika, kaliumsparende Diuretika, Aldosteron-Antagonisten) von den **„high-ceiling"**-Diuretika (Schleifendiuretika). Bei letzteren steigt die Diurese über einen großen Bereich proportional zur applizierten Dosis weiter an.
Aufgrund der schnell einsetzenden starken, aber kurz anhaltenden Wirkung der **Schleifendiuretika** (z. B. **Furosemid**) eignen sich diese u. a. zur Akuttherapie kardialer, renaler und hepatogener Ödeme.
Dagegen tritt die schwächere Wirkung der **Thiazide** (z. B. **Hydrochlorothiazid**) verzögert ein. Sie sind daher für die Dauertherapie o. g. Ödeme besser geeignet (CAVE: **keine Thiazide bei CrCl < 30 ml/min** wegen Wirkungslosigkeit). Thiazide sind außerdem die Diuretika der Wahl bei der Therapie der Hypertonie. Beide Diuretikagruppen senken den **Kaliumspiegel** über eine vermehrte Kaliumsekretion in distalen Tubulusabschnitten.
Bei hochdosierter Langzeittherapie mit Schleifendiuretika kann es kompensatorisch zu einer gesteigerten Natriumabsorption im distalen Tubulus kommen, so dass der diuretische Effekt des Schleifendiuretikums nachlässt. Durch eine zusätzliche Gabe von Thiaziden in dieser Situation (= **sequenzielle Nephronblockade**) wird dieser Kompensationsmechanismus durchbrochen. Die Kombinationstherapie kann indiziert sein bei Herzinsuffizienz, Leberzirrhose oder nephrotischem Syndrom.

Die **kaliumsparenden Diuretika** (Amilorid, Triamteren) werden lediglich in Kombination mit Thiaziden gegeben, um den Kaliumspiegel im Normbereich zu halten. **Aldosteron-Antagonisten** (Spironolacton, Eplerenon) werden v. a. bei Zuständen mit erhöhtem Aldosteronspiegel eingesetzt (siehe Herzinsuffizienz).
Der **Carboanhydrasehemmer** Acetazolamid wird nicht als Diuretikum, sondern bei der Therapie des Glaukoms und der Höhenkrankheit angewandt.

Arterielle Hypertonie

Diuretika

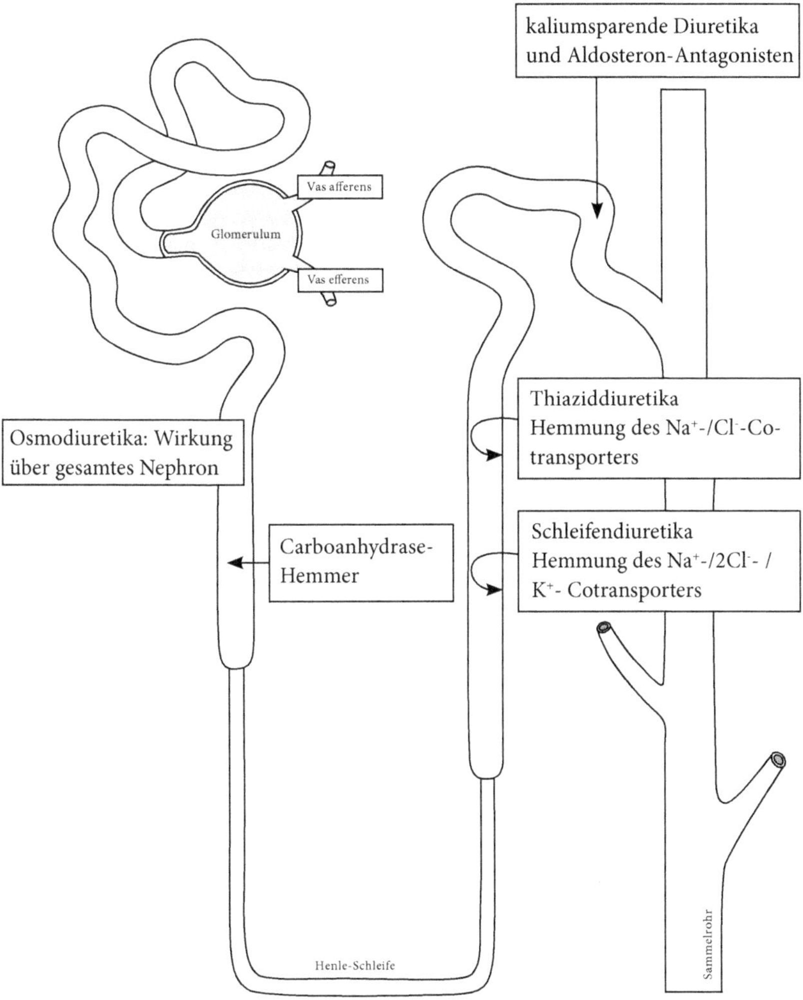

Wirkorte der Diuretika

Arterielle Hypertonie

Thiazide und Thiazidanaloga

Thiazide:
Hydrochlorothiazid = HCT, Bemetizid, Butizid
Thiazidanaloga:
Chlorthalidon, Xipamid, Indapamid

Indikation* (u. a.)	Wirkung*
· arterielle Hypertonie (meist niedrigdosiert) · Herzinsuffizienz · **renaler Diabetes insipidus** (Chlortalidon)	· Hemmung des Na^+-/Cl^--Cotransporters im **distalen Tubulus** (Thiazide von luminal) => Na^+–Ausscheidung ↑ => Diurese ↑ (mittelgradige Wirkung) · langsame, protrahierte Wirkung => gut zur Dauertherapie, ggf. sinnvoll in Kombination mit K^+-Sparern · **Ausscheidung** ↑ von Cl^-, $\mathbf{K^+}$, Mg^{2+} · **Ca^{2+} Ausscheidung** ↓ (ggf. Vorteil bei Osteoporose)

UAW* (u. a.)	KI* (u. a.)
· Hypokaliämie, Hyponatriämie, **Hyperkalziämie** · Anstieg von Blutzucker (u. a. Insulin-Sekretion verändert), **Harnsäure** (Konkurrenz um Ausscheidung) und Lipiden · Verminderung der GFR (CAVE: Niereninsuffizienz)	· Niereninsuffizienz, **CrCl < 30ml/min wegen Wirkungslosigkeit** · Sulfonamidallergie · Hypotension

Interaktionen* (u. a.)

Kombination mit nicht-depolarisierenden Muskelrelaxanzien => neuromuskuläre Blockade ↑

Arterielle Hypertonie

Schleifendiuretika

Schleifendiuretika:
Furosemid
Torasemid
Piretanid

Indikation* (u. a.)	Wirkung*
· akutes **Lungenödem** · chronische Herzinsuffizienz · **Niereninsuffizienz** (auch noch bei GFR < 30ml/min) · (arterielle Hypertonie)	· Hemmung des $Na^+/2Cl^-/K^+$ - Cotransporters im aufsteigenden Teil der Henle-Schleife (distaler Tubulus) => Na^+-Ausscheidung ↑ => Diurese ↑ (ausgeprägt) · Vasodilatation => venöses Pooling · **Ausscheidung** ↑ von Cl^-, **K^+**, **Ca^{2+}**, Mg^{2+}

UAW* (u. a.)	KI* (u. a.)
· **Ototoxizität** (Innenohr), v. a. bei schneller Infusion/ älteren Patienten · Anstieg von Blutzucker (u. a. Insulinsekretion verändert), Harnsäure (Konkurrenz um Ausscheidung) und Lipiden · **Dehydratation** => Blutdruckabfall, Synkope, Thromboseneigung · **Hypokaliämie**, Hyponatriämie, Hypokalziämie	· Sulfonamidallergie · Hypotension/Hypovolämie

Interaktionen* (u. a.)

· Kombination mit Aminoglykosiden, Vancomycin => Ototoxizität ↑
· Kombination mit nicht-depolarisierenden Muskelrelaxanzien => neuromuskuläre Blockade ↑

Arterielle Hypertonie

Carboanhydrase-Hemmer und Kaliumsparende Diuretika

Carboanhydrase-Hemmer:
Acetazolamid
Dorzolamid

Indikation* (u. a.)	Wirkung*
· akutes Glaukom (Kammerwasserproduktion ↓, Acetazolamid) · chronisches Offenwinkelglaukom (Dorzolamid lokal) · Höhenkrankheit (Acetazolamid, off-label)	· Hemmung der Carboanhydrase im proximalen Tubulus => Protonensekretion ↓ => Na^+ + HCO_3^- Ausscheidung ↑ => Diurese ↑
UAW* (u. a.)	**KI* (u. a.)**
· metabolische Azidose => diuretischer Wirkverlust	· schwere Leber- und Niereninsuffizienz

Kaliumsparende Diuretika:
Amilorid
Triamteren

Indikation* (u. a.)	Wirkung*
· arterielle Hypertonie und Herzinsuffizienz - in Deutschland nur in Kombination mit Thiaziden erhältlich (Kaliumhaushalt)	· Blockade von Na^+-Kanälen im distalen Tubulus + Sammelrohr => Na^+–Ausscheidung ↑ => Diurese ↑ (schwache Wirkung) · K^+- Ausscheidung ↓
UAW* (u. a.)	**KI* (u. a.)**
· Hyperkaliämie (CAVE: Niereninsuffizienz)	· Niereninsuffizienz, CrCl < 30ml/min · Hyperkaliämie

Interaktionen* (u. a.)

Kombination mit ACE-Hemmern, AT_1-Blockern => Hyperkaliämiegefahr ↑

Arterielle Hypertonie

Osmodiuretika

Osmodiuretika:
Mannitol

Indikation* (u. a.)	Wirkung *
· **Hirnödem** (intakte Blut-Hirn-Schranke) · drohendes ANV · Glaukomanfall	· Bindung von Wasser intravasal, glomeruläre Filtration, aber keine tubuläre Rückresorption => osmotischer Druck hält Wasser im Tubulus zurück => Diurese ↑ (stark) · Gefäße im ZNS und Auge sind nicht permeabel für diese Substanzen => osmotischer Wasserentzug
UAW * (u. a.)	**KI * (u. a.)**
· Volumenbelastung des Herzens	· Herzinsuffizienz (kardiale Ödeme) · Oligo-/Anurie weiterbestehend nach Testinfusion · Störungen der Blut-Hirn-Schranke

Arterielle Hypertonie

α_1-Blocker

Selektive α_1-Rezeptorblocker wirken über einen reversiblen, kompetitiven Antagonismus am postsynaptischen α_1-Rezeptor. Die vasodilatierende Wirkung der selektiven α_1-Blocker wird im Rahmen der Kombinationstherapie zur Blutdrucksenkung ausgenutzt.
Eine weitere wichtige Indikation ist die benigne Prostatahyperplasie (BPH), da die Blockade der α_1-Rezeptoren über eine Relaxation der glatten Muskulatur von Prostata und Blasenhals zu einer erleichterten Miktion führt (s. Urologische Erkrankungen). Daher profitieren v. a. Patienten mit Hypertonie und BPH von dieser Wirkstoffgruppe. Doppelverordnungen müssen allerdings vermieden werden.

Der unselektive α-Blocker **Phenoxybenzamin** führt zu einer irreversiblen Blockade prä- und postsynaptischer α_1- und α_2-Rezeptoren. Er kommt zeitlich begrenzt vor dem operativen Eingriff beim Phäochromozytom zum Einsatz (**1-3 Wochen vor der OP beginnen**).

Doxazosin, Tamsulosin, **Alfuzosin**, Prazosin (α_1)
Phenoxybenzamin (α_1 + α_2 - irreversibel)

Merkhilfe: Prazosin

Die Pratzen durchbluten

Erklärung: Prazosin bewirkt eine periphere Vasodilatation (Pratzen = bayerisch für Hände)

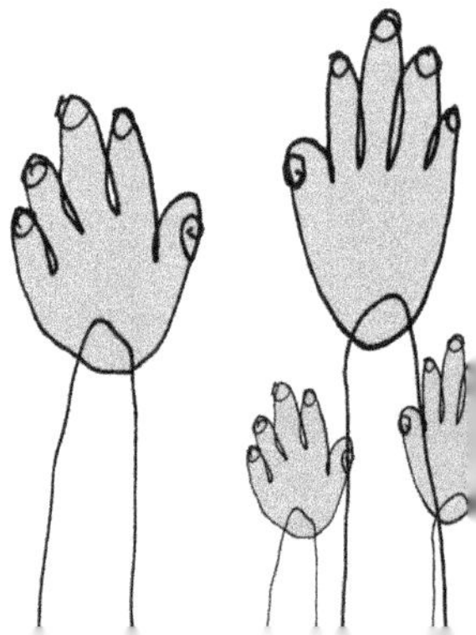

Arterielle Hypertonie

α_1-Blocker

Indikation* (u. a.)	Wirkung *
· arterielle Hypertonie (**Kombinationstherapie**, z. B. Prazosin) · **benigne Prostatahyperplasie** (z. B. **Doxazosin**) - s. Urologie · **Unterstützung des Spontanabgangs von kleinen Harnleitersteinen** (**Tamsulosin**, off-label) - s. Urologie · **Phäochromozytom (Phenoxybenzamin)**	· Blockade von α_1-Rezeptoren => venöse + arterielle Vasodilatation => Relaxation der glatten Muskulatur der Prostata und des Blasenhalses · irreversible α_1- und α_2-Rezeptorblockade durch Phenoxybenzamin
UAW * (u. a.)	**KI * (u. a.)**
· **orthostatische Hypotonie** => einschleichend dosieren · Reflextachykardie · Vasodilatation (Flush, verstopfte Nase, Kopfschmerzen, Schwindel) · retrograde Ejakulation · intraoperatives Floppy-Iris-Syndrom bei Katarakt-OP	· Hypotension

Arterielle Hypertonie

Direkte Vasodilatatoren

Direkte Vasodilatatoren gelten als Reserve-Antihypertensiva. Es handelt sich um eine heterogene Substanzgruppe mit unterschiedlichen Wirkmechanismen.

Nitroprussidnatrium wirkt über eine Freisetzung des vasodilatierenden NO (siehe KHK - Nitrate). Indikation für diesen äußerst potenten Blutdrucksenker ist die hypertensive Krise/Notfall (Intensivmonitoring notwendig).

Minoxidil wirkt über eine Öffnung von Kaliumkanälen in der arteriellen Gefäßmuskulatur. Der Kaliumeinstrom führt zu einer Hyperpolarisation mit Abnahme des Kalziumeinstroms und dadurch letztlich zur Vasodilatation. Minoxidil findet gelegentlich Anwendung in der Mehrfach-Therapie der arteriellen Hypertonie. Zudem wird es topisch bei Alopezie eingesetzt.

Der Wirkmechanismus, der für die arterielle Vasodilatation von **Dihydralazin** verantwortlich ist, konnte bislang nicht geklärt werden. Das wichtigste Einsatzgebiet ist die Behandlung hypertensiver Gestosen.

Nitroprussidnatrium = Natriumnitroprussid

Indikation* (u. a.)	Wirkung *
· Zusatzoption bei hypertensiver Krise/ Notfall (Blutdruck-Titration)	· arterielle und venöse Vasodilatation durch NO-Freisetzung => starke Vor- und **Nachlastsenkung** · stärkste blutdrucksenkende Substanz (Intensivmonitoring)
UAW * (u. a.)	**KI * (u. a.)**
· Cyanid-Bildung (Kombination mit Natriumthiosulfat) · CAVE: lichtempfindliche Lösung	· Hypotension

Arterielle Hypertonie

Direkte Vasodilatatoren

Minoxidil

Indikation* (u. a.)	Wirkung *
· therapierefraktäre Hypertonie · Alopezie (lokal als Haarwuchsmittel)	· Öffnung von Kaliumkanälen in der Gefäßmuskulatur => Hyperpolarisation und Abnahme des Kalziumeinstroms => arterielle Vasodilatation
UAW * (u. a.)	**KI * (u. a.)**
· Hypertrichosis (bei topischer Anwendung erwünscht) · Flüssigkeitsretention und Reflextachykardie (daher in Kombination mit Schleifendiuretikum + β-Blocker)	· Hypotension

Hydralazin - nur in Kombinationspräparaten mit Schleifendiuretikum + β-Blocker
Dihydralazin

Indikation* (u. a.)	Wirkung *
· hypertensive Gestosen · arterielle Hypertonie (Reserve) · systolische Herzinsuffizienz (Hydralazin + ISDN, absolute Reserve)	· arterielle Vasodilatation (Wirkmechanismus unklar) => peripherer Widerstand ↓
UAW * (u. a.)	**KI * (u. a.)**
· Flüssigkeitsretention und Reflextachykardie (daher in Kombination mit Schleifendiuretikum + β-Blocker) · Lupus-erythematodes-ähnliches Syndrom	· Hypotension

Arterielle Hypertonie

Antisympathotonika

Diese inhomogene Medikamentengruppe wird vorwiegend zur akuten Blutdrucksenkung im Rahmen einer hypertensiven Krise/Notfall (**Clonidin** bzw. **Urapidil**) und zur Blutdrucksenkung in der Schwangerschaft (**α-Methyldopa**) angewandt. In der antihypertensiven Dauertherapie werden Moxonidin und Clonidin im Rahmen der Mehrfach-Kombination eingesetzt. Daneben gibt es noch einige speziellere Indikationen, wie z. B. die Abschwächung der Symptome beim Opiat-/**Alkoholentzug** durch **Clonidin**.

Die meisten Antisympathotonika führen vorwiegend zu einer Senkung des **zentralen** Sympathikotonus. Dies geschieht über unterschiedliche Wirkmechanismen:

Clonidin und **Moxonidin** senken vorwiegend über eine Stimulation der Imidazol-Rezeptoren im Hirnstamm den adrenergen Tonus in der Peripherie. Zudem erfolgt eine Stimulation der α_2-Rezeptoren, was eine verminderte Noradrenalinausschüttung zur Folge hat.

α-Methyldopa wird zu α-Methylnoradrenalin metabolisiert und stimuliert als „falscher Transmitter“ vornehmlich zentrale α_2-Rezeptoren.

Urapidil hemmt periphere postsynaptische α_1-Rezeptoren (=> Vasodilation). Die zentrale sympatholytische Wirkung wird durch einen Agonismus an zentralen Serotonin-Rezeptoren ($5\text{-}HT_{1A}$) vermittelt.

Reserpin gehört zu den Speicherhemmern und wirkt über eine dauerhafte Entleerung der peripheren und zentralen Monoamin-Speicher. Es hat bei der heutigen Hypertoniebehandlung keine Bedeutung.

Merkhilfe: Antisympathotonika

Bei MC-MUR essen gehen und so richtig runter kommen
Erklärung: M=Moxonidin, C=Clonidin, M=Methyldopa, U=Urapidil, R=Reserpin => hier wird der Sympathikotonus gesenkt

Arterielle Hypertonie

Antisympathotonika

Moxonidin

Indikation* (u. a.)	Wirkung *
· arterielle Hypertonie (Reserve)	· Erregung von Imidazol-Rezeptoren im ZNS und Stimulation von α_2-Rezeptoren (Sympathikusaktivität ↓, Müdigkeit) => Blutdruck-Abfall

UAW * (u. a.)	KI * (u. a.)
· Müdigkeit · Blutdruck-Steigerungen bei plötzlichem Absetzen (Rebound) · Mundtrockenheit · Obstipation	· Hypotension · schwere KHK, Herzinsuffizienz

Clonidin

Indikation* (u. a.)	Wirkung *
· arterielle Hypertonie (Reserve) · hypertensive Entgleisung · Blutdruck-Senkung bei Opiatentzug, bzw. Delirium tremens bei **Alkoholentzug**	· Erregung von Imidazol-Rezeptoren im ZNS und Stimulation von α_2-Rezeptoren (Sympathikusaktivität ↓, Müdigkeit) => Blutdruck-Abfall

UAW * (u. a.)	KI * (u. a.)
· Müdigkeit · Blutdruck-Steigerungen bei plötzlichem Absetzen (Rebound) · Mundtrockenheit · Obstipation	· Hypotension

Arterielle Hypertonie

Antisympathotonika

α-Methyldopa

Indikation* (u. a.)	Wirkung *
· Blutdruck-Senkung in der Schwangerschaft	· Umwandlung im ZNS zu α-Methylnoradrenalin -> Stimulation zentraler α_2-Rezeptoren => Blutdruck ↓

UAW * (u. a.)	KI * (u. a.)
· orthostatische Dysregulation · Parkinsonoid · Müdigkeit · depressive Verstimmung	· Hypotension

Urapidil

Indikation* (u. a.)	Wirkung *
· **hypertensive Entgleisung** · arterielle Hypertonie (Reserve)	· Stimulation zentraler 5-HT_{1A}-Rezeptoren und Hemmung peripherer **α_1-Rezeptoren** => Blutdruck ↓

UAW * (u. a.)	KI * (u. a.)
· orthostatische Dysregulation	· Hypotension

Arterielle Hypertonie

Antisympathotonika

Reserpin

Indikation* (u. a.)	Wirkung *
· arterielle Hypertonie (Reserve - heute sehr selten eingesetzt)	· Hemmung der Monoamin-Wiederaufnahme in die Speichergranula => Transmitterabbau ↑ => Entleerung der Speicher => Blutdruck ↓
UAW * (u. a.)	**KI * (u. a.)**
· orthostatische Dysregulation · zentralnervöse Störungen, v. a. Depression, Sedation · Parkinsonoid	· Depression · Hypotension

1= α_1-Rezeptor

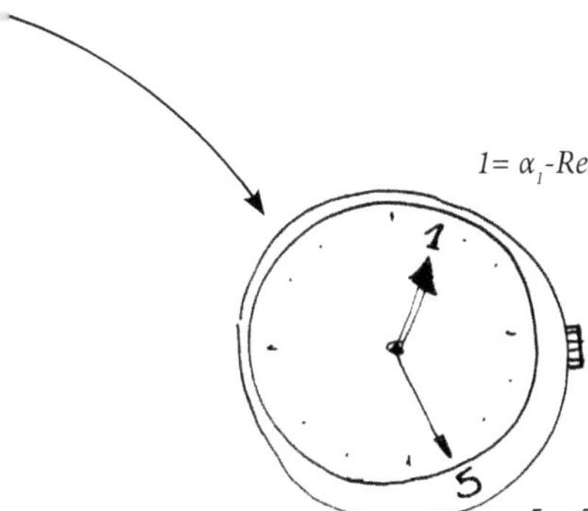

5 = 5-HT_{1A}-Rezeptor

Merkhilfe: Urapidil

Uhr: 5 + 1

Erklärung: Uhr = Urapidil

Chronische Herzinsuffizienz

Überblick

Bei der chronischen Herzinsuffizienz wird zwischen der systolischen und der diastolischen Herzinsuffizienz unterschieden. Die systolische Herzinsuffizienz ist dabei durch eine höhergradig eingeschränkte Kontraktilität charakterisiert, quantifizierbar über die Einschränkung der linksventrikulären Ejektionsfraktion (LV-EF). Die diastolische Herzinsuffizienz zeigt hingegen eine normale bis gering eingeschränkte LV-EF.
Im Folgenden werden zunächst die Therapieoptionen bei der **chronischen systolischen Herzinsuffizienz** dargestellt. Hierbei ist das Herz nicht mehr bzw. nur mit erhöhtem Füllungsdruck in der Lage, alle Gewebe ausreichend mit Blut zu versorgen. Der Körper reagiert auf die nachlassende kardiale Pumpleistung mit einer Aktivierung des Sympathikus und des RAAS. Die daraus folgende Steigerung von Herzfrequenz, Kontraktilität und Füllungsdruck dienen hierbei als Kompensationsmechanismen.

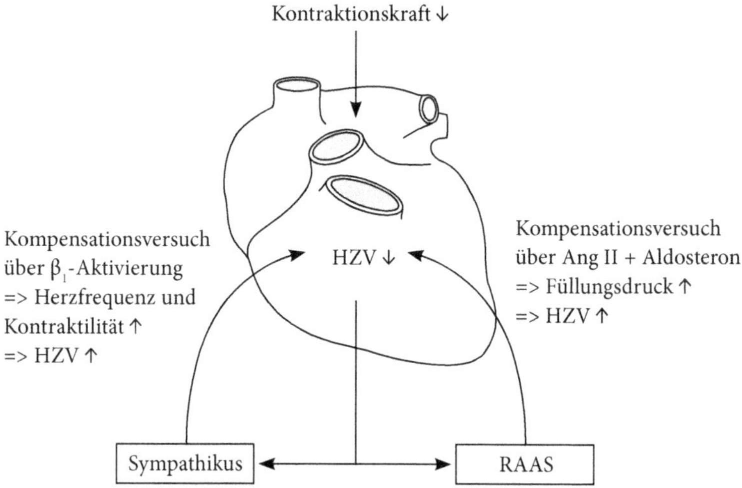

Neurohumorale Aktivierung bei Herzinsuffizienz

Langfristig stehen die negativen Auswirkungen dieser Gegenregulation im Vordergrund:
- erhöhte Druckbelastung des Herzens und Tachykardie mit vermehrtem Sauerstoffbedarf des Myokards durch erhöhten Sympathikotonus
- Druck- und Volumenbelastung des Herzens durch Vasokonstriktion (Ang II ↑) und Wasserretention (Aldosteron ↑)
- kardiale Hypertrophie und myokardiale Fibrose durch lokale Wachstumsfaktoren für Myozyten und Fibroblasten (Ang II + Aldosteron)

Chronische Herzinsuffizienz

Medikamentöse Therapie (weitere Informationen: ESC Leitlinie, 2012)

Ziel der medikamentösen Therapie bei chronischer systolischer Herzinsuffizienz ist die Hemmung dieser neurohumoralen Aktivierung und damit eine Prognoseverbesserung. Gerade zu Beginn der Therapie besteht dabei jedoch die Gefahr der kardialen Dekompensation durch die Unterdrückung der körpereigenen Kompensationsmechanismen (daher einschleichend dosieren).

Medikament	Wirkung
ACE-Hemmer (bei Unverträglichkeit AT_1-Rezeptorblocker)	Durchbrechung der neurohumoralen Aktivierung, Verminderung der Volumen- und Druckbelastung des Herzens, Reduktion der myokardialen Fibrose/Hypertrophie => Prognose ↑, **Mortalität ↓**
β-Blocker (Studien für Metoprolol, Bisoprolol, Carvedilol, Nebivolol bei Pat. > 75 Jahre)	Durchbrechung der neurohumoralen Aktivierung, O_2-Verbrauch ↓ (Bradykardisierung), O_2-Angebot ↑ (Verlängerung der Diastolendauer => Durchblutung der Koronarien ↑), Prophylaxe von HRST => Prognose ↑, **Mortalität ↓**
Aldosteron-Antagonisten	Durchbrechung der neurohumoralen Aktivierung, Verminderung der Volumen- und Druckbelastung des Herzens, Reduktion der myokardialen Fibrose/Hypertrophie => Prognose ↑, **Mortalität ↓**
Ivabradin	O_2-Verbrauch ↓ (Bradykardisierung) => Reduktion der Hospitalisierungsrate (nur bei Patienten im Sinusrhythmus, Herzfrequenz ≥ 70/min)
Schleifendiuretika und/oder Thiazide	symptomatische Therapie bei Zeichen der Volumenbelastung
Herzglykoside (Studien nur für Digoxin)	symptomatische Therapie durch Steigerung der Kontraktilität, Reduktion der Ruheherzfrequenz ohne nennenswerte Frequenzsenkung unter Belastung Reserve (u.U. bei Patienten mit tachykardem Vorhofflimmern), niedrige Serumspiegel anstreben
Hydralazin + Isosorbiddinitrat	Nachlastsenkung Reserve, oft schlecht toleriert wegen Hypotonien

Chronische Herzinsuffizienz

Therapieempfehlungen (weitere Informationen: ESC Leitlinie, 2012)

Bisher erfolgte die Therapie der chronischen systolischen Herzinsuffizienz nach einem festgelegten Stufenschema in Abhängigkeit vom Schweregrad der Erkrankung (NYHA) (siehe Nationale VersorgungsLeitlinie Herzinsuffizienz, 2011).
Mit der ESC-Leitlinie wird dieses NYHA-basierte Vorgehen verlassen. Bei Patienten mit diagnostizierter eingeschränkter LV-EF orientiert sich die Therapie an dem Ziel, eine bestmögliche Symptomverminderung oder -freiheit zu erreichen mit Reduktion der Mortalität sowie der Hospitalisationsrate (siehe Abbildung). Da **ACE-Hemmer**, **β-Blocker** und **Aldosteron-Antagonisten** alle die neurohumorale Aktivierung durchbrechen und damit die Prognose der systolischen Herzinsuffizienz positiv beeinflussen, sollte ihr Einsatz bei jedem Patienten in Betracht gezogen werden:

ACE-Hemmer bilden die Basis der Therapie, da die Ang II- und Aldosteron-Produktion eine Schlüsselrolle in der Pathogenese der Herzinsuffizienz spielt. Bei Unverträglichkeit von ACE-Hemmern erfolgt ein Wechsel auf AT_1-Rezeptorblocker. Seit Ende 2015 besteht mit einem Kombinationspräparat aus Valsartan und dem Neprilysin-Inhibitor Sacubitril (keine 4-Felder-Tafel) eine weitere Therapieoption. Bei Zeichen einer Volumenbelastung werden symptomatisch Thiazide oder Schleifendiuretika eingesetzt.

Zusätzlich erhalten alle hämodynamisch stabilen Patienten **β-Blocker**, um die negativen Auswirkungen des erhöhten Sympathikotonus zu vermindern. ACE-Hemmer und β-Blocker müssen sehr **vorsichtig aufdosiert** werden, da sie durch die Antagonisierung der körpereigenen Kompensationsmechanismen eine kardiale Dekompensation induzieren können. Beide Wirkstoffgruppen sollten jedoch bis zu den in Studien ermittelten Ziel-Dosierungen bzw. bis zur maximal vom Patienten tolerierten Dosis gesteigert werden.
Ist der Patient hierunter noch im NYHA-Stadium II-IV, sind zusätzlich **Aldosteron-Antagonisten** indiziert, die ebenfalls die neurohumorale Aktivierung vermindern.

Wenn die Patienten unter der 3fach-Kombination weiterhin im Stadium NYHA II-IV verbleiben, ein Sinusrhythmus vorliegt und die Herzfrequenz ≥ 70/min beträgt, sollte Ivabradin hinzu gegeben werden (CAVE: Zulassung eigentlich erst bei HF ≥ 75/min). Für diese Substanz konnte eine Reduktion der kardiovaskulären Morbidität (Dekompensationen und Hospitalisationen) zusätzlich zur Standardtherapie gezeigt werden (siehe KHK).

Im Anschluss erfolgt die weitere Evaluation der Möglichkeit einer Resynchronisationstherapie (biventrikuläre Schrittmacherstimulation) mit oder ohne Defibrillatorschutz.

Am Ende der Therapieoptionen (Reservemedikamente) steht der Einsatz von Digoxin, die kombinierte Gabe von Hydralazin und Isosorbiddinitrat und zuletzt die Implantation eines linksventrikulären Assist Devices und/ oder die Herztransplantation.

Chronische Herzinsuffizienz

Therapieempfehlungen (weitere Informationen: ESC Leitlinie, 2012)

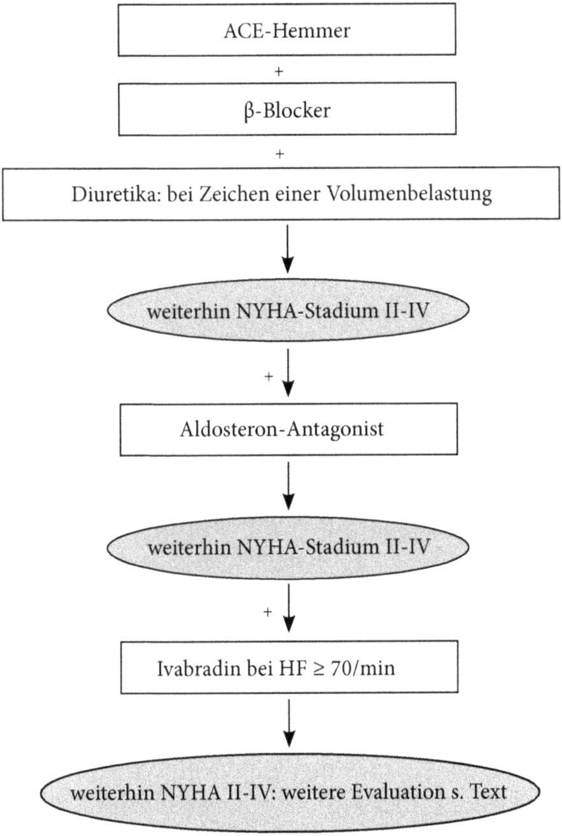

vereinfachtes Therapieschema bei systolischer Herzinsuffizienz und Sinusrhythmus

Beachte

Die **chronische diastolische Herzinsuffizienz** ist eine bisher schlecht verstandene Störung der Füllungsmechanismen der Ventrikel mit klinischen Zeichen der Herzinsuffizienz (Leistungsschwäche, Dyspnoe), aber normaler Auswurfleistung. Therapeutisch eingesetzt werden ACE-Hemmer, AT_1-Rezeptorblocker, Diuretika und β-Blocker, wobei der klinische Nutzen bisher unklar ist.

Chronische Herzinsuffizienz

Digitalisglykoside = Herzglykoside

Indikationen für den Einsatz von Herzglykosiden sind das tachykarde Vorhofflimmern/-flattern (Kammerfrequenzsenkung) und die Herzinsuffizienz (Reservemittel).
Der Nutzen von Herzglykosiden bei der Therapie der chronischen systolischen Herzinsuffizienz ist aufgrund mehrerer Studien in Frage gestellt worden und noch nicht abschließend beurteilt. Digitalispräparate sollten daher als absolute Reservemedikamente und nur bei gleichzeitig bestehendem Vorhofflimmern/-flattern zur Frequenzkontrolle eingesetzt werden. Da Herzglykoside einen engen therapeutischen Bereich aufweisen, müssen die Serumspiegel überwacht werden, um Überdosierungen und Intoxikationen frühzeitig zu detektieren. **Insgesamt werden niedrige Serumspiegel angestrebt.**

Herzglykoside vermitteln ihre positiv inotrope Wirkung über eine Blockade der Na^+/K^+-ATPase, wodurch die intrazelluläre Natriumkonzentration ansteigt. Die Folge ist eine Abnahme des membranständigen Na^+-Ca^{2+}-Austausches. Dadurch nimmt die Kalziumkonzentration in den kardialen Myozyten zu, so dass mehr Kalzium für die elektromechanische Kopplung zur Verfügung steht.
Zudem werden die Ruhe-Herzfrequenz und die AV-Überleitung gesenkt (**negativ chronotrop und dromotrop**).

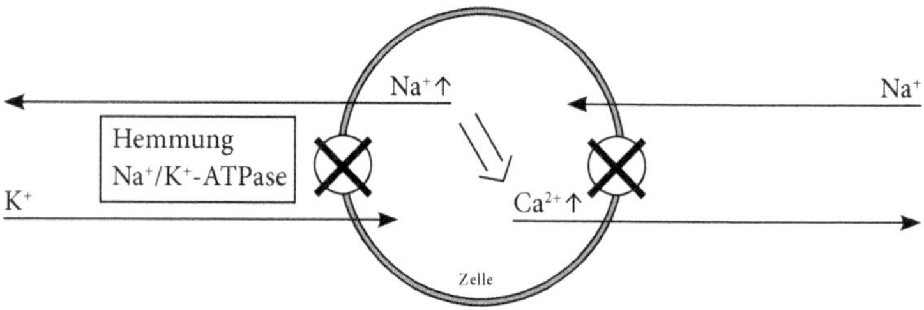

Wirkmechanismus der Herzglykoside

Beachte

Die am häufigsten eingesetzten Glykoside unterscheiden sich stark durch ihre unterschiedliche Lipophilie:

- Digitoxin (lipophil): höhere Bioverfügbarkeit, lange Plasmahalbwertszeit (Bindung an Plasmaproteine), Metabolisierung über die Leber
- Digoxin (hydrophil): geringere Bioverfügbarkeit, kürzere Plasmahalbwertszeit, Elimination über die Niere

Chronische Herzinsuffizienz

Digitalisglykoside = Herzglykoside

Digitalisglykoside:
Digoxin, Digitoxin
Azetyldigoxin, Metildigoxin

Indikation* (u. a.)	Wirkung *
· Herzinsuffizienz (Reserve, Studien nur für Digoxin) · **tachykardes Vorhofflimmern** und -flattern = Frequenzkontrolle	· Blockade der Na^+/K^+-ATPase => Kontraktilität ↑ durch erhöhten Ca^{2+} Spiegel intrazellulär => Auswurffraktion ↑ · negativ chronotrop und **negativ dromotrop** (Reduktion der Ruhe-Herzfrequenz ohne nennenswerte Frequenzsenkung unter Belastung)
UAW * (u. a.)	**KI * (u. a.)**
· **HRST** (u. a. Bradykardie, VES, Kammerflimmern) · EKG-Veränderungen => **muldenförmige** ST-Strecken-Senkungen · neurotoxisch: **Farbsehstörungen**, Müdigkeit · gastrointestinale Beschwerden · Trias bei Intoxikation: HRST + Übelkeit/Erbrechen + ZNS-Störungen	· HOCM (positiv inotrope Substanzen sind kontraindiziert) · WPW-Syndrom (bremsende Funktion im AV-Knoten => Leitung über akzessorisches Bündel) · AV-Block II°-III° (Verstärkung)

Interaktionen * (u. a.)

Kombination mit Verapamil, Diltiazem, β-Blocker => Risiko schwerer Bradykardie ↑

Empfindlichkeit ↑	Empfindlichkeit ↓
· K^+ ↓ (Diuretika, Sympathomimetika) · Ca^{2+} ↑ (Knochentumor) · akuter Myokardinfarkt, Myokarditis · Niereninsuffizienz (Digoxin) · Leberinsuffizienz (Digitoxin)	· K^+ ↑, Ca^{2+} ↓ · Kombination mit Colestyramin => Resorption ↓ (Digitoxin)

Chronische Herzinsuffizienz

Aldosteron-Antagonisten

Aldosteron-Antagonisten:
Spironolacton
Eplerenon

Indikation* (u. a.)	Wirkung *
· **Herzinsuffizienz** ab NYHA II bei EF ≤ 35 % unter ß-Blocker und ACE-Hemmer/AT_1-Rezeptorblocker · **primärer Hyperaldosteronismus** = Conn-Syndrom (Spironolacton) · Leberzirrhose (Aldosteronabbau ↓) mit Aszites (Spironolacton) · arterielle Hypertonie (ab 4er Kombinationstherapie, off-label)	· Aldosteron-Antagonismus 1. renal: spätdistaler Tubulus + Sammelrohr => Na^+–Ausscheidung ↑ => Diurese ↑ (schwache und verzögerte Wirkung), K^+-Ausscheidung ↓ 2. kardial: myokardiale Fibrose/Hypertrophie ↓ · antiandrogene und progesteronähnliche Wirkung (weniger bei Eplerenon)

UAW * (u. a.)	KI * (u. a.)
· **Hyperkaliämie** (CAVE: Niereninsuffizienz) v. a. Spironolacton: · Männer: Gynäkomastie, Impotenz · Frauen: Amenorrhoe, Hirsutismus	· Hyperkaliämie · **Niereninsuffizienz**

Interaktionen * (u. a.)

Kombination mit ACE-Hemmern, AT_1-Blockern, Aliskiren => Hyperkaliämiegefahr ↑

Akute Kreislaufdekompensation (Schock)

Überblick (weitere Informationen: ERC Leitlinien, 2010)

Bei der akuten Kreislaufdekompensation können nicht mehr alle Gewebe ausreichend mit Sauerstoff versorgt werden. Ursachen können ein akuter absoluter Volumenmangel (hypovolämischer Schock) oder ein relativer intravasaler Volumenmangel im Rahmen einer akuten allergischen Reaktion (anaphylaktischer Schock), einer systemischen Infektion (septischer Schock) oder eines neurogenen Schocks z. B. durch Läsionen des Rückenmarks sein. Bei einem kardiogenen Schock geschieht dies aufgrund der reduzierten kardialen Pumpleistung.
Ein absoluter oder relativer Volumenmangel wird durch **kristalloide** bzw. kolloidale **Infusionen** therapiert. Der Vorteil der kolloidalen (Hydroxyethylstärke (HES)-haltigen) Infusionen liegt in einem verstärkten intravasalen Volumeneffekt (Plasmaexpansion). Kristalloide Infusionen diffundieren dagegen schnell in den Interzellularraum. Allerdings verweisen aktuelle Studiendaten auf ein erhöhtes Risiko für Nierenschädigungen und eine mögliche Übersterblichkeit bei der Anwendung HES-haltiger Arzneimittel. Sie sollten daher nur noch niedrigst möglich dosiert und kurzfristig für die Therapie eines akuten Blutverlustes eingesetzt werden, wenn kristalloide Lösungen allein nicht ausreichend sind unter Beachtung diverser KI wie u.a. Sepsis, intrakranielle Blutung, eingeschränkte Nierenfunktion.

Zur kurzfristigen Verbesserung der Hämodynamik können Sympathomimetika eingesetzt werden; die Auswahl der Substanz richtet sich dabei nach der Ursache der Kreislaufinsuffizienz. Zusätzlich muss umgehend eine Ursachenbekämpfung stattfinden. Bei kardialem Auslöser können dies z. B. die Beseitigung von Herzrhythmusstörungen, eine Revaskularisierung bei Herzinfarkt, mechanische Assistsysteme oder chirurgische Maßnahmen bei Herzklappendefekten sein. Bei septischem Schock erfolgt die Fokussanierung mit systemischer antibiotischer Therapie und beim **anaphylaktischen Schock** der umgehende Stopp der Allergenzufuhr und u. a. die Gabe von **Adrenalin**, **Glukokortikoiden** und eines H_1-Rezeptorblockers.

Grundregeln bei der Therapie des Schocks

- **Sauerstoff**
- **absoluter/relativer Volumenmangel**: **Flüssigkeitssubstitution**
- je nach Ursache der Kreislaufinsuffizienz ggf. die Sympathomimetika **Adrenalin**, Noradrenalin, **Dobutamin**, evtl. Dopamin
- Ursachenbekämpfung:
  - kardiogener Schock: z. B. Revaskularisierung bei Herzinfarkt
  - septischer Schock: Fokussanierung, systemische antibiotische Therapie
  - **anaphylaktischer Schock**: Stopp der Allergenzufuhr, Adrenalin, **Glukokortikoide**, H_1-Rezeptorblocker

Akute Kreislaufdekompensation (Schock)

Sympathomimetika

Noradrenalin

Indikation* (u. a.)	Wirkung *
· **septischer** / neurogener **Schock** (nach/während Volumengabe) · Zusatz in Lokalanästhetika (Wirkverlängerung durch Vasokonstriktion)	· **$\alpha_1 > \beta_1$** mimetisch · v. a. periphere Vasokonstriktion (α_1)
UAW * (u. a.)	**KI * (u. a.)**
· Blutdruck-Anstieg · Bradykardie (reflektorisch), HRST · myokardiale Vasokonstriktion + Akronekrosen	· KHK (Vasokonstriktion) · Engwinkelglaukom (Erschlaffung des M. ciliaris über α_1) · Zusatz bei Lokalanästhesie an den Akren · Hyperthyreose

Adrenalin (Epinephrin)

Indikation* (u. a.)	Wirkung *
· **anaphylaktischer Schock** · **kardiopulmonale Reanimation** · Zusatz in Lokalanästhetika · **Zusatztherapie bei Krupp oder Pseudokrupp** (inhalativ)	· $\alpha_1/\beta_1/\beta_2$-mimetisch · Stimulation Herz (β_1) · Bronchodilatation (β_2) · **Vasokonstriktion (α_1)**
UAW * (u. a.)	**KI * (u. a.)**
· Blutdruck-Anstieg · Tachykardie, HRST · Akronekrosen	· s. Noradrenalin

Akute Kreislaufdekompensation

Sympathomimetika

Dobutamin

Indikation* (u. a.)	Wirkung*
· **kardiogener Schock** · akute Linksherzinsuffizienz	· v. a. $\beta_1 >> \beta_2$, (α_1) · Schlagvolumen/HF ↑ => HZV ↑ (β_1)
UAW* (u. a.)	**KI* (u. a.)**
· Tachykardie, HRST · Vasodilatation durch β_2-Stimulation möglich	· Schock bei Volumenmangel

Dopamin

Indikation* (u. a.)	Wirkung*
· (drohende) Schockzustände	· D_1 / β_1 / α_1-mimetisch (dosisabhängig) · Nieren- und Splanchnikusdurchblutung ↑ v. a. in niedriger Dosierung (D_1) · Vasokonstriktion ↑ v. a. in höherer Dosierung (α_1)
UAW* (u. a.)	**KI* (u. a.)**
· Tachykardie, HRST · Koronarkonstriktion · Übelkeit (Area postrema-Reizung)	· keine Kombination mit Neuroleptika (Dopaminantagonisten) · s. Noradrenalin

Beachte

funktionelle Verschlechterung einer HOCM durch positiv inotrope Substanzen

Herzrhythmusstörungen

Überblick - tachykarde Herzrhythmusstörungen

Herzrhythmusstörungen (HRST) können abhängig von der vorliegenden Herzfrequenz in tachykarde und bradykarde HRST und je nach ihrem Entstehungsort in supraventrikuläre und ventrikuläre HRST eingeteilt werden.
Antiarrhythmika zur Therapie von tachykarden Herzrhythmusstörungen werden in Abhängigkeit von ihrem Wirkmechanismus in die vier Klassen nach Vaughan Williams sowie in die nicht klassifizierten Antiarrhythmika eingeteilt.

Vaughan Williams-Klassifikation	
Klasse I = **Natriumkanalblocker**	Ia - z. B. **Ajmalin** (v. a. bei Tachykardie bei WPW-Syndrom) Ib - z. B. Lidocain (heute v. a. als Lokalanästhetikum) Ic - **Propafenon, Flecainid**
Klasse II = **β-Blocker**	**Metoprolol** u. a.
Klasse III = **Kaliumkanalblocker**	**Amiodaron** (Sotalol - heute in Deutschland selten)
Klasse IV = **Kalziumkanalblocker**	**Verapamil** Diltiazem
Nicht klassifizierte Antiarrhythmika	**Herzglykoside** **Adenosin** Magnesium Dronedaron Vernakalant

Beachte

Viele Antiarrhythmika (v. a. Klasse I) haben ein pro-arrhythmogenes Potential. Außer mit β-Blockern werden Antiarrhythmika daher nicht miteinander kombiniert. Da die meisten Substanzen eine blutdrucksenkende Wirkung aufweisen, sind diese außerdem bei hämodynamischer Instabilität grundsätzlich kontraindiziert => elektrische Kardioversion.

Herzrhythmusstörungen

Therapie - tachykardes Vorhofflimmern (weitere Informationen: ESC Leitlinie, 2012)

Die häufigste Herzrhythmusstörung ist das tachykarde **Vorhofflimmern.** Bei der Therapie können zwei unterschiedliche Ziele verfolgt werden. Welche Methode gewählt wird, hängt u. a. von der hämodynamischen Stabilität, der Schwere der Symptomatik, dem Alter, dem Allgemeinzustand sowie von den Begleiterkrankungen des Patienten ab.

Frequenzkontrolle = Verlangsamung der Überleitung vom Vorhof auf den Ventrikel:
Hierzu können **β-Blocker**, **Kalziumkanalblocker** oder **Herzglykoside** eingesetzt werden. Diese Therapieoption ist z. B. bei älteren, asymptomatischen Patienten sinnvoll, denen klinisch ein Sinusrhythmus keinen wesentlich Vorteil bringt und bei denen potentielle UAW und Interventionen (z. B. Ablation) vermieden werden sollen. Da bei Frequenzkontrolle durch die fehlende „geordnete" Vorhofkontraktion das thrombogene Milieu im linken Vorhof weiter besteht, muss in Abhängigkeit vom individuellen Embolie- und Blutungsrisiko eine **dauerhafte orale Antikoagulation** (VKA oder DOAK) erfolgen.

Rhythmisierung = Wiederherstellung des Sinusrhythmus:
Die **medikamentöse Kardioversion** kann entweder durch Flecainid oder Propafenon (beide nur bei Patienen ohne strukturelle Herzerkrankung) oder durch Amiodaron erzielt werden. Außerdem ist Vernakalant zur medikamentösen Kardioversion bei erst kurz bestehendem Vorhofflimmern (<7 Tage) zugelassen. Ajmalin hat ebenfalls eine kardiovertierende Wirkung beim Vorhofflimmern, wird aber in der klinischen Praxis aufgrund des ungünstigen Nebenwirkungsprofils selten hierfür eingesetzt. Die in den meisten Fällen gegenüber der medikamentösen Kardioversion bevorzugte Alternative ist die **elektrische Kardioversion** mit dem Vorteil, dass der Erfolg oder Misserfolg der Behandlung sofort zu erkennen ist und das potentielle Risiko von UAW der Antiarrhythmika nicht eingegangen werden muss. Demgegenüber steht ein kleines Risiko der Kurznarkose.
Vor jedem Rhythmisierungsversuch müssen, sofern das Vorhofflimmern nicht mit absoluter Sicherheit kürzer als 48h anhält, entweder ein transösophageales Echo (TEE) zum Ausschluss intrakavitärer Thromben oder eine mindestens 3-wöchige, effektive Antikoagulation durchgeführt werden. Bei Nachweis von atrialen Thromben im TEE verbietet sich eine Kardioversion. Nach erfolgreicher Kardioversion sollte in jedem Fall die Antikoagulation über mindestens 4 Wochen beibehalten werden (siehe auch unten).

Rhythmuserhalt:
Nach erfolgreicher Kardioversion oder bei rezidivierendem paroxysmalen Vorhofflimmern wird neben der Antikoagulation eine medikamentöse Rezidivprophylaxe durchgeführt, da das Rezidivrisiko ansonsten sehr hoch ist (>80 %/Jahr). Bei erstmalig aufgetretenem Vorhofflimmern wird nach Rhythmisierung zum Erhalt des Sinusrhythmus mit einem kardioselektiven β_1-Blocker begonnen.

Therapie - tachykardes Vorhofflimmern

Im Falle eines Rezidivs unter adäquater β-Blockade kommt üblicherweise ein anderes Antiarrhythmikum zum Einsatz. Patienten ohne strukturelle Herzerkrankung können mit Klasse Ic (Flecainid oder Propafenon) in Kombination mit β-Blockern behandelt werden. Dronedaron ist Mittel der Wahl zum Erhalt des Sinusrhythmus bei nicht-permanentem Vorhofflimmern und struktureller Herzerkrankung ohne manifeste Herzinsuffienz. Bei schwerer kardialer Vorerkrankung mit Herzinsuffizienz wird Amiodaron eingesetzt. Sotalol, ein weiteres Klasse III-Antiarrhythmikum, spielt heute in Deutschland eine untergeordnete Rolle, da oft QT-Zeitverlängerungen mit lebensbedrohlichen Torsade-de-pointes-Tachykardien beobachtet werden.

Auch unter einer solchen Therapie werden in LZ-EKG oder Event recorder-Aufzeichnungen oft asymptomatische Rezidive detektiert. Daher ist eine Antikoagulation bei den meisten Patienten auch über die obligatorischen 4 Wochen nach Kardioversion hinaus essentiell.

Sollten unter einer antiarrhythmischen Therapie Rezidive auftreten, so besteht die Möglichkeit, das Medikament zu wechseln oder eine elektrophysiologische Untersuchung und Ablation mit dem Ziel der vollständigen Isolation der Pulmonalvenen anzustreben. In Einzelfällen, wenn eine medikamentöse Therapie nicht gewünscht oder nicht vertragen wird, kann Vorhofflimmern zum Rhythmuserhalt direkt mit elektrophysiologischer Untersuchung und Ablation behandelt werden.

Medikamentöse Therapie bei **Vorhofflimmern**	
Frequenzkontrolle:	**β-Blocker** (II), **Verapamil** (IV), **Herzglykoside**
Rhythmisierung:	ohne kardiale Vorerkrankung: · **Propafenon** (Ic), **Flecainid** (Ic) · Vernakalant bei kardialer Vorerkrankung: · **Amiodaron** (III)
Rhythmuserhalt:	· primär **β-Blocker** Alternativen ohne kardiale Vorerkrankung: · **Propafenon** (Ic), **Flecainid** (Ic) Alternativen bei kardialer Vorerkrankung: · Dronedaron (nur bei Sinusrhythmus, nicht bei Herzinsuffizienz) · **Amiodaron** (III) · Sotalol (III)

Herzrhythmusstörungen

Therapie - tachykardes Vorhofflimmern

Antikoagulation:
Das individuelle Schlaganfall-Risiko eines Patienten mit Vorhofflimmern (also auch frequenzkontrollierte Patienten oder Patienten mit Rezidiven unter einer rhythmisierenden Therapie) wird mittels CHA_2DS_2-VASc - Score ermittelt:
Score = 0 => keine Antikoagulation
Score = 1 => orale Antikoagulation nach Abschätzung des Blutungsrisikos
Score ≥ 2 => orale Antikoagulation
Beachte: Die Gabe von ASS bei einem Score von 0-1 wird unterschiedlich beurteilt.

CHA_2DS_2-VASc - Score, ESC Leitlinie 2012

Risikofaktor	Score
Congestive heart failure = Herzinsuffizienz	1
Hypertension	1
Age > 75	2
Diabetes mellitus	1
Stroke/TIA/thromboembolism	2
Vascular disease	1
Age 65–74	1
Sex category: Frauen > 65 Jahre bekommen einen Zusatzpunkt	1

„Pill in the pocket“

Die Möglichkeit für eine „Pill in the pocket“ Therapie besteht bei symptomatischen Patienten ohne strukturelle Herzerkrankung, die unter nur selten auftretendem Vorhofflimmern leiden. Hierbei nimmt der Patient selbstständig Flecainid oder Propafenon ein, sobald das Auftreten der Rhythmusstörung bemerkt wird. Die Kardioversionsrate liegt bei etwa 80%, der Effekt ist nach etwa 2 - 3 Stunden zu erwarten. Da beide Wirkstoffe das Auftreten von typischem Vorhofflattern begünstigen, sollten sie mit einem β-Blocker oder Verapamil kombiniert werden. Wichtig ist, die erste Einnahme des Klasse 1c-Antiarrhythmikums kontrolliert unter EKG-Monitoring durchzuführen: Im Falle einer dabei detektierten QT-Verlängerung besteht eine erhöhte Proarrhythmiegefahr und die „Pill in the pocket“ Therapie ist kontraindiziert. Auch bei einer vorbestehenden Sinusbradykardie besteht eine relative Kontraindikation.

Herzrhythmusstörungen

Weitere tachykarde Herzrhythmusstörungen

Schmalkomplex-Tachykardien

Als rhythmische Tachykardie mit schmalem Kammerkomplex können verschiedenste, meist supraventrikuläre Rhythmusstörung im EKG auffallen. Häufig handelt es sich hierbei um eine AV-Knoten-Reentrytachykardie (AVNRT), seltener um eine Präexzitation (wie z. B. das Wolff-Parkinson-White-Syndrom = WPW-Syndrom) oder typisches Vorhofflattern. Als therapeutische Sofortmaßnahme steht vor der medikamentösen Behandlung ein vagales Manöver wie z. B. **Valsalva** oder die Carotisdruckmassage. Es besteht immer auch die Möglichkeit einer elektrischen Kardioversion.
Typische Medikamente v. a. zur Akuttherapie bei AVNRT und Präexzitation sind der untenstehenden Tabelle zu entnehmen.

Die Therapie der Wahl zur dauerhaften Behandlung bei AVNRT, Präexzitation oder typischem Vorhofflattern ist die elektrophysiologische Untersuchung mit Ablation. Dadurch kann die jeweilige Rhythmusstörung mit hoher Erfolgswahrscheinlichkeit (ca. 95 %) und geringem Risiko geheilt werden. Dagegen ist die Rezidivhäufigkeit unter Medikation bei diesen Rhythmusstörungen hoch. Klasse I-Antiarrhythmika können sogar typisches Vorhofflattern induzieren.

Breitkomplex-Tachykardien

Typische Tachykardien mit breitem Kammerkomplex sind Torsade-de-pointes-Tachykardie, ventrikuläre Tachykardie (VT) oder das Kammerflimmern. Auf eine ausführliche Darstellung der Therapie wird an dieser Stelle verzichtet. Die wichtigsten Medikamente sind der folgenden Auflistung zu entnehmen.

Medikamentöse Therapie weiterer tachykarder Herzrhythmusstörungen	
Art der HRST (tachykard)	Therapieempfehlung (medikamentös)
AV-Knoten-Reentrytachykardie (AVNRT)	**Adenosin,** Verapamil (III)
Präexzitation **(WPW-Syndrom)**	**Ajmalin** (Ia)
Torsade-de-pointes-Tachykardie	Magnesium
ventrikuläre Tachykardie (VT)	**Amiodaron** (III), Ajmalin (Ia)
Kammerflimmern (VF)	siehe REA-Kapitel

Herzrhythmusstörungen

Klasse I - Antiarrhythmika

Klasse Ia:
Ajmalin

Indikation* (u. a.)	Wirkung *
· Akuttherapie von Tachykardien bei Präexzitation (WPW-Syndrom) · hämodynamisch tolerierte Tachykardie mit breitem Kammerkomplex unklaren Ursprungs	· Natriumkanalblockade => Leitungsgeschwindigkeit im akzessorischen Bündel, Purkinje-Fasern, Ventrikel ↓
UAW * (u. a.)	**KI * (u. a.)**
· proarrhythmogen	· AV-Block II-III · Bradykardie · Herzinsuffizienz

Klasse Ic:
Propafenon
Flecainid

Indikation* (u. a.)	Wirkung *
· Rhythmisierung und Rhythmuserhalt bei **Vorhofflimmern** ohne kardiale Vorerkrankung · komplexe tachykarde supraventrikuläre HRST ohne kardiale Vorerkrankung	· Natriumkanalblockade
UAW * (u. a.)	**KI * (u. a.)**
· **proarrhythmogen**, v. a. Gefahr der Induktion von typischem Vorhofflattern mit schneller Überleitung, daher immer mit β-Blocker kombinieren	· strukturelle Herzerkrankungen · Bradykardie

Klasse III - Antiarrhythmika

Kaliumkanalblocker:
Amiodaron

Indikation* (u. a.)	Wirkung *
· Rhythmisierung und Rhythmuserhalt bei **Vorhofflimmern** bei kardialer Vorerkrankung · supraventrikuläre HRST mit eingeschränkter LV-Funktion · ventrikuläre Tachykardie · **Kammerflimmern** oder pulslose ventrikuläre Tachykardie (persistierend nach 3. Defibrillationsversuch)	· Kaliumkanalblockade · Vorteil: **weniger negativ inotrope Wirkung** als andere Antiarrhythmika · **lange HWZ** (Wochen) => schlecht steuerbar

UAW * (u. a.)	KI * (u. a.)
· **Störung der Schilddrüsenfunktion** (hoher Jodanteil, regelmäßige Laborkontrollen) · neurologische Symptome Tremor, Ataxie, Schlafstörung · reversible Mikroablagerungen in der Cornea · Photosensibilisierung (Lichtschutz) · **interstitielle Lungenerkrankung** / Lungenfibrose (irreversibel) · proarrhythmogen · Hypotension	· Bradykardie · Überempfindlichkeit gegen jodhaltige Medikamente · schwere Lungenerkrankung · Schilddrüsenerkrankungen

Interaktionen * (u. a.)

CYP3A4- und 1A2-Inhibitor

Herzrhythmusstörungen

Unklassifizierte Antiarrhythmika

Dronedaron

Indikation* (u. a.)

- Rhythmuserhalt bei nicht-permanentem Vorhofflimmern nach erfolgreicher Kardioversion

Wirkung *

- Mehrkanalblocker => Kaliumkanalblockade + Natriumkanalblockade + Kalziumkanalblocker + antiadrenerg

UAW * (u. a.)

- gastrointestinale Störungen
- Hautreaktionen
- Bradykardie, QT-Verlängerung
- Hepatotoxizität
- Kreatininanstieg

KI * (u. a.)

- Herzinsuffizienz
- Leber- und Nierenfunktionsstörung
- Bradykardie, AV-Block II-III°
- permanentes Vorhofflimmern (PALLAS-Studie)

Interaktionen * (u. a.)

- Kombination mit CYP3A4-Inhibitoren (= KI)
- Kombination mit bradykardisierenden/QT-Zeit-verlängernden Medikamenten

Adenosin

Indikation* (u. a.)

- supraventrikuläre Reentry-Tachykardien
- Demaskierung von Vorhofflattern

Wirkung *

- kurze Hemmung (10-20 sec) der AV–Überleitung => Terminierung/ Demaskierung der zugrunde liegenden Rhythmusstörung

UAW * (u. a.)

- Bronchospasmus
- Engegefühl im Brustkorb
- Vasodilatation => Blutdruck-Abfall
- proarrhythmogen

KI * (u. a.)

- AV-Block II-III
- WPW + Vorhofflimmern/-flattern
- obstruktive Lungenerkrankungen
- Hypotonie

Herzrhythmusstörungen

Unklassifizierte Antiarrhythmika

Vernakalant

Indikation* (u. a.)	Wirkung *
· Rhythmisierung eines kürzlich aufgetretenen Vorhofflimmerns (< 7d)	· Blockade von K^+- und Na^+-Kanälen => frequenzabhängige Verlängerung von Refraktärzeit und Überleitungsgeschwindigkeit · selektive Wirkung auf den Vorhof

UAW * (u. a.)	KI * (u. a.)
· Geschmacksstörung · Bradykardie · Hypotonie · proarrhythmogen	· Hypotonie, Herzinsuffizienz (III-IV) · Bradykardie, AV-Block II-III · ACS innerhalb der letzten 30 Tage · schwere Aortenklappenstenose

Interaktionen * (u. a.)

Einnahme von Klasse I-/III-Antiarrhythmika innerhalb von 4 h vorher oder danach (= KI)

Magnesium

Indikation* (u. a.)	Wirkung *
· Torsade-de-pointes-Tachykardie · Wehenhemmung = Tokolyse · Eklampsie	· physiologischer Kalziumantagonist

UAW * (u. a.)	KI * (u. a.)
· i. v.: Vasodilatation möglich (Flush, Hypotonie)	· Niereninsuffizienz

Herzrhythmusstörungen

Überblick - bradykarde Rhythmusstörungen

Für symptomatische Bradykardien existiert keine sinnvolle dauerhafte medikamentöse Therapie. Es muss im Einzelfall die Indikation zur Implantation eines Herzschrittmachers geprüft werden. Zur akuten, kurzfristigen Behandlung kann bei einer symptomatischen Sinusbradykardie Atropin (ausreichend hoch dosiert) und bei ventrikulären Bradykardien bzw. höhergradigen AV-Blockierungen Adrenalin eingesetzt werden. Bei ausbleibender Wirkung erfolgt die externe Stimulation.

Bradykarde HRST	Langzeittherapie immer Schrittmacher
Sinusbradykardie	Atropin
ventrikuläre Bradykardie	Adrenalin

Atropin

Indikation* (u. a.)	Wirkung*
· Sinusbradykardie · **Alkylphosphat-Intoxikation** · lokal: iatrogene Mydriasis zur Beurteilung des Augenhintergrunds	· parasympatholytische Wirkung durch Hemmung am M-Rezeptor
UAW* (u. a.)	**KI* (u. a.)**
· anticholinerg => Tachykardie, Mydriasis, Mundtrockenheit, Darmatonie, Miktionsstörungen, ZNS-Erregung	· Engwinkelglaukom · BPH · Hyperthyreose (Tachykardie) · gastrointestinale Stenosen

Kardiopulmonale Reanimation

Überblick (weitere Informationen: ERC Guidelines for Resuscitation, 2015)

Man unterscheidet bei der kardiopulmonalen Reanimation die **Basismaßnahmen** von den **erweiterten Maßnahmen**. Vorab muss jedoch ausdrücklich darauf hingewiesen werden, dass die Abläufe im Rahmen dieses Buches nur stichwortartig, ohne Ausnahmen oder tiefergehende Erklärungen und nur für den erwachsenen Patienten präsentiert werden können. Es ist unerlässlich, die ERC-Leitlinien in vollem Umfang zu lesen. Die Teilnahme an ERC-Kursen kann den Lernprozess sehr unterstützen.

1. Basismaßnahmen (Basic life support, BLS) - **Erwachsene**, sind für Jedermann ohne weitere Hilfsmittel durchfürbar, schließen aber auch den Gebrauch eines halbautomatischen Defibrillators = AED ein, wenn dieser vorhanden ist. Sie können alleine durchgeführt werden, besser sollte jedoch noch ein Helfer rekrutiert werden:

· Auffinden einer fraglich leblosen Person => Auf eigene Sicherheit achten => Ansprechen, rütteln => Keine **Reaktion/Lebenszeichen**: Laut um Hilfe rufen (Beachte: bei jeder krampfenden Person auch an Kreislaufstillstand denken).

· **Atemwege** frei machen: Kopf leicht überstrecken => Falls keine (normale) Atmung oder Schnappatmung => **Notruf 112**, falls möglich AED durch Helfer holen lassen => Sofortiger Übergang zu 30 **Thoraxkompressionen** (harten Untergrund schaffen, 100-120/min, Tempo wie „Radetzkymarsch" oder „Staying alive"), Kompressionstiefe 5-6 cm, Druckpunkt: Mitte des Brustkorbs (= untere Hälfte des Brustbeins), senkrecht nach unten, komplette Entlastung am Ende jeder Kompression. Wenn möglich Helferwechsel alle 2 Minuten (= 5 Zyklen 30:2).

· Nach 30 Kompressionen => 2 **Beatmungen** je 1 Sek. (Herzdruckmassage nur so kurz wie möglich unterbrechen, Mund-zu-Mund, Kopf überstrecken, Nase verschließen, Thorax soll sich eben heben, ausreichendes Volumen 6-7 ml/kgKG (ca. 500 ml)). Den beiden Beatmungen folgen erneut 30 Thoraxkompressionen und wiederum 2 Beatmungen. **Wenn Beatmung nicht möglich oder abgelehnt: Thoraxkompressionen ohne Unterbrechung.**

· Sobald ein AED zur Verfügung steht, wird dieser angelegt (bei zwei Helfern ohne Unterbrechung der Wiederbelebungsmaßnahmen) und die Analysetaste gedrückt. Hierfür müssen bei den meisten Geräten die Thoraxkompressionen unterbrochen werden. Den Sprechanweisungen des Gerätes ist Folge zu leisten. Die Rhythmusanalyse via AED soll alle 2 Minuten = 5 Zyklen 30:2 durchgeführt werden.

· Alle Maßnahmen werden ununterbrochen und wie beschrieben fortgeführt, bis der Patient sich wehrt/ spontan bewegt bzw. professionelle Hilfe übernimmt.:

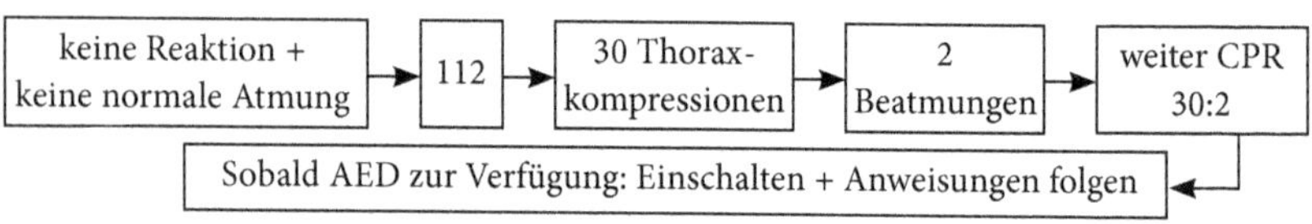

Kardiopulmonale Reanimation

Überblick Erwachsene

Beachte

Pausen der Thoraxkompressionen so kurz und selten wie möglich halten. Nur permanentes und korrektes Drücken (Frequenz 100-120/min, Eindrücktiefe 5-6 cm, vollständige Entlastung nach jeder Kompression) erzeugt einen Minimalkreislauf.
Bei Ablehnung oder Unmöglichkeit der Mund-zu-Mund Beatmung sind auch alleinige Thoraxkompressionen lebensrettend wirksam!

2. **Erweiterte lebensrettende Maßnahmen - Erwachsene** (Advanced Life Support= ALS) sind medizinisch ausgebildetem Personal mit Hilfsmitteln vorbehalten. Sie erfolgen in der Regel im Team:

- Bewusstsein und Atmung gemäß BLS prüfen => Ist die Überprüfung auf Lebenszeichen und Atmung negativ, Notruf tätigen und umgehend mit der Kardiopulmonalen Reanimation (CPR) beginnen.
- Parallel wird der Defibrillator eingeschaltet und je nach Gerät Überwachungs- oder Defibrillationselektroden aufgeklebt.
- **Rhythmusanalyse** => Erwachsene Personen erleiden häufig einen Kreislaufstillstand aufgrund von kardialen Ereignissen. Die Wahrscheinlichkeit, dass ein defibrillierbarer Rhythmus zu Grunde liegt, ist hoch. Deswegen muss schnellstmöglich die Rhythmusanalyse eingeleitet und, falls erforderlich, der erste Schock abgegeben werden.
- Während der Erstmaßnahmen bzw. sobald eine Hand frei ist, wird ein i.v.-Zugang möglichst stammnah gelegt => Nach 3 frustranen Punktionsversuchen, 90 Sek. oder primär offensichtlicher Unmöglichkeit wird ein intraossärer Zugang angelegt (endotracheale Medikamentengabe ist obsolet!)
- **Defibrillierbarer Rhythmus**: **Kammerflimmern** (VF), **pulslose ventrikuläre Tachykardie** (pulslose VT) => Laden des Defibrillators unter Fortführung der CPR, erst dann Kommando "alle weg" und unmittelbare Schockabgabe (150-360J - abhängig vom Gerätetyp und Hersteller), hierfür CPR nur so kurz wie möglich unterbrechen => sofortige Fortführung der CPR für 2 Minuten (5 x 30:2) => erneut Rhythmusanalyse, falls defibrillierbarer Rhythmus Handlung wie oben.
- Nach dem 3. Schock sofortige Gabe von **Adrenalin (1 mg)** und **Amiodaron** (300 mg) ohne Unterbrechung der CPR => danach Adrenalin (1 mg) alle 3-5 Minuten - bzw. immer nach 10 Zyklen CPR (30:2).
- Hier mündet der Algorithmus in einer Schleife: Alle 2 Minuten Rhythmusanalyse und Schockabgabe, alle 3-5 Minuten Adrenalinapplikation.
- Die Schleife wird verlassen, wenn der Patient Lebenszeichen zeigt, ein Puls zu tasten ist oder sich bei der Analyse ein nicht-defibrillierbarer Rhythmus ergibt.

Kardiopulmonale Reanimation

Überblick Erwachsene

- **Nicht-defibrillierbarer Rhythmus: Asystolie** und **pulslose elektrische Aktivität** (PEA) => Bei Asystolie kurz Gerätestörung wie z. B. fehlender Elektrodenkontakt ausschließen => Danach so rasch wie möglich Gabe von Adrenalin (1 mg) ohne CPR zu unterbrechen => Nach 2 Minuten Rhythmuskontrolle => Adrenalin alle 3-5 Minuten - bzw. immer nach 10 Zyklen CPR (30:2).
- Diese Schleife wird nur bei Lebenszeichen oder einem defibrillierbaren Rhythmus in der Analyse verlassen. Dann Wechsel zum Algorithmus defibrillierbarer Rhythmus.

- Zur **Atemwegssicherung** ist die Intubation nach wie vor der Goldstandard, sollte aber nur WIRKLICH Erfahrenen vorbehalten bleiben, da **Fehlintubationen** eine der gefährlichsten Komplikationen bei der Reanimation sind. Auch alternative Atemwegshilfen können verwendet werden (Larynxtubus, -maske, Combitubus). Alle haben den Vorteil, dass die Thoraxkompressionen von nun an kontinuierlich durchgeführt werden können. Die Beatmung erfolgt dann parallel mit 10-12 Atemhüben/min. Unerlässlich ist dabei die Kapnographie. Diese zeigt nicht nur eine korrekte Tubus-Lage, die Höhe des CO_2 gibt auch wertvolle Hinweise auf den Zustand des Kreislaufes.
- Unbedingt gefordert wird eine nur minimale Unterbrechung der CPR zur Atemwegssicherung. Ist eine suffiziente Maskenbeatmung möglich, ist auch diese ausreichend.

- Nach Wiederherstellung eines spontanen Kreislaufes erfolgt u.a. die Anpassung des FIO_2 (Ziel SpO_2 94-98 %) und die Ableitung eines 12-Kanal-EKGs. Die Körpertemperatur soll im weiteren Verlauf 36°C nicht überschreiten, Fieber muss unter allen Umständen vermieden werden. Ein Transport in eine geeignete Klinik muss zügig organisiert werden (v.a. bei ST-Hebung im EKG sollte eine PCI-Möglichkeit vorhanden sein).

Beachte

Kommt es nicht in kürzester Zeit zum Wiedereinsetzen eines spontanen Kreislaufes, soll nach reversiblen Ursachen, den sogenannten 4 Hs und HITS, gesucht werden:
- Hypoxie, Hypovolämie, Hyper-und Hypokaliämie, Hyper- oder Hypothermie (4 Hs)
- Herzbeuteltamponade, Intox., Thrombembolie, Spannungspneumothorax (HITS)

Kardiopulmonale Reanimation

Überblick Erwachsene

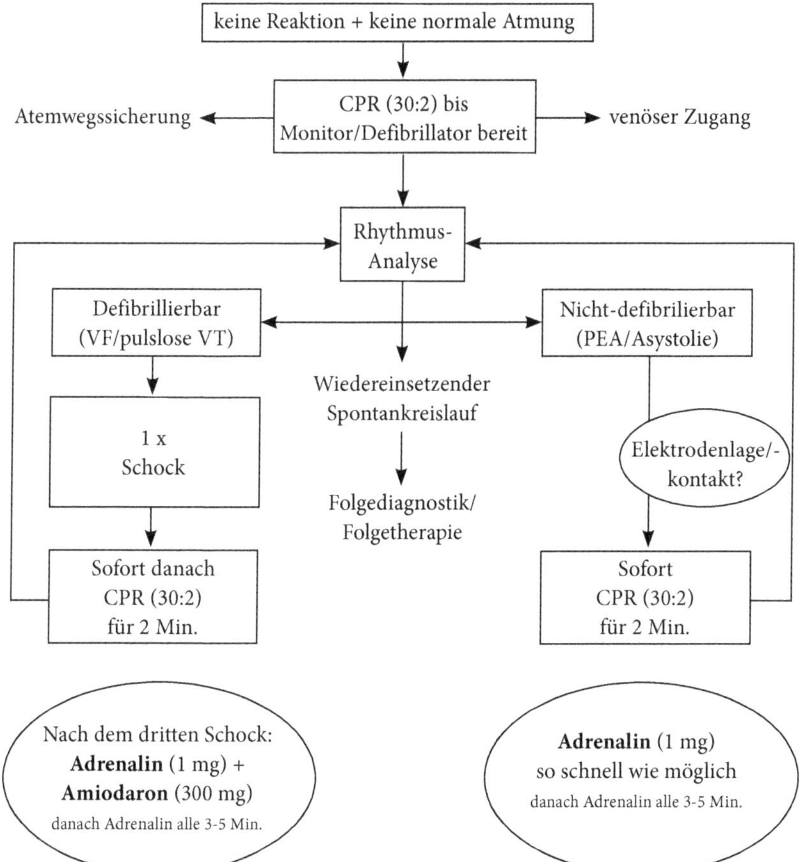

Erweiterte Maßnahmen der Reanimation

Die Qualität der Thoraxkompressionen ist entscheidend für das Outcome des Patienten!

KHK

Überblick (weitere Informationen: ESC Leitlinie, 2013 und 2014)

Bei jeder bestehenden und insbesondere bei neu aufgetretener Angina pectoris sollte am Anfang der Therapie eine Ursachendiagnostik mit nicht-invasiver Ischämietestung und ggf. auch eine invasive Diagnostik mittels Herzkatheter erwogen werden.
Bei der medikamentösen Therapie der KHK unterscheidet man zwischen der Dauertherapie und der symptomatischen Behandlung von akuten Angina pectoris (AP)-Anfällen.

Dauertherapie der stabilen KHK:
Die Dauertherapie hat zum Ziel, eine Progression der KHK zu verhindern, die Mortalität zu reduzieren und, bei Patienten mit Angina pectoris-Beschwerden, durch eine Senkung des myokardialen Sauerstoffverbrauchs und/oder eine Erhöhung des Sauerstoffangebots akute (AP)-Anfälle zu vermeiden.
Jeder Patient mit nachgewiesener KHK erhält zur Thrombozytenaggregationshemmung **ASS** niedrigdosiert (bei Unverträglichkeit Clopidogrel) sowie ein **Statin**. Beide Substanzen konnten in großen Studien zeigen, dass sie sowohl die Progression der KHK aufhalten bzw. verlangsamen als auch die Prognose der Patienten mit Blick auf die Mortalität verbessern.

Die Gabe von β-Blockern und ACE-Hemmern wird bei Patienten mit KHK ohne weitere Beschwerden durch neuere Daten (REACH-Register) mittlerweile etwas in Frage gestellt. Bei symptomatischen KHK-Patienten mit nachgewiesener Linksherzinsuffizienz, Hypertonie oder nach Myokardinfarkt (Sekundärprophylaxe) werden **ACE-Hemmer** jedoch weiterhin zur Prognoseverbesserung eingesetzt.
Kardioselektive β-Blocker sind ebenfalls prognoseverbessernd bei Patienten nach Myokardinfarkt oder mit Linksherzinsuffizienz und stellen zusätzlich die erste Wahl zur medikamentösen Dauertherapie bei Patienten mit Angina pectoris-Symptomatik dar.
Bei Patienten, die β-Blocker nicht vertragen oder bei denen KI vorliegen, kommt alternativ der selektiv am Sinusknoten wirkende I_f-Kanal-Blocker **Ivabradin** zum Einsatz (nur bei Patienten im Sinusrhythmus). Ivabradin kann auch zusätzlich zum β-Blocker verabreicht werden, um eine stabile KHK positiv zu beeinflussen.
Langwirksame Kalziumkanalblocker können als Alternative zu β-Blockern genutzt werden. Insbesondere bei Patienten mit Z.n. Myokardinfarkt und/oder Herzinsuffizienz sind β-Blocker jedoch zu bevorzugen. CAVE: Kalziumkanalblocker vom Nifedidin-Typ sind in den ersten 4 Wochen nach Myokardinfarkt und bei Patienten mit instabiler Angina pectoris kontraindiziert.

Als Zusatztherapie zur symptomatischen Behandlung von Patienten, die mit den Substanzen der ersten Wahl unzureichend behandelt sind oder diese nicht vertragen, kann **Ranolazin** eingesetzt werden. Es hemmt den späten Einwärtsstrom von Na^+-Ionen in die Kardiomyozyten und verbessert dadurch die myokardiale Relaxation.

Nur bei unzureichender Wirkung der oben genannten Maßnahmen - also bei weiter bestehender Angina pectoris-Symptomatik - kommen langwirksame **Nitrate** wie retardiertes Isosorbiddinitrat (ISDN), Isosorbidmononitrat (ISMN) und Pentaerythrityltetranitrat (PETN) zum Einsatz. Auf Nitrate kann verzichtet werden, solange keine Angina pectoris mehr auftritt. Sie wirken über eine Freisetzung des Vasodilatators NO, der wiederum durch die Bildung von cGMP in niedriger Dosierung neben den Koronarien auch venöse Gefäße, in höheren Dosierungen zudem arterielle Widerstandsgefäße dilatiert. Bei kontinuierlicher Gabe der Nitrate wird die Nitratwirkung jedoch abgeschwächt (**Nitrattoleranz**). In der Dauertherapie sollte daher täglich eine 12-stündige Pause eingehalten werden. Ist während dieser Nitratpause die Gabe eines Vasodilatators notwendig, kann **Molsidomin**, das NO enzymunabhängig freisetzt, verabreicht werden.

Akuttherapie bei Angina pectoris-Anfällen:
Schnell wirksame Nitrate sind zur Anfallskupierung der Angina pectoris geeignet, da sie durch Vasodilatation der Koronararterien zu einer Verbesserung der Sauerstoffversorgung des Herzens führen. Bei der Akuttherapie werden nur schnell wirksame Substanzen wie **Glyceroltrinitrat** und unretardiertes ISDN eingesetzt. ISMN, PETN und Molsidomin eignen sich aufgrund ihres langsamen Wirkungseintritts nur für die Dauertherapie.

Medikamentöse Therapie bei elektiver Koronarintervention:
Im Fall einer elektiven Koronarintervention bei stabiler KHK ist eine duale Thrombozytenaggregationshemmung indiziert. 2 Stunden vor dem Eingriff erfolgt zunächst eine sogenannte Aufsättigung mit hochdosiertem **Clopidogrel** (sog. Ladungsdosis). Bei Implantation von unbeschichteten Stents werden dann im Anschluss über 4 Wochen ASS und niedrigdosiertes Clopidogrel gegeben; nach Implantation medikamentenbeschichteter Stents erfolgt die duale Thrombozytenaggregationshemmung über mindestens 3 - 12 Monate. Im Anschluss wird in beiden Fällen nur ASS weitergeführt. Die Empfehlungen zur dualen Thrombozytenaggregationshemmung im Rahmen eines akuten Koronarsyndroms (ACS) weichen von den genannten Maßnahmen ab und sind im Kapitel ACS dargestellt.

Beachte

Bei der **Prinzmetal-Angina**, einer vasospastischen Sonderform der Angina pectoris, stellen **Kalzium-Antagonisten** (Diltiazem/Nifedipin-Typ) und **Nitrate** die Mittel der Wahl dar.

Nitrate

Glyceroltrinitrat = Nitroglycerin (inhalativ/ i. v./ p. o./ transdermal)
Isosorbiddinitrat = ISDN
Isosorbidmononitrat = ISMN
Pentaerythrityltetranitrat = PETN (nicht GKV-verordnungsfähig)

Indikation* (u. a.)	Wirkung *
· Angina pectoris, ACS · hypertensive Krise/Notfall · kardiales Lungenödem (venöses Pooling) · vasospastische (Prinzmetal) Angina · Beachte: zur Akuttherapie nur schnell wirksame Substanzen (Glyceroltrinitrat, ISDN)	· NO-Donatoren => Aktivierung der Guanylatcyclase => cGMP ↑ => intrazelluläres Ca^{2+} ↓ => Vasodilatation v. a. der Venen (Vorlast ↓) und der Koronararterien · geringe Vasodilatation der Arterien (Nachlast ↓) · insgesamt => Koronarperfusion ↑

UAW * (u. a.)	KI * (u. a.)
· Kopfschmerzen · orthostatische Dysregulation, Reflextachykardie, Verstärkung der AP-Symptomatik · Wirkverlust bei Dauertherapie (Nitrattoleranz) => Pausen von täglich ca. 12h -> ggf. Molsidomin · Wirkverlust soll bei PETN nicht auftreten	· Schock, Hypotension, schwere Herzinsuffizienz · akuter rechtsventrikulärer Infarkt Vorsicht bei · **HOCM,** Aortenstenose: Vorlast ↓ => Dekompensationsgefahr durch Vorlast↓ => Auswurf ↓ · hoher intrakranieller Druck

Interaktionen * (u. a.)

- Kombination mit **Phosphodiesterase-5-Hemmer** (z. B. **Sildenafil**) => **Blutdruck ↓↓** (= KI)
- Kombination mit direkten Vasodilatatoren => Blutdruck ↓ ↓

Molsidomin

Indikation* (u. a.)	Wirkung*
· Angina pectoris (nicht Akuttherapie) · nicht erste Wahl, ggf. Einsatz während der Nitratpause	· Metabolisierung in der Leber zu SIN 1A = aktiver Metabolit => setzt NO enzymunabhängig frei · protrahierter Wirkbeginn
UAW* (u. a.)	**KI* (u. a.)**
· s. Nitrate · Wirkverlust bei Dauertherapie (ggf. geringer als bei Nitraten)	· s. Nitrate

Interaktionen* (u. a.)

· Kombination mit **Phosphodiesterase-5-Hemmer** (z. B. Sildenafil) => Blutdruck ↓↓ (= KI)

· Kombination mit direkten Vasodilatatoren => Blutdruck ↓↓

Ivabradin

Ivabradin

Indikation* (u. a.)	Wirkung *
· stabile Angina pectoris (nicht Akuttherapie) bei Unverträglichkeit oder KI für β-Blocker oder in Kombination mit β-Blockern bei Ruhe-Herzfrequenz ≥ 70/min und Sinusrhythmus · chronische systolische Herzinsuffizienz NYHA II-IV (siehe Beachte-Kasten)	· selektive Hemmung des I_f-Kanals am Sinusknoten => frequenzabhängige Bradykardisierung => antianginöse Wirkung durch Senkung des myokardialen O_2-Verbrauchs
UAW * (u. a.)	**KI * (u. a.)**
· Sehstörungen · Bradykardie · Hypotonie · Vorhofflimmern	· Herzfrequenz < 70/min vor Behandlungsbeginn, AV-Block III, Vorhofflimmern · Kardiogener Schock, ACS, schwere Hypotonie · schwere Leberinsuffizienz · Komedikation mit Verapamil oder Diltiazem

Interaktionen * (u. a.)

· Kombination mit CYP3A4-Inhibitoren (= KI)

Beachte

Bei Herzinsuffizienz ist Ivabradin laut Leitlinie indiziert bei Patienten im Sinusrhythmus und einer Herzfrequenz ≥70/min in Kombination mit ACE-Hemmer, β-Blocker, Aldosteron-Antagonist oder bei Unverträglichkeit/KI für β-Blocker. Zugelassen ist es hierbei jedoch erst ab einer Herzfrequenz ≥75/min (siehe auch Kapitel Herzinsuffizienz).

Ranolazin

Ranolazin

Indikation* (u. a.)	Wirkung *
· Zusatztherapie bei stabiler Angina pectoris	· Hemmung des späten Natriumeinstroms der Kardiomyozyten => Na^+↓ => intrazelluläres Ca^{2+}↓ · Verbesserung der diastolischen Funktion und Reduktion der myokardialen Ischämie

UAW * (u. a.)	KI * (u. a.)
· Appetitlosigkeit · Schlafstörungen · Schwindel, Kopfschmerzen · Sehstörungen	· schwere Leber- und Niereninsuffizienz · Herzinsuffizienz NYHA III und IV

Interaktionen * (u. a.)

· Kombination mit Klasse Ia-/III-Antiarrhythmika (außer Amiodaron) (= KI)

KHK

Akutes Koronarsyndrom (ACS) (weitere Informationen: ESC Leitlinien, 2014 und 2015)

Das akute Koronarsyndrom (ACS) umfasst die instabile AP sowie den akuten Myokardinfarkt ohne ST-Elevation (NSTEMI) und mit ST-Elevation (STEMI).

Da die Sauerstoffversorgung des Herzens beim ACS vermindert ist, muss diese verbessert werden. Das oberste Ziel bei Vorliegen eines NSTEMI und STEMI ist die Wiedereröffnung des Koronargefäßes. Wie und wie schnell dies erfolgen soll ist maßgeblich davon abhängig, ob ein NSTEMI oder ein STEMI vorliegt. Diese Differenzierung (also die Diagnose des STEMI) muss innerhalb von 10 min nach Erstkontakt mittels 12-Kanal-EKG erfolgen.

Die medikamentösen **Basismaßnahmen bei einem NSTEMI und STEMI** umfassen folgende vier Bereiche:

1. Um körperlichen und psychischen Stress sowie Schmerzen zu vermindern, ist initial Bettruhe sinnvoll (Monitorüberwachung), zudem hat die Gabe von **Opioiden i. v.** (Morphin) hier eine hohe Priorität. Seltener werden auch Benzodiazepine zur Anxiolyse verabreicht.

2. Die Gabe von Sauerstoff sollte nur dann erfolgen, wenn besondere Befundkonstellationen vorliegen (Atemnot, Hinweis auf Herzinsuffizienz, SaO_2 < 95 % bei STEMI/ <90 % bei NSTEMI).

3. Der Einsatz von Nitraten zur koronaren Vasodilatation erfolgt symptomatisch (Angina pectoris) bei Fehlen von Kontraindikationen.

4. Durch die Senkung des myokardialen O_2-Verbrauchs und die Reduktion von ventrikulären HRST können β-Blocker die Mortalität beim ACS senken. Sie sind jedoch im Rahmen der Initialtherapie etwas in den Hintergrund getreten.
Bei Tachykardie und erhöhten Blutdruckwerten werden sie vorsichtig dosiert eingesetzt. In der Regel ist in diesen Fällen die orale Gabe niedriger Dosen nach Stabilisierung des Patienten ausreichend.

Zusätzlich erfolgt eine duale Thrombozytenaggregationshemmung und Gerinnungshemmung. Das jeweilige Vorgehen bei NSTEMI oder STEMI wird auf den folgenden Seiten beschrieben.

KHK

Akutes Koronarsyndrom (ACS)

Medikamentöse Basismaßnahmen bei ACS
1. Ruhe/ Überwachung (CAVE: Herzrhythmusstörungen) · Bettruhe - Intensivüberwachung · ggf. **Opioide i. v.** (Morphin) - Analgesie, Sympathikusaktivierung ↓ · ggf. Benzodiazepine - Sedierung, Anxiolyse
2. **Sauerstoffgabe** · bei Atemnot · Hinweis auf Herzinsuffizienz · SaO_2 < 95 % bei STEMI bzw. <90 % bei NSTEMI
3. Koronare Vasodilatation · symptomorientierte Gabe von **Nitraten** · Voraussetzung: hämodynamische Stabilität und keine weiteren KI
4. Senkung des myokardialen O_2-Verbrauchs / Reduktion von HRST · ggf. kardioselektive **β-Blocker** (z. B. Metoprolol) · Voraussetzung: hämodynamische Stabilität und keine weiteren KI (siehe Text)

KHK

Akutes Koronarsyndrom (ACS)

Die Auswahl der Optionen zur Revaskularisierung sowie zur **dualen Thrombozytenaggregationshemmung (TAH) und Gerinnungshemmung** erfolgt zusätzlich zu den oben genannten Basismaßnahmen in Abhängigkeit davon, ob ein NSTEMI oder STEMI diagnostiziert worden ist. Die differentialtherapeutischen Empfehlungen beim ACS sind hierbei momentan sehr komplex, stehen intensiv in der wissenschaftlichen Diskussion und die Relevanz für kommende Staatsexamensinhalte ist nicht abzusehen. Es bleibt zudem abzuwarten, ob nicht in nächster Zeit eine Vereinfachung der Therapieoptionen erfolgen wird. Wir haben im Folgenden versucht, die Differentialtherapie stark vereinfacht darzustellen:

STEMI - Vorgehen zur schnellstmöglichen Reperfusion
1. Wahl = perkutane Koronarintervention (PCI) mit Stentimplantation innerhalb von 60 bis 90 min nach Erstkontakt in Kombination mit:
- dualer TAH; bevorzugt mit Acetylsalicylsäure UND dem ADP ($P2Y_{12}$)-Rezeptor-Antagonisten Ticagrelor oder Prasugrel (bei Vorliegen von KI Clopidogrel)
- zusätzlich periinterventionell Gerinnungshemmung mit Enoxaparin oder Bivalirudin

2. Wahl = systemische Thrombolyse, wenn keine rechtzeitige PCI möglich ist, in Kombination mit:
- dualer TAH mit Acetylsalicylsäure UND Clopidogrel
- zusätzlich Gerinnungshemmung mit Enoxaparin oder unfraktioniertem Heparin (UFH)

NSTEMI - Vorgehen zur Reperfusion
Die Herzkatheteruntersuchung beim NSTEMI sollte früh elektiv, d.h. innerhalb von 24 bis 72 h nach Krankenhausaufnahme erfolgen, bei hohem Risiko (GRACE-Score), instabilen oder trotz Medikation nicht beschwerdefreien Patienten auch früher.
1. PCI mit Stentimplantation in Kombination mit:
- dualer TAH; bevorzugt mit Acetylsalicylsäure UND dem ADP ($P2Y_{12}$)-Rezeptor-Antagonisten Ticagrelor oder Prasugrel (bei Vorliegen von KI Clopidogrel)
- zusätzliche Gerinnungshemmung mit Enoxaparin oder Bivalirudin oder UFH

2. primär konservatives Vorgehen (aufgrund von klinischem Zustand, Vorliegen von Risikofaktoren, Komorbiditäten und Ausmaß/ Schweregrad der koronaren Läsionen):
- duale TAH mit Acetylsalicylsäure UND Ticagrelor (bei Vorliegen von KI Clopidogrel)
- zusätzliche Gerinnungshemmung v.a. mit Fondaparinux

Sowohl nach STEMI als auch NSTEMI erfolgt die duale TAH über 12 Monate. Danach wird nur Acetylsalicylsäure dauerhaft weiter verordnet.

Beachte

Eine systemische Thrombolyse ist beim NSTEMI kontraindiziert.

Akutes Koronarsyndrom (ACS)

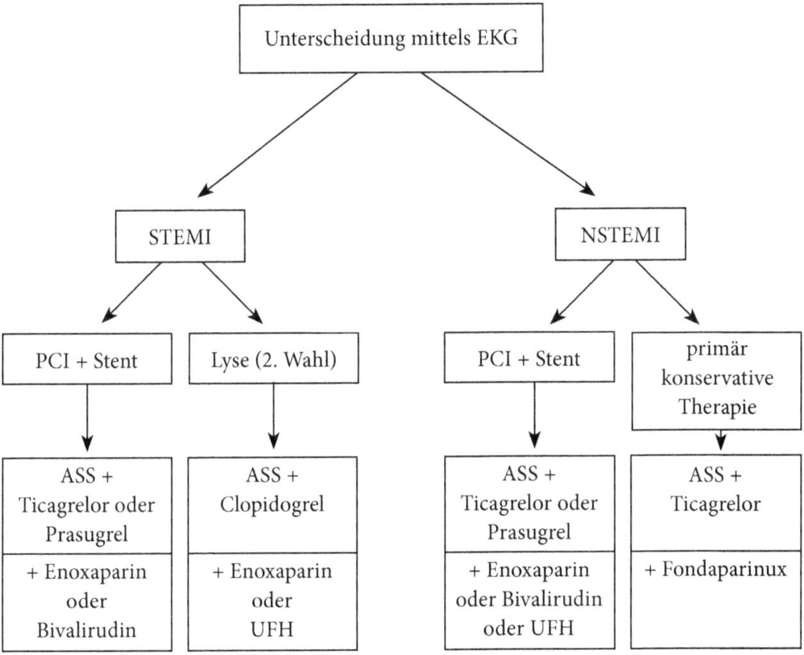

Bevorzugte Thrombozytenaggregations- und Gerinnungshemmung bei STEMI und NSTEMI

Ladungsdosis bei ADP-Rezeptor-Antagonisten

Die sog. **Ladungsdosis** beschreibt in diesem Fall die einmalige, hochdosierte Gabe eines ADP-Antagonisten z.B. vor perkutaner Koronarintervention bei STEMI.
Im Anschluss erfolgt die Erhaltungstherapie mit niedrigerer Dosis.

Thrombozytenaggregationshemmung

Überblick

Zur Thrombozytenaggregationshemmung stehen vier Substanzklassen zur Verfügung:

1. Der **irreversible** Cyclooxygenase-Hemmer Acetylsalicylsäure (ASS) ist das Standardmedikament u.a. in der Primär- und Sekundärprävention eines Myokardinfarkts und bei der Sekundärprophylaxe des Apoplex.
2. ADP ($P2Y_{12}$)-Rezeptor-Antagonisten sind beim ACS **in Kombination mit ASS** indiziert. Das i. v. zu applizierende Cangrelor kann eine Option für Patienten sein, bei denen eine Einnahme per os nicht möglich ist.
3. GP IIb/IIIa-Antagonisten können temporär indiziert sein bei Patienten mit ACS.
4. Der Adenosin-Wiederaufnahme/ Phosphodiesterase-Hemmer Dipyridamol ist nur als Retard-Präparat in fixer Kombination mit ASS verfügbar. Es wird zur Sekundärprävention des Schlaganfalls eingesetzt (CAVE: nicht bei KHK).

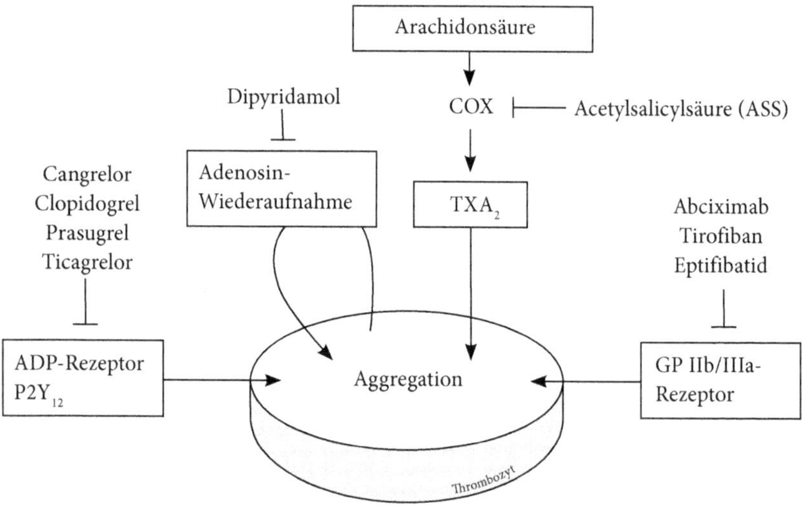

Ansatzpunkte der Thrombozytenaggregationshemmung

Beachte

Da Thrombozyten bei der Entstehung von Thromben im arteriellen System stärker beteiligt sind als im venösen System, können die oben aufgeführten Substanzen v. a. hier therapeutisch eingesetzt werden.

Thrombozytenaggregationshemmung

Acetylsalicylsäure

Acetylsalicylsäure

Indikation* (u. a.)

- ACS
- Primärprävention bei hohem kardiovaskulären Risiko (niedrigdosiert)
- Sekundärprävention bei **KHK** (niedrigdosiert)
- **pAVK**
- Sekundärprävention zerebraler Ischämie
- Anfallstherapie bei Migräne (hochdosiert, i.v.)
- Schmerztherapie

Wirkung *

- **irreversible**, unselektive Hemmung der COX
- analgetisch, antipyretisch, (antiphlogistisch in hohen Dosierungen)
- ausgeprägte **Thrombozytenaggregationshemmung** (durch **Hemmung** der thrombozytären **Thromboxan-Synthese)**

UAW * (u. a.)

- **Reye-Syndrom** bei Kindern mit viralem Infekt: Erbrechen, **Enzephalopathie, Leberschäden**
- v. a. Asthmatiker: **Asthmaanfälle**
- **Blutung** (v. a. höhere Dosierungen)
- Salizylismus bei Überdosierung
- \+ siehe allgemeine UAW der NSAID (mit Einschränkungen)

KI * (u. a.)

- Blutungsneigung
- CAVE: Kinder/Jugendliche mit fieberhaftem Infekt

Interaktionen * (u. a.)

- Komedikation mit Ibuprofen => Thrombozytenaggregationshemmung ↓

Thrombozytenaggregationshemmung

ADP ($P2Y_{12}$)-Rezeptor-Antagonisten

ADP (P2Y12)-Rezeptor-Antagonisten:
Cangrelor
Clopidogrel
Prasugrel, Ticagrelor

Indikation* (u. a.)	Wirkung*
in Kombination mit ASS bei ACS: · Ticagrelor bei allen Patienten möglich, auch nach Stentthrombosen · Clopidogrel bei instabiler AP mit PCI und STEMI mit Thrombolyse; bei NSTEMI und STEMI sonst nur, wenn Ticagrelor oder Prasugrel nicht möglich · Prasugrel bei PCI, auch nach Stentthrombosen (immer KI beachten) · Cangrelor bei PCI, wenn eine orale Therapie nicht möglich ist · Clopidogrel zudem: elektive Stentimplantation (+ASS), manifeste pAVK, Sekundärprophylaxe Apoplex, ASS-Unverträglichkeit	· $P2Y_{12}$ ADP-Rezeptorblockade => Thrombozytenaktivierung ↓ · Clopidogrel (= Prodrug) wird über CYP2C19 aktiviert - CAVE genetische Varianten => Enzymaktivität ↓ => Wirkung ↓

UAW* (u. a.)	KI* (u. a.)
· Blutung · Dyspnoe	· akute Blutungen · anamnestisch intrakranielle Blutung · Prasugrel: - anamnestisch TIA oder Apoplex (KI) (auch Cangrelor) - Vorsicht bei Alter > 75 Jahre, Gewicht < 60 kg

Interaktionen* (u. a.)

- CYP2C19 - Inhibition (z. B. durch Omeprazol) - eventuell fehlende Aktivierung des Prodrugs Clopidogrel (klinische Relevanz nach Studienlage nicht eindeutig)
- CYP3A4-Substrat (Ticagrelor) => Gabe von starken CYP3A4-Inhibitoren ist KI

Thrombozytenaggregationshemmung

Glykoprotein IIb/IIIa-Antagonisten und Dipyridamol

Glykoprotein IIb/IIIa-Antagonisten:
Abciximab
Tirofiban
Eptifibatid

Indikation* (u. a.)	Wirkung*
· ACS, nach Therapiestrategie, in Kombination mit ASS und Clopidogrel (nicht mit Prasugrel, Ticagrelor)	· GP IIb/IIIa–Antagonisten => Bindung von Fibrinogen ↓ => Thrombozytenaggregation ↓
UAW* (u. a.)	**KI* (u. a.)**
· Blutung · selten Thrombozytopenien	· akute Blutungen

Dipyridamol (immer in Kombination mit ASS)

Indikation* (u. a.)	Wirkung*
· Sekundärprävention von ischämischen Schlaganfällen	· Hemmung der thrombozytären Adenosin-Wiederaufnahme + Phosphodiesterase-Hemmung => Vasodilatation => Thrombozytenaggregation ↓
UAW* (u. a.)	**KI* (u. a.)**
· Blutung · GI-Störungen · Kopfschmerz	· Vorsicht bei akuter Blutungsneigung, akutem Myokardinfarkt, instabiler Angina pectoris

Gerinnungshemmung und Fibrinolyse

Überblick

Hauptangriffspunkte der gerinnungshemmenden Medikamente (siehe Abb.):

- **Faktor Xa** wird gehemmt durch unfraktioniertes **Heparin (UFH)** und niedermolekulares **Heparin (NMH)** sowie durch **Danaparoid,** Fondaparinux, **Rivaroxaban, Apixaban** und Edoxaban.
- **Faktor IIa** wird gehemmt durch die Hirudinabkömmlinge Desirudin und Bivalirudin, außerdem durch Argatroban, Dabigatran sowie ebenfalls durch UFH und schwächer durch NMH.
- Die gerinnungshemmende Wirkung der Heparine sowie von Danaparoid und Fondaparinux ist dabei an das Vorhandensein von **Antithrombin III** geknüpft.
- **Vitamin K** wird kompetitiv durch **Cumarine** (Phenprocoumon, Warfarin) antagonisiert. Vitamin K ist als Kofaktor der Gamma-Carboxylierung an der Synthese von Gerinnungsfaktoren beteiligt. Die Cumarine verhindern durch Hemmung der Vitamin K_1-Epoxidreduktase die Synthese der Vitamin K-abhängigen Gerinnungsfaktoren (Merkhilfe: IX, X, VII, II = 1972).

Spezifische Antidots:

Die Wirkung von unfraktioniertem Heparin (und **nur teilweise die von NMH**) wird durch **Protaminsulfat**, die von Cumarinen durch **Vitamin K**-Gabe aufgehoben. Bei nicht ausreichender Antagonisierung kann die Gabe von Gerinnungsfaktoren (z. B. PPSB, Prothrombinkonzentrat) indiziert sein. Das Antikörper-Fragment Idarucizumab (keine 4-Felder-Tafel) hebt die gerinnungshemmende Wirkung von Dabigatran auf. Indikationen sind Notfalleingriffe und lebensbedrohliche Blutungen unter einer Therapie mit Dabigatran.

Haupteinsatzgebiete der aufgeführten Medikamente sind das ACS (wird im Kapitel ACS behandelt) und die Thromboembolieprophylaxe und -therapie:

Zur subkutanen **Thromboseprophylaxe** werden UFH und NMH in festem Dosierschema ohne Gerinnungskontrollen appliziert. Die Prophylaxe erfolgt **bis zur vollständigen Mobilisation**.

Im Rahmen einer **Thrombosetherapie** erfolgt die UFH-Gabe hochdosiert, kontinuierlich i. v. und muss mittels **PTT-Kontrollen** überwacht werden. Sie findet **besonders bei Patienten mit hochgradiger oder terminaler Niereninsuffizienz Anwendung.** Hauptvorteil der NMH liegt bei der Thrombosetherapie in der fixen, **gewichtsadaptierten Dosierung** ohne zwingende Gerinnungskontrollen und der subkutanen Applikation. Die Dosis der NMH muss bei Niereninsuffizienz (Akkumulation) jedoch angepasst werden; teilweise ist der Einsatz bei schwerer Niereninsuffizienz kontraindiziert.

Auch Fondaparinux s. c. wird u. a. zur Thromboseprophylaxe und -therapie eingesetzt.

Gerinnungshemmung und Fibrinolyse

Überblick

Von den **direkten oralen Antikoagulanzien (DOAKs)** sind Rivaroxaban, Apixaban und Dabigatran zugelassen zur Thromboseprophylaxe bei Patienten nach Hüft- oder Kniegelenkersatzoperationen.
Für alle DOAKs besteht die Zulassung für die Therapie der tiefen Venenthrombose (TVT), Lungenarterienembolie (LAE) und zur Sekundärprophylaxe rezidivierender Thromboembolien sowie zur Prävention eines ischämischen Insults und von systemischen Embolien bei Patienten mit nicht-valvulärem Vorhofflimmern bei Risikofaktoren (u. a. Alter ≥ 75 Jahren, Hypertonie, Diabetes mellitus). DOAKs werden **ohne routinemäßige Gerinnungskontrollen** in fixer Dosierung eingesetzt.

Phenprocoumon wird ebenfalls bei der längerdauernden Thromboseprophylaxe eingesetzt. Wichtige Indikationen für eine orale Langzeitantikoagulation sind die Rezidivprophylaxe nach TVT oder LAE und die Primärprophylaxe eines thrombotischen Geschehens bei Vorhofflimmern oder **mechanischen Herzklappen**. Problematisch ist der verzögerte Wirkeintritt (bis zu 3d), da zuerst noch intakte Gerinnungsfaktoren zur Verfügung stehen. Zudem besteht in der Anfangsphase u. a. wegen der Hemmung des gerinnungshemmenden Protein C und S eine erhöhte Gerinnungsneigung, so dass die Therapie **überlappend mit Heparin** begonnen wird. Praktische Probleme bei der Therapie mit Vitamin-K-Antagonisten bestehen darin, dass die optimale Dosis für jeden einzelnen Patienten austitriert werden muss. **INR-Kontrollen** müssen über die gesamte Therapiedauer erfolgen. Zudem haben Vitamin-K-Antagonisten ein hohes **Interaktionspotential** mit Arzneimitteln und einigen Nahrungsmitteln.

Fibrinolysetherapie:
Die Fibrinolytika (Streptokinase, Reteplase, Tenecteplase, **Alteplase** = rt-PA) führen über eine Aktivierung von Plasminogen zu einer Aufspaltung von Fibrin.
Hauptindikationen sind der STEMI, wenn keine Möglichkeit zur rechtzeitigen PCI besteht, der ischämische Schlaganfall (nur **rt-PA**) und die LAE (hämodynamisch instabile Patienten und/oder rechtsventrikuläre Dysfunktion + Myokardschädigung). Die schwerwiegendste UAW ist die intrakranielle Blutung. Die Anwendung erfolgt unter intensivmedizinischer Überwachung und strenger Beachtung der vielfältigen KI (u. a. GI-Blutung im letzten Monat). Kommt es unter der fibrinolytischen Therapie zu einer Blutung, kann das Antidot **Tranexamsäure** verabreicht werden.

Beachte

Alle gerinnungshemmenden Substanzen können sich gegenseitig verstärken.

Gerinnungssystem

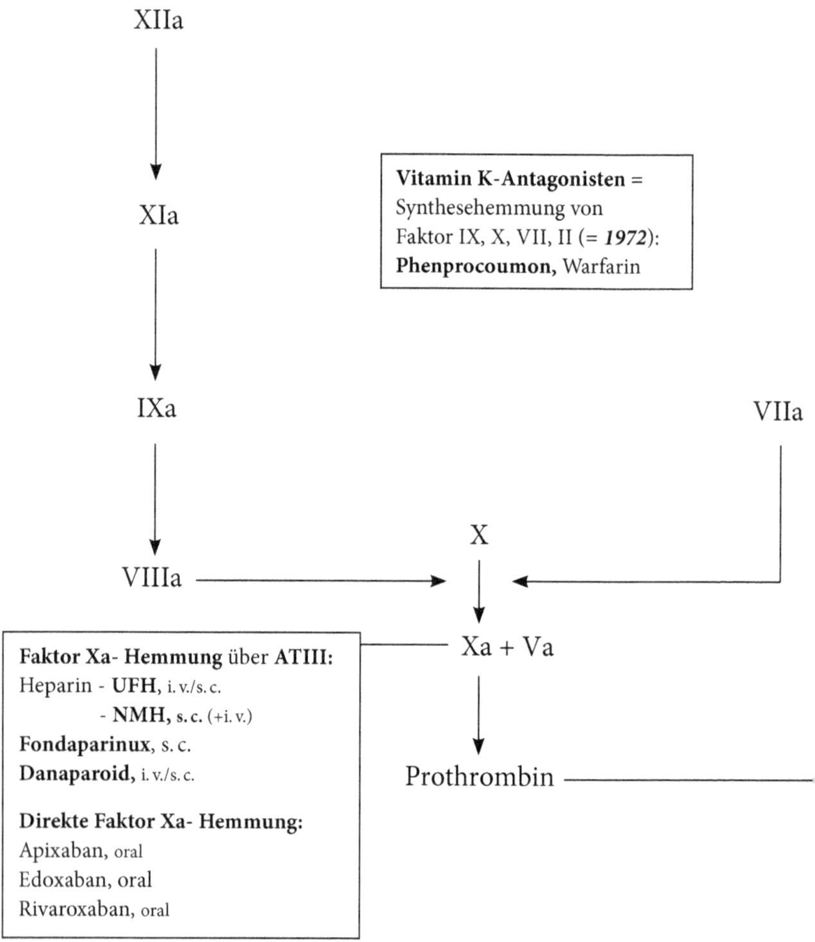

Gerinnungshemmung und Fibrinolyse

Gerinnungssystem

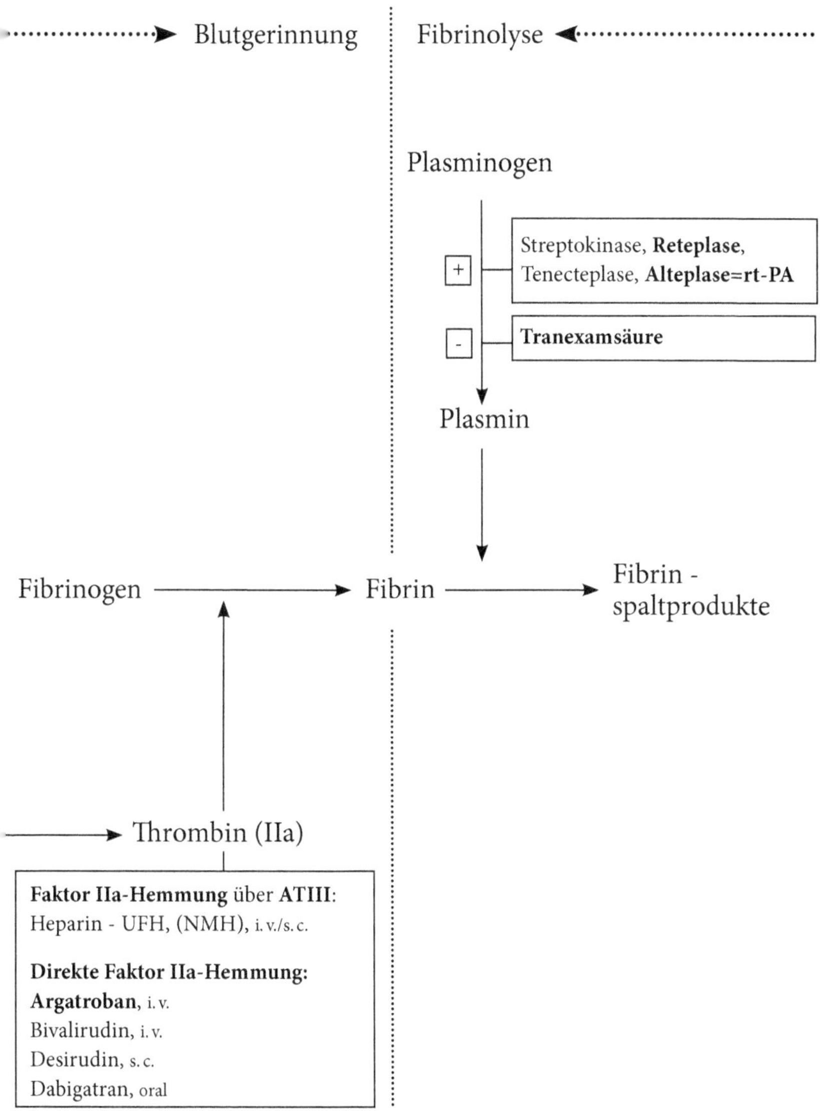

Gerinnungshemmung und Fibrinolyse

Heparine

Unfraktioniert = UFH: **Heparin**
Niedermolekular = NMH: **Enoxaparin, Dalteparin**, Nadroparin
Certoparin, Tinzaparin, Reviparin

Indikation* (u. a.)	Wirkung *
· **Thromboseprophylaxe** · **Thrombosetherapie** bei TVT und LAE (für die LAE nicht alle NMH zugelassen) · ACS (abhängig von Befunden; nicht alle NMH zugelassen)	· UFH: Hemmung von Faktor Xa und IIa durch **Wirkverstärkung von AT III** · NMH: Hemmung besonders von Faktor Xa und in schwächerem Ausmaß von IIa durch Wirkverstärkung von AT III
UAW * (u. a.)	**KI * (u. a.)**
· Blutung (Möglichkeit der Antagonisierung durch **Protamin, bei NMH nur unvollständig**) · **heparininduzierte Thrombozytopenie** (HIT Typ I und Typ II) – **weniger bei NMH**	· prophylaktische Heparinisierung: schwere Leber- / Niereninsuffizienz · therapeutische Heparinisierung: - manifeste Blutung - floride Ulzera u.v.m. · CAVE bei **NMH: Kumulation bei Niereninsuffizienz** => Blutungsrisiko ↑

Beachte

Die wichtigste Komplikation unter einer Heparintherapie (häufiger bei UFH, selten bei NMH) ist das Auftreten einer **heparininduzierten Thrombozytopenie Typ II (HIT II)**. Hierbei handelt es sich um eine durch **Antikörper gegen PF4/Heparin-Komplexe** verursachte, dosisunabhängige Thrombozytopenie, die bei nicht-sensibilisierten Patienten meist nach **5-10 Tagen** auftritt und gekennzeichnet ist durch eine **Thrombozytenzahl < 100.000/µl oder einen Abfall um > 50 % vom Ausgangswert**. Aufgrund der Gefahr hierdurch verursachter, lebensgefährlicher Thrombembolien muss die **Gabe von Heparin sofort gestoppt** und auf **Danaparoid** oder **Argatroban** umgestellt werden.
Hiervon abzugrenzen ist die HIT I, die häufiger auftritt, bei der jedoch die Thrombozytenzahl > 100.000/µl bleibt und kein Therapieabbruch nötig ist.

Faktor Xa-Hemmer

Parenterale Faktor Xa-Hemmer:
Fondaparinux, **Danaparoid**

Indikation* (u. a.)	Wirkung*
Fondaparinux: · ACS (abhängig von der Strategie - besonders bei konservativer Therapie) · u. a. Thromboseprophylaxe bei größeren orthopädischen Eingriffen der unteren Extremität · Thrombosetherapie bei TVT, LAE und oberflächliche Venenthrombosen Danaparoid: · heparininduzierte Thrombozytopenie **(HIT) Typ II**	· Faktor Xa-Hemmung durch Wirkverstärkung von AT III
UAW* (u. a.)	**KI* (u. a.)**
· Blutungen	· aktive Blutungen · **Niereninsuffizienz,** KrCl <20ml/min (Fondaparinux)

Gerinnungshemmung und Fibrinolyse

Faktor Xa-Hemmer

Orale Faktor Xa-Hemmer:
Apixaban
Edoxaban
Rivaroxaban

Indikation* (u. a.)	Wirkung *
Apixaban + Rivaroxaban: · Thromboseprophylaxe nach Hüft- oder Kniegelenkersatz alle: · Therapie der TVT + LAE, Sekundärprophylaxe rezidivierender Thromboembolien · Prävention eines ischämischen Insults und von systemischen Embolien bei nichtvalvulärem Vorhofflimmern + Risikofaktoren Rivaroxaban: · Prophylaxe atherothrombotischer Ereignisse nach ACS mit erhöhten kardialen Biomarkern (als add-on zur Therapie mit ASS +/- Clopidogrel)	· direkte Faktor Xa-Hemmung
UAW * (u. a.)	**KI * (u. a.)**
· Blutungen · Hepatotoxizität (Rivaroxaban)	· aktive Blutungen · Lebererkrankungen mit Koagulopathie · Niereninsuffizienz, CrCl <15ml/min

Interaktionen * (u. a.)

Kombination mit starken CYP3A4- und P-GP-Inhibitoren/Induktoren

Gerinnungshemmung und Fibrinolyse

Faktor IIa-Hemmer = Thrombinhemmer

Parenterale Faktor IIa-Hemmer:
Argatroban, Bivalirudin, Desirudin
Lepirudin (Vertriebseinstellung 2011)

Indikation* (u. a.)	Wirkung *
· **Argatroban**, Lepirudin: **heparininduzierte Thrombozytopenie** (HIT) **Typ II** · Bivalirudin: ACS (abhängig von Befunden - bei vorgesehener PCI) · Desirudin: Thromboseprophylaxe nach Hüft- oder Kniegelenkersatz	· direkte Thrombin-Hemmung
UAW * (u. a.)	**KI * (u. a.)**
· Blutungen · anaphylaktische Reaktionen - Desirudin	· aktive Blutungen

Orale Faktor IIa-Hemmer:
Dabigatran

Indikation* (u. a.)	Wirkung *
· Thromboseprophylaxe nach Hüft- oder Kniegelenkersatz · Prävention eines ischämischen Insults und von systemischen Embolien bei nichtvalvulärem Vorhofflimmern · Therapie der TVT + LAE, Sekundärprophylaxe rez. Thromboembolien	· direkte Thrombin-Hemmung
UAW * (u. a.)	**KI * (u. a.)**
· Blutungen · Leberenzymerhöhung	· aktive Blutungen · mechanischer Herzklappenersatz · Niereninsuffizienz, CrCl <30ml/min · Komed. mit starken P-GP Inhibitoren

Gerinnungshemmung und Fibrinolyse

Vitamin K-Antagonisten

Vitamin K-Antagonisten:
Phenprocoumon
Warfarin

Indikation* (u. a.)	Wirkung*
· Vorhofflimmern · **mechanischer Herzklappenersatz** · Rezidivprophylaxe nach TVT und LAE	· Vitamin K-Antagonisten => Synthesehemmung der Vit. K-abhängigen Gerinnungsfaktoren **IX, X, VII, II** (1972) · spätes Wirkungsmaximum (48-72 h) · orale Gabe möglich · plazentagängig, muttermilchgängig (nicht Warfarin)

UAW* (u. a.)	KI* (u. a.)
· Blutung (Antidot = Vit K, PPSB) · Hepatotoxizität · CAVE: zu Beginn der Therapie überwiegt die Synthesehemmung von Protein C+S => Hyperkoagulabilität (Thrombosegefahr) => **Kombination mit Heparin in der Anfangsphase**	· manifeste Blutung · V. a. auf Läsion im Gefäßsystem · schwere, unkontrollierte Hypertonie · schwere Leber-/ Niereninsuffizienz · schwere Thrombozytopenie · **Akutphase eines Schlaganfalls**

Interaktionen* (u. a.)

Wirkung ↓ u. a. durch Kombination mit:
· CYP-Induktoren
· Vitamin K-reiche Nahrungsmittel (z. B. Grünkohl, Brokkoli, Spinat) - Gerinnungsfaktoren ↑

Wirkung ↑ u. a. durch Kombination mit:
· CYP-Inhibitoren
· **Antibiotika** - bakterielle Vitamin K-Produktion im Darm ↓

insgesamt **hohes Interaktionspotential** - INR-Kontrolle obligat

Gerinnungshemmung und Fibrinolyse

Fibrinolytika und Antidot

Fibrinolytika:
Alteplase (= rekombinanter tissue type plasminogen activator = **rt-PA**)
Reteplase, Streptokinase, Tenecteplase

Indikation* (u. a.)	Wirkung *
· STEMI - wenn keine Möglichkeit zur rechtzeitigen PCI besteht · **Lungenarterienembolie** (rt-PA und Streptokinase) · **ischämischer Schlaganfall** (rt-PA) · lokale Therapie peripherer Gefäßverschlüsse	· Umwandlung von Plasminogen zu Plasmin ↑ => Fibrinspaltung ↑ => Fibrinolyse
UAW * (u. a.)	**KI * (u. a.)**
· Blutung (CAVE: intrazerebral) · Antikörperbildung (Streptokinase) => Wirkverlust bei wiederholter Gabe bzw. nach Streptokokkeninfektionen · allergische Reaktionen (Streptokinase)	· hämorrhagischer Infarkt in der Anamnese · vorangegangener ischämischer Schlaganfall im letzten halben Jahr · Magen-Darm-Blutung im letzten Monat · NSTEMI (höhere Mortalität)

Tranexamsäure

Indikation* (u. a.)	Wirkung *
· Antidot gegen Fibrinolytika - i.v. · Prophylaxe und **Therapie von Blutungen aufgrund** lokaler oder **generalisierter Hyperfibrinolyse** · rezidivierendes Nasenbluten, Hyphaema, hereditäres Angioödem - p.o.	· Blockade der Plasminbildung => Fibrinspaltung durch Plasmin wird gehemmt
UAW * (u. a.)	**KI * (u. a.)**
· Blutdruckabfall v. a. bei schneller Injektion	· akute Thrombosen

Lipidsenker

Überblick (weitere Informationen: Lipidliga Leitlinie, 2012; ESC Pocket-Leitlinie, 2011)

Bei den Hyperlipidämien wird abhängig vom betroffenen Lipidtyp zwischen reinen Hypercholesterinämien, Hypertriglyceridämien und gemischten Hyperlipidämien unterschieden. Die Lipidsenker unterscheiden sich hinsichtlich ihrer Effektivität bezüglich ihrer Cholesterin- bzw. Triglyceridsenkung.

Statine = HMG-CoA-Reduktase-Hemmer sind Mittel der Wahl bei Hypercholesterinämie. Sie wirken über eine selektive Hemmung der HMG-CoA-Reduktase (Schlüsselenzym der Cholesterinbiosynthese). Hierdurch wird die endogene Cholesterinsynthese gehemmt. Um den intrazellulären Cholesterinmangel auszugleichen, wird die Expression der LDL-Rezeptoren erhöht, so dass der Cholesterinspiegel im Blut zusätzlich sinkt. Da Cholesterin zur VLDL-Synthese fehlt, resultiert auch eine Reduktion der Triglyceride.
Außerdem besitzen die Statine sogenannte **pleiotrope Effekte,** durch welche sie - unabhängig von der LDL-Senkung - antiinflammatorisch, plaquestabilisierend und schützend auf das Endothel wirken. Gefährlichste UAW ist die **Rhabdomyolyse** (Symptome: Muskelkaterartiger Schmerz, CAVE: CK-Kontrollen), auf die besonders in den ersten Wochen der Therapie zu achten ist. Statine können die Entwicklung eines Diabetes mellitus fördern, der kardioprotektive Effekt bleibt jedoch erhalten und überwiegt.

Fibrate werden v.a. zur Therapie von **Hypertriglyceridämien** eingesetzt. Ein PPARα-vermittelter Prozess führt im Hepatozyten u.a. zu einer Aktivierung der Lipoproteinlipase; letztlich resultiert hieraus eine LDL- und Triglyceridreduktion.

Die Proprotein Convertase Subtilisin/ Kexin Type 9 (**PCSK9-**) **Inhibitoren** wie z. B. Alirocumab und Evolocumab sind die ersten humanen monoklonalen Antikörper in der Lipidtherapie. PCSK9-Inhibitoren hemmen über ihre Bindung an PCSK9 die Internalisierung und den Abbau des hepatischen LDL-Rezeptors. Die so vermehrt an der Zelloberfläche aktiven LDL-Rezeptoren führen zu einer Zunahme der LDL-Aufnahme; damit sinkt der LDL-Cholesterin-Serumspiegel. Aktuell können PCSK9-Inhibitoren in Kombination mit einem Statin bei unzureichendem Effekt einer Statin-Monotherapie oder als Ausweichsubstanzen bei einer Statin-Unverträglichkeit oder -Kontraindikation eingesetzt werden. Sie werden s. c. alle 2 Wochen appliziert. Eine UAW der PCSK9-Inhibitoren sind neurokognitive Störungen. Dies könnte durch eine Abnahme von Cholesterinen in den Membranen von Nervenzellen verursacht sein.

Der **Cholesterin-Resorptionshemmer Ezetimib** hemmt selektiv die intestinale Cholesterin-aufnahme. Allerdings liegen trotz des cholesterinsenkenden Effekts bisher keine Daten vor, die die kardiovaskuläre Risikoreduktion von Ezetimib eindeutig belegen.

Lipidsenker

Überblick

Gallensäure-Komplexbildner/Austauscherharze wie z. B. **Colestyramin** binden im Darm an Gallensäuren und unterbrechen so deren enterohepatischen Kreislauf.
Um den Gallensäureverlust zu kompensieren, wird in der Leber verstärkt Gallensäure aus Cholesterin gebildet. Hierfür wird die hepatische LDL-Rezeptorsynthese und LDL-Aufnahme in die Leber gesteigert. Dadurch **sinkt die LDL-Cholesterinkonzentration** im Blut.
Cholesterin-Resorptionshemmer und Austauscherharze führen in der Monotherapie nur zu einer geringen LDL-Senkung. Sie werden daher häufig **mit einem Statin kombiniert.**

Aufgrund einer negativen Nutzen-Risiko-Bilanz von Nikotinsäure und Derivaten sind die Retard- und Kombinationspräparate 2013 zurückgezogen worden.

Prinzipiell können die Lipidsenker auch miteinander kombiniert werden, wenn die angestrebten Therapieziele (s. Tabelle) in Monotherapie nicht erreicht werden. Die Therapieziele orientieren sich am kardiovaskulären Gesamtrisiko des Patienten (Risikofaktoren: Geschlecht, Alter, Hypertonie, Dyslipidämie, Adipositas, Diabetes mellitus, Rauchen, positive Familienanamnese u. a.). Allerdings muss in diesem Fall - v. a. bei gemeinsamer Gabe von Fibraten und Statinen - auf ein gesteigertes Myopathierisiko geachtet werden.

Therapieziele in Anlehnung an die Empfehlungen der Lipidliga 2012*

	primäre Hypercholesterinämie	gemischte Hyperlipidämie
< 2 Risikofaktoren	LDL < 160 mg/dl	LDL < 160 mg/dl Triglyceride < 150 mg/dl
≥ 2 Risikofaktoren	LDL < 130 mg/dl	LDL < 130 mg/dl Triglyceride < 150 mg/dl
Diabetes, Gefäßerkrankung oder 10-Jahres-Risiko für eine Gefäßerkrankung > 20 %	LDL < 100 mg/dl	LDL < 100 mg/dl Triglyceride < 150 mg/dl
Diabetes UND Gefäßerkrankung / Zustand nach ACS		LDL < 70 mg/dl Triglyceride < 150 mg/dl

* die Werte dienen als Orientierungshilfe bei der Therapie

Lipidsenker

Überblick

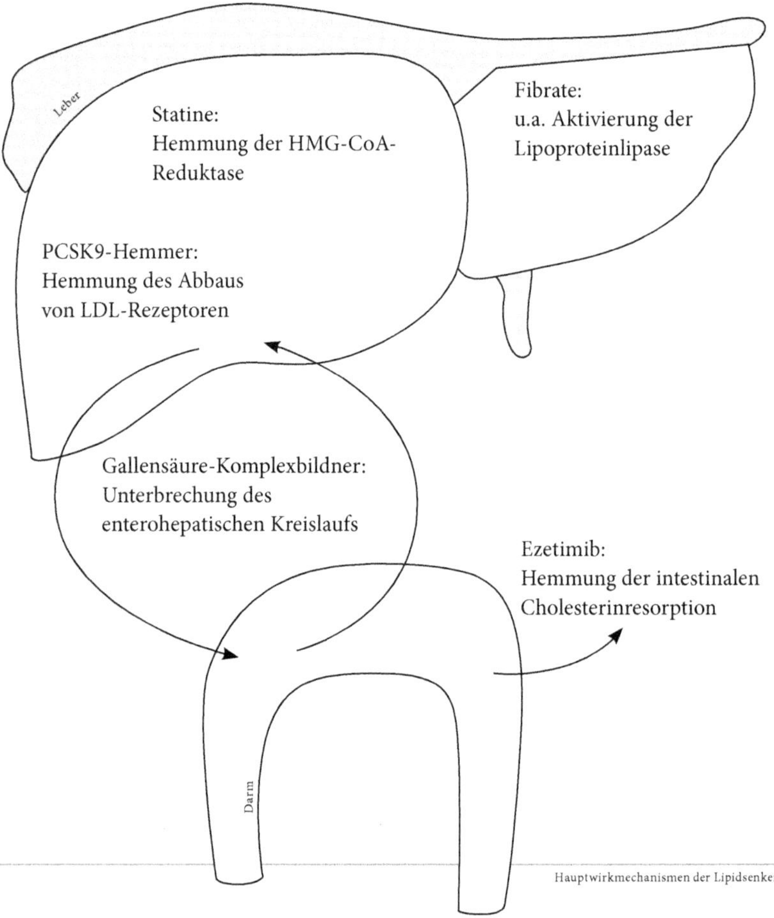

Hauptwirkmechanismen der Lipidsenker

Lipidsenker

Statine

Statine:
Simvastatin, Atorvastatin, Pravastatin
Lovastatin, Rosuvastatin, Fluvastatin

Indikation* (u. a.)	Wirkung*
· **Hypercholesterinämie** · Primär- und **Sekundärprävention kardiovaskulärer Erkrankungen**	· Hemmung der HMG-CoA-Reduktase => Cholesterin ↓ => - LDL-Rezeptoren ↑ => **LDL** ↓ - VLDL-Synthese ↓ => **Triglyceride** ↓ · **effektivster Einnahmezeitpunkt abends**, da Enzymaktivität nachts ↑ · pleiotrope Effekte => antiinflammatorisch, Plaquestabilisierung
UAW* (u. a.)	**KI* (u. a.)**
· Hepatotoxizität (CAVE: bei **Transaminasenerhöhung**) · Myalgien/ Myopathie/ **Rhabdomyolyse** (CAVE: **Muskelschmerzen** abfragen, **CK-Kontrollen**) · geringgradige Erhöhung des Diabetesrisikos · Exanthem	· Lebererkrankungen

Interaktionen* (u. a.)
- **Kombination mit CYP3A4-Substraten/Inhibitoren** => Myopathierisiko ↑ (=> KI bzw. Dosisreduktion des Statins; z.B. Simvastatin unterbrechen bei Erythromycin-Therapie, Reduktion der Maximaldosis bei **Komedikation mit Verapamil**); dies gilt nicht für Pravastatin, da renale Elimination
- Vorsicht auch bei Kombination mit Substanzen, die in Monotherapie Myopathien induzieren wie z. B. Fibrate

Lipidsenker

Fibrate und PCSK9-Inhibitoren

Fibrate:
Bezafibrat, **Gemfibrozil, Fenofibrat,** Etofibrat

Indikation* (u.a.)	Wirkung *
· **Hypertriglyceridämie** · Hypercholesterinämie · kombinierte Hyperlipidämie	· PPARα-vermittelte Aktivierung der Lipoproteinlipase (u.a.) => **Triglyceride**, LDL ↓
UAW * (u.a.)	**KI * (u.a.)**
· allergische Hautreaktionen · Cholelithiasis · Myopathie	· Nieren- und Leberinsuffizienz · Gallenblasenerkrankungen

Interaktionen * (u.a.)
Kombination mit Statinen - Myopathierisiko ↑

PCSK9-Inhibitoren:
Alirocumab
Evolocumab

Indikation* (u.a.)	Wirkung *
· Hypercholesterinämie (+ Statin oder allein oder mit anderen Lipidsenkern bei Statin-Unverträglichkeit/-KI) · gemischte Dyslipidämie (+ Statin oder allein oder mit anderen Lipidsenkern bei Statin-Unverträglichkeit/-KI)	· Bindung von PCSK9 => Internalisierung + Abbau von LDL-Rezeptoren ↓ => aktive LDL-Rezeptoren an der Zelloberfläche ↑ => LDL ↓
UAW * (u.a.)	**KI * (u.a.)**
· Muskel- und Gelenkbeschwerden · allergische Reaktionen · neurokognitive Störungen	· Leberinsuffizienz

Lipidsenker

Medikamente mit intestinaler Wirkung

Cholesterin-Resorptionshemmer:
Ezetimib

Indikation* (u. a.)	Wirkung*
· Hypercholesterinämie - relativ geringe LDL-Senkung bei Monotherapie (**Kombination mit Statin**)	· **Hemmung der intestinalen Cholesterinresorption** => LDL ↓

UAW* (u. a.)	KI* (u. a.)
· GI-Beschwerden · Myalgien	· Lebererkrankungen

Interaktionen* (u. a.)

Kombination mit Statinen => Transaminasen ↑, Myalgien (reversibel)

Gallensäure-Komplexbildner/ Austauscherharze:
Colestyramin
Colesevelam

Indikation* (u. a.)	Wirkung*
· Hypercholesterinämie · Pruritus bei partiellem Gallengangsverschluss · chologene Diarrhö	· Bindung von Gallensäuren => Unterbrechung des enterohepatischen Kreislaufs => Cholesterinbedarf ↑ => LDL-Rezeptoraktivität ↑ => LDL ↓

UAW* (u. a.)	KI* (u. a.)
· Obstipation, Dyspepsie, Meteorismus · Verlust fettlöslicher Vitamine · Steatorrhö	

Interaktionen* (u. a.)

gleichzeitige Gabe von lipophilen Pharmaka => Bindung im Darm => Wirkabschwächung

Benignes Prostatasyndrom

Überblick (weitere Informationen: EAU Leitlinie, 2011)

Das benigne Prostatasyndrom (BPS) ist eine klassische Erkrankung des alternden Mannes. Es kann durch irritative (Pollakisurie, Nykturie, imperativer Harndrang) und obstruktive (Startschwierigkeiten, Harnstrahlabschwächung, Nachtropfen, Restharngefühl, Harnverhaltung, Überlaufblase mit Rückstau von Urin in die Nieren) Symptome zu einer deutlichen Reduktion der Lebensqualität bis hin zu einem postrenalen Nierenversagen führen. Für die medikamentöse Therapie gilt: keine Therapie ohne Beschwerden und keine medikamentöse Therapie bei Vorliegen absoluter OP-Indikationen (z.B. rezidivierende Harnverhaltungen und/oder Harnwegsinfektionen und/oder Makrohämaturie-Episoden, Überlaufblase, Dilatation des oberen Harntraktes). Die wichtigsten Ziele der medikamentösen Therapie sind die Symptomreduktion und die Progressionshemmung. Bei der medikamentösen Therapie gibt es prinzipiell 2 Ansatzpunkte:

α_1-Rezeptor-Blocker (siehe arterielle Hypertonie) reduzieren den Tonus der glatten Muskulatur am Blasenhals sowie im Stroma der Prostata und können bereits nach wenigen Tagen zu einer Verbesserung der BPS-Symptome um 30-40 % führen und die Harnflussrate um bis zu 25 % steigern. Auf das Volumen der Prostata haben α_1-Blocker keinen Einfluss. Weder das Risiko für einen akuten Harnverhalt noch die Wahrscheinlichkeit für die Notwendigkeit einer Operation werden reduziert. Für die BPS-Behandlung stehen in Deutschland die α_1-Blocker **Alfuzosin**, **Doxazosin**, **Terazosin**, **Tamsulosin** und Silodosin zur Verfügung. Tamsulosin kann zudem zur medikamentösen **Unterstützung des Spontanabgangs von kleinen Harnleitersteinen** eingesetzt werden (off-label; Fan et al., International Journal of Urology, 2013).

Eine Hemmung der 5α-Reduktase durch die **5α-Reduktase-Hemmer** führt zu einer verminderten Umwandlung von Testosteron in Dihydrotestosteron (DHT) und so zu verminderten DHT-Konzentrationen in der Prostata. Diese Substanzklasse verkleinert das Volumen im Laufe von 6 Monaten um bis zu 25 %. Die BPS-Symptome werden um bis zu 30 % gebessert. Da der Therapieeffekt vom Ausgangsvolumen der Prostata abhängig ist, profitieren besonders Patienten mit einem Prostatavolumen von ≥30 ml. Im Gegensatz zu den α_1-Blockern können 5α-Reduktase-Hemmer die Progressionsrate und die Rate an akuten Harnverhaltungen senken. Zum Einsatz kommen in Deutschland **Finasterid** und Dutasterid.

Die Wirkstoffe Dutasterid und Tamsulosin sind auch als Fixkombination erhältlich. In der großen CombAT-Studie konnte gezeigt werden, dass diese Kombinationstherapie bei Männern mit mäßigen bis schweren BPS-Symptomen und einem Prostatavolumen ≥30 ml gegenüber der jeweiligen Monotherapie eine signifikant überlegene Verbesserung der BPS-Symptomatik und damit der Lebensqualität erzielt.

V.a. bei Patienten, die ein BPS und eine erektile Dysfunktion aufweisen, kann der **Phosphodiesterase (PDE)-5-Inhibitor** Tadalafil (siehe erektile Dysfunktion) eingesetzt werden.

Benignes Prostatasyndrom

5α-Reduktase-Hemmer

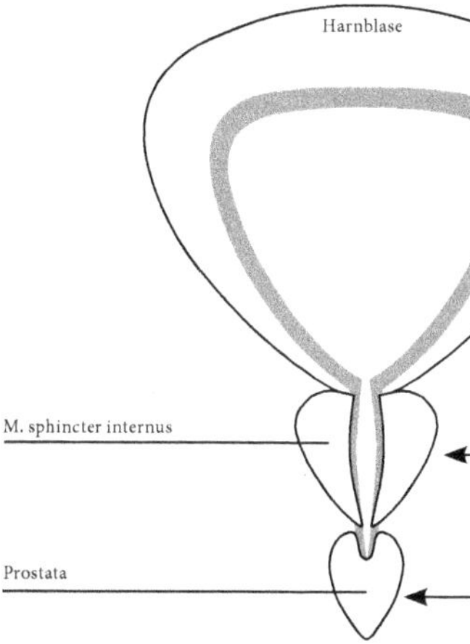

α_1-Blocker = rasche **Symptombesserung**, Nachteil = kein Einfluss auf Prostatavolumen, kardiovaskuläre UAW

5α-Reduktase-Hemmer = Abnahme des Prostatavolumens, Nachteil = klinisch relevante Therapieerfolge erst nach 3-6 Monaten

Wirkansätze der Medikamente bei BPH

5α-Reduktase-Hemmer:
Finasterid
Dutasterid

Indikation* (u. a.)	Wirkung *
· **benignes Prostatasyndrom** · androgenetische Alopezie (Finasterid)	· Hemmung der 5α-Reduktase => Hemmung der Umwandlung von Testosteron in Dihydrotestosteron => **Prostatavolumen ↓** => Wirkung gegen Haarausfall in den Haarfollikeln · zeitlich verzögerte Wirkung (1/2 Jahr)
UAW * (u. a.)	**KI * (u. a.)**
· antiandrogen - Impotenz, Libidoverlust, Gynäkomastie, Ejakulationsstörungen · CAVE: Karzinom-Diagnostik: PSA-Wert-Senkung um ca. 50 % (Korrelation mit Prostatavolumen)	

Inkontinenz

Überblick (weitere Informationen: EAU Leitlinie, 2010)

Die häufigste Form der Inkontinenz bei Frauen < 50 Jahren ist die **Belastungsinkontinenz** (auch Stressinkontinenz). Durch Insuffizienz des Blasenschließapparates kommt es bei Erhöhung des intraabdominellen Drucks zum unwillkürlichen Urinverlust. Der bisher einzige für die medikamentöse Therapie der Belastungsinkontinenz - nur bei Frauen - zugelassene Wirkstoff ist der SSNRI **Duloxetin** (siehe antidepressive Therapie). Das Wirkprinzip beruht dabei auf einer Erhöhung der Konzentration von Noradrenalin und Serotonin im sakralen Rückenmark (Nucleus Onuf). Dies wiederum führt während der Speicherphase der Harnblase über eine Stimulation des Nervus pudendus zu einer kontinuierlichen Erhöhung des Schließmuskeltonus. Die Miktionsphase wird durch Duloxetin nicht negativ beeinflusst. Durch eine einschleichende Dosierung lassen sich v. a. Übelkeit und Erbrechen reduzieren und somit die Compliance der Patientinnen verbessern.

Die **Dranginkontinenz** meint einen unwillkürlichen Urinverlust in Kombination mit einem vorausgehenden Drangempfinden. Charakteristisch sind Symptome wie imperativer Harndrang, Pollakisurie und Nykturie. Der Begriff „Overactive Bladder" (OAB) oder überaktive Blase beschreibt den gleichen Symptomkomplex, beinhaltet aber nicht zwingend das Symptom der Inkontinenz. Grundlage dieser Symptome ist häufig eine Überaktivität des M. detrusor, die selbst wiederum zahlreiche Ursachen haben kann (Entzündungen, Tumore, Fremdkörper, neurologische Erkrankungen u.v.m.). Therapeutisch werden bei der OAB bzw. Dranginkontinenz **Anticholinergika** wie u. a. **Oxybutynin** eingesetzt. Neben der oralen Applikationsform ist Oxybutynin auch als transdermale und intravesikale Zubereitung erhältlich. Die einzelnen Substanzen unterscheiden sich v. a. hinsichtlich ihrer Selektivität gegenüber den Muskarinrezeptor-Subtypen M_1-M_5, über deren Hemmung sie eine Entspannung der Detrusormuskulatur bewirken. Für die Wirkung an der Harnblase sind v. a. M_3-Rezeptoren verantwortlich, wohingegen die typischen anticholinergen UAW vornehmlich über die M_2-Rezeptor-Blockade bedingt sind. Die anticholinergen UAW führen im Langzeitgebrauch häufig zu einer schlechten Compliance. Darifenacin und Solifenacin sind durch ihre M_3-Selektivität besser verträglich.

Inkontinenz

Anticholinergika

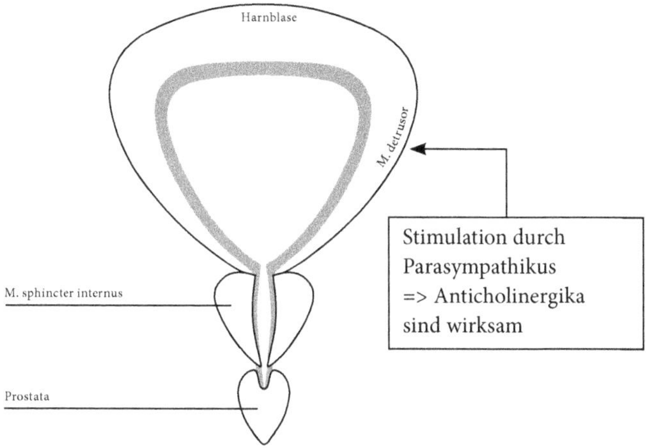

Ansatzpunkt der Anticholinergika an der Harnblase

Anticholinergika:
Darifenacin, Fesoterodin, **Oxybutynin**
Propiverin, Solifenacin, **Tolterodin,** Trospiumchlorid

Indikation* (u. a.)

- **Dranginkontinenz**
- Enuresis (Oxybutynin)

Wirkung *

- Anticholinergika (M-Rezeptor-Antagonisten)

UAW * (u. a.)

- anticholinerg - **Mundtrockenheit,** Akkomodationsstörungen, Obstipation, Tachykardie, Arrhythmie, Glaukomanfall, Delir => Compliance ↓
- Harnstrahlabschwächung/ Harnverhalt bei begleitender subvesikaler Obstruktion

KI * (u. a.)

- s. Parasympatholytika (z. B. Engwinkelglaukom)
- bestehende Blasenentleerungsstörung mit Restharnbildung

Interaktionen * (u. a.)

- Kombination mit anticholinerg wirkenden Substanzen => anticholinerge Wirkung ↑
- Kombination mit Acetylcholinesterase-Hemmern => Wirkung ↓

Erektile Dysfunktion

Überblick (weitere Informationen: EAU Leitlinie, 2009)

Zur oralen, medikamentösen Behandlung einer erektilen Dysfunktion sind die **Phosphodiesterase (PDE)-5-Inhibitoren Sildenafil**, Vardenafil und Tadalafil die Therapieoptionen der ersten Wahl. Das Wirkprinzip der PDE-5-Inhibitoren beruht auf einer Erhöhung der intrazellulären cGMP-Konzentration in den glatten Muskelzellen der Corpora cavernosa. Durch deren nachfolgende Relaxation wird der Einstrom von arteriellem Blut in die Schwellkörper ermöglicht und dadurch die erektile Funktion verbessert. CAVE: In **Kombination mit NO-Donatoren** (Nitrate, Molsidomin, „Poppers") kann es zu einer lebensbedrohlichen Blutdrucksenkung kommen.
Die Wirkstoffe unterscheiden sich hinsichtlich ihres Wirkeintritts, ihrer Wirkdauer und Verträglichkeit.

Substanz	Wirkbeginn	Wirkdauer
Sildenafil	ca. 25min	bis 12h
Vardenafil	ca. 25min	bis 12h
Tadalafil	ca. 45min	bis 36h

Tadalafil ist zudem zugelassen zur Behandlung des benignen Prostatasyndroms. Der positive Effekt lässt sich auf die Relaxation glatter Muskelzellen in Prostata und Blase zurückführen; zudem werden antiproliferative Effekte diskutiert.

Seit Einführung der PDE-5-Inhibitoren kommen früher häufiger eingesetzte Substanzen wie Apomorphin (zentral wirksamer D_2-Rezeptor-Agonist) oder Yohimbin (zentral wirksamer α_2-Rezeptor-Blocker) aufgrund ihrer geringeren Ansprechraten nur noch selten zum Einsatz.

Bei Versagen einer Therapie mit PDE-5-Inhibitoren oder bei entsprechenden Kontraindikationen besteht als Zweitlinien-Option die Möglichkeit der Schwellkörperautoinjektionstherapie (SKAT). Dabei injiziert sich der Betroffene vasoaktive Substanzen wie z. B. Prostaglandin E_1 direkt in eines der beiden Corpora cavernosa. Typische UAW sind Schmerzen, narbige Schwellkörperveränderungen und prolongierte Erektionen (>4h) mit der Gefahr einer hypoxischen Schädigung des Schwellkörpergewebes.

Erektile Dysfunktion

Phosphodiesterase-5-Inhibitoren

PDE-5-Inhibitoren:
Sildenafil
Vardenafil
Tadalafil

Indikation* (u. a.)

- erektile Dysfunktion
- **pulmonalarterielle Hypertonie** (nicht Vardenafil)
- benignes Prostatasyndrom (Tadalafil)

Wirkung*

- **Phosphodiesterase-5-Inhibition** (glatte Muskulatur von Gefäßen und der Corpora cavernosa) => intrazelluläres cGMP ↑=> **Relaxation der glatten Muskulatur** von Schwellkörper und **Gefäßen** => Bluteinstrom in Corpora cavernosa ↑

UAW* (u. a.)

- Blutdruck-Abfall
- Sehstörungen (retinale PDE-Hemmung)
- Vasodilatation: **Flush, Kopfschmerz, verstopfte Nase**

KI* (u. a.)

- instabile Angina pectoris
- schwere Herzinsuffizienz
- kürzlicher Myokardinfarkt bzw. Apoplex
- **Kombination mit NO-Donatoren**

Interaktionen* (u. a.)

- **Kombination mit NO-Donatoren** => lebensbedrohliche **Blutdrucksenkung** (= KI)
- Vorsicht auch bei Kombination mit anderen Blutdrucksenkern

Glaukom

Überblick

Definition Glaukom: Schädigung der Papille (Exkavation) UND Gesichtsfelddefekt mit dem gemeinsamen pathogenetischen Risikofaktor eines individuell zu hohen Augeninnendruckes. Bei der **okulären Hypertension** liegt der Augeninnendruck über dem statistischen Normbereich, es liegen aber weder eine Papillenschädigung noch ein Gesichtsfelddefekt vor. Beim Normaldruckglaukom zeigen sich glaukomtypische Papillen- und Gesichtsfeldveränderungen, der Augeninnendruck liegt aber innerhalb der statistischen Normbereiche.
Der „normale" Augeninnendruck liegt zwischen 10-21 mmHg und unterliegt tageszeitlichen Druckschwankungen. Die Steigerung des Augeninnendruckes beim Glaukom entsteht vor allem durch eine Abflussbehinderung des Kammerwassers, weniger durch vermehrte Kammerwasserproduktion.
Als wichtigste Glaukomformen unterscheidet man:
- Akutes **Winkelblockglaukom** (plötzlicher Druckanstieg, Schmerzen, häufig Übelkeit): Der Eingang zum Trabekelwerk wird durch die Iris blockiert (seltenere Form); häufiger bei Weitsichtigkeit (relativ zu kurzes und „enges" Auge) oder bei fortgeschrittener Linsentrübung (Linse vergrößert sich).
- Chronisches Offenwinkelglaukom (geringer, moderater Druckanstieg): Abflussbehinderung im Trabekelwerk (häufigere Form); die Patienten haben subjektiv zu Beginn meist keine Beschwerden.

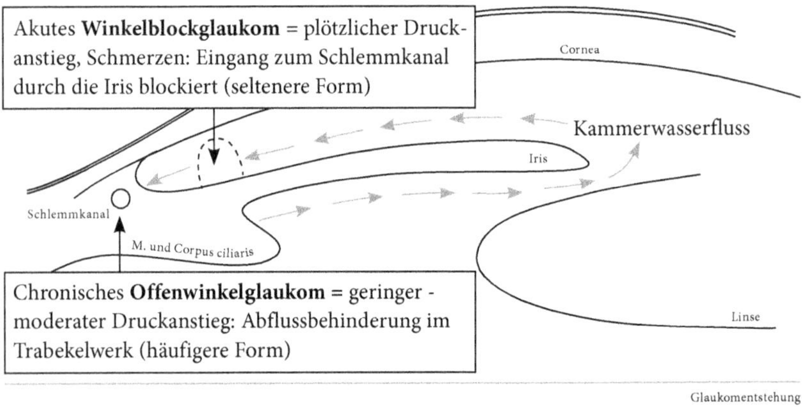

Glaukomentstehung

Beachte

Systemische UAW können auch bei den lokal applizierten Substanzen stark ausgeprägt sein, da Augentropfen über die Nasenschleimhaut in den systemischen Kreislauf aufgenommen werden und somit den First-Pass-Effekt der Leber umgehen.

Glaukom

Überblick

Ziel der Therapie ist es, den Augeninnendruck durch die lokale Anwendung von Antiglaukomatosa zu senken.

Effekt	Wirkstoffgruppe, Beispiel	UAW
1. Verbesserung des Kammerwasser-Abflusses		
· durch das Trabekelwerk	Parasympathomimetika (z.B. Pilocarpin)	Miosis, Myopisierung, Sehstörung
· durch Optimierung des uveoskleralen Abflusses	Prostaglandinanaloga (z.B. **Latanoprost**, Travoprost, Bimatoprost)	Irishyperpigmentierung, Wimpernwachstum
2. Reduktion der Kammerwasser-Produktion	α_2-Agonisten (z.B. Clonidin, **Brimonidin**)	Blutdrucksenkung, hohe Allergieneigung
	β-Blocker (z.B. **Timolol**)	systemische UAW möglich
	Carboanhydrase-Hemmer (z.B. **Dorzolamid**, Brinzolamid)	Metallgeschmack, allergische Reaktionen, Brennen, Konjunktivitis

Therapie beim chronischen Offenwinkelglaukom

1. Monotherapie bevorzugt mit β-Blocker oder Prostaglandinanalogon, alternativ mit α_2-Agonist oder Carboanhydrase-Hemmer
2. 2er Kombination:
   β-Blocker + Prostaglandinanalogon oder Carboanhydrase-Hemmer oder Parasympathomimetikum
3. Auch eine Mehrfach-Kombination der Wirkstoffe ist möglich

Therapie beim akuten Winkelblockglaukom

- **Parasympathomimetikum** (Pilocarpin) + Carboanhydrase-Hemmer **Azetazolamid** i. v.
- ggf. **β-Blocker**, ggf. Analgetikum, ggf. Osmodiuretika (z. B. Mannitol)

Asthma bronchiale

Überblick (weitere Informationen: Nationale VersorgungsLeitlinie Asthma, 2013)

Das Asthma bronchiale ist eine chronisch entzündliche Erkrankung der Atemwege, die gekennzeichnet ist durch eine bronchiale Hyperreagibilität und rezidivierende Episoden einer Atemwegsobstruktion, die jedoch spontan oder durch eine adäquate Therapie reversibel sind. Auslöser von Asthmaanfällen sind Allergene (extrinsisches Asthma bronchiale) oder auch körperliche Belastung und Infektionen (intrinsisches Asthma bronchiale).

Therapieziele sind die Vermeidung von Symptomen und akuten Asthmaanfällen, Normalisierung bzw. Erhalt der bestmöglichen Lungenfunktion und damit Verbesserung der Lebensqualität und Reduktion der Asthma-bedingten Letalität.

Die medikamentöse Therapie erfolgt bei Diagnosestellung zunächst in Abhängigkeit vom Schweregrad des Asthmas (I-IV: intermittierend-geringgradig-mittelgradig-schwer, Einteilung nach klinischer Symptomatik und FEV_1, siehe Tabelle).

Schweregrad des Asthmas	Kennzeichen, FEV_1 vom Soll
I - intermittierend	tagsüber < 1x/ Woche nachts ≤ 2x/ Monat $FEV_1 \geq 80\,\%$
II - geringgradig	tagsüber > 1x/ Woche nachts > 2x/ Monat $FEV_1 \geq 80\,\%$
III - mittelgradig	täglich nachts > 1x/ Woche $FEV_1 > 60 < 80\,\%$
IV - schwer	tagsüber ständig nachts oft $FEV_1 \leq 60\,\%$

Für die weitere Therapie im Verlauf der Erkrankung ist jedoch die Beurteilung der Asthmakontrolle wichtiger, wobei 3 Grade der Asthmakontrolle unterschieden werden: kontrolliert - teilweise kontrolliert - unkontrolliert.

Asthma bronchiale

Überblick

Falls unter der Therapie keine adäquate Kontrolle erreicht wird und ein unkontrolliertes Asthma vorliegt, muss der Übergang auf die nächsthöhere Stufe erfolgen = „step up". Bei teilweise kontrolliertem Asthma kann dieser Schritt erwogen werden. Nach Erreichen einer ausreichenden Symptomkontrolle kann nach 3 Monaten wieder ein Rückgang auf die nächsttiefere Stufe versucht werden = „step down". Ziel der Therapie ist es, den Status eines kontrollierten Asthmas zu erreichen. Zusätzlich erfolgen nichtmedikamentöse Therapiemaßnahmen wie Patientenschulung, Sport und Tabakentwöhnung.

Beurteilung der Asthmakontrolle

Grad der Asthmakontrolle	Klinik					
	Symptome tagsüber	Symptome nachts	Einschränkung von Alltagsaktivitäten	Einsatz Akutmedikation	Lungenfunktion	Exazerbation
kontrolliert => alle Kriterien erfüllt	≤ 2x pro Woche	nein	nein	≤ 2x pro Woche	normal	nein
teilweise kontrolliert => 1-2 Kriterien innerhalb einer Wo erfüllt	> 2x pro Woche	ja	ja	> 2x pro Woche	< 80 % des Sollwertes = FEV_1 oder des persönlichen Bestwertes (PEF)	≥ 1 pro Jahr
unkontrolliert	≥ 3 Kriterien des „teilweise kontrollierten Asthmas" innerhalb einer Woche erfüllt oder eine Exazerbation pro Woche					

Beachte

Eine Exazerbation ist eine Episode mit Zunahme von Atemnot, Husten, pfeifenden Atemgeräuschen und/oder Brustenge, die mit einem PEF- oder FEV_1-Abfall einhergeht.

Asthma bronchiale

Überblick

Bei der medikamentösen Asthmatherapie wird zwischen der Bedarfs- oder Akutmedikation (Reliever) und der Dauertherapie für die Langzeitkontrolle (Controller) unterschieden.

Reliever:
- **kurzwirksame β_2-Sympathomimetika** (SABA, Short Acting Beta-Agonist)
- kurzwirksames Anticholinergikum Ipratropiumbromid (SAMA, Short Acting Muscarinic Antagonist)

Controller:
- **Glukokortikoide**
- langwirksame β_2-Mimetika (LABA, Long Acting Beta-Agonist)
- langwirksames Anticholinergikum **Tiotropium** (LAMA, Long Acting Muscarinic Antagonist)
- **Montelukast**
- retardiertes **Theophyllin**
- Omalizumab

Die meisten Medikamente können inhalativ appliziert werden. Durch die höhere lokale Konzentration ist eine geringere Wirkstoffmenge notwendig, so dass systemische UAW seltener sind. Theophyllin, Montelukast und Omalizumab sind nicht als Aerosol verfügbar. Die klinische Wirkung inhalativ applizierter Substanzen ist von ihrer pulmonalen Deposition abhängig. Diese hängt wiederum wesentlich von der korrekten Inhalationstechnik ab. Daher ist die Schulung des Patienten unabdingbar für den Erfolg der medikamentösen Therapie!

Beachte

Bei den kurzwirksamen β_2-Mimetika (SABA) Fenoterol, Salbutamol und Terbutalin setzt die Wirkung schnell ein, weshalb sie auch als Rapid Acting Beta-Agonists = RABA bezeichnet werden. Auch beim langwirkenden Formoterol setzt die Wirkung rasch ein; es wird jedoch zur Bedarfstherapie in Stufe 1 nicht empfohlen.

Bronchospasmolysetest

Beim Bronchospasmolysetest kommen **kurzwirksame β_2-Mimetika** (SABA) und/oder das kurzwirksame Anticholinergikum Ipratropiumbromid zum Einsatz.

Asthma bronchiale

Stufenschema

Stufenschema der medikamentösen Langzeittherapie bei Erwachsenen:

Stufe 1 = nur Bedarfsmedikation

β_2-Sympathomimetika sind die stärksten Bronchodilatatoren. Zur **schnellen Symptomkontrolle** werden bevorzugt die kurzwirksamen (4-6 h) inhalativen β_2-Mimetika (SABA: **Fenoterol**, **Salbutamol**, Terbutalin) eingesetzt, da ihre Wirkung bereits nach 20-30 sec einsetzt. Der Gebrauch von SABA durch den Patienten ist ein wichtiges Kriterium für die Einschätzung der Asthma-Kontrolle.
Als weitere Akutmedikation kommt Ipratropiumbromid in Betracht, das auch in fixer Kombination mit einem SABA eingesetzt werden kann.

Stufe 2 = Beginn Dauermedikation

Die antiinflammatorisch wirksamen inhalativen **Glukokortikoide** (ICS) in niedriger Dosierung bilden die **Grundlage der Asthmatherapie** ab Stufe 2. Aufgrund des verzögerten Wirkeintritts werden sie nach festem Dosierschema eingesetzt. Bei inhalativer Anwendung führt ein ausgeprägter First-pass-Effekt zu einer raschen Inaktivierung der verschluckten Wirkstoffanteile, so dass kaum relevante systemische Konzentrationen erreicht werden und die gefürchteten Glukokortikoid-Nebenwirkungen im normalen Dosisbereich nicht auftreten.

Bei Kindern kann alternativ ein Therapieversuch über 4-8 Wochen mit dem Leukotrien-Rezeptor-Antagonisten Montelukast erfolgen. Bei ausbleibendem Erfolg wird auf ein inhalatives Kortikoid umgestellt. Bei Kindern kann Montelukast auch zur Vorbeugung von belastungsinduzierten Asthmaanfällen angewendet werden.

Stufe 3

Entweder erfolgt hier die Dosiserhöhung des ICS auf eine mittlere Dosierung oder das ICS wird niedrigdosiert mit einem inhalativen LABA (12 h, Formoterol, Salmeterol) kombiniert. **LABA** dürfen aufgrund der ausgeprägten UAW bei Asthma **nicht als Monotherapie** gegeben werden!

Asthma bronchiale

Überblick

Stufe 4

Ab dieser Stufe benötigen die Patienten zusätzlich zu ICS die dauerhafte Gabe eines LABA; ggf. kann die Therapie um Tiotropium und/oder Montelukast und/oder Theophyllin als orales Retardpräparat ergänzt werden.
Theophyllin hat eine geringe therapeutische Breite und unterliegt starken inter-und intraindividuellen Eliminationsschwankungen (Abbau über CYP1A2, Abbau ↑ : u. a. Kinder, Raucher, Grillprodukte, Abbau ↓ : u. a. Frühgeborene, Ältere, Virusinfektionen); daher ist eine Kontrolle der Serumspiegel unerlässlich.

Stufe 5

Ab der Stufe 5 ist die systemische Therapie mit Glukokortikoiden indiziert. Hier erfolgt die Gabe der Tagesdosis morgens (6-8 Uhr), um die zirkadiane Rhythmik des endogenen Cortisolpeaks einzuhalten. Beim Absetzen muss das Glukokortikoid langsam ausgeschlichen werden, um die Entwicklung einer Nebenniereninsuffizienz zu vermeiden.
Omalizumab (s. c.) kommt nur bei nachgewiesenem IgE-vermittelten, schweren Asthma zum Einsatz. Der Anti-IgE-Antikörper bindet freies Immunglobulin E und verhindert dadurch die Entzündungsreaktion.

Weitere

Weitere Medikamente der Langzeittherapie, die jedoch nicht mehr empfohlen werden, sind die oralen langwirksamen β_2-Mimetika sowie die mastzellstabilisierenden Cromone (Cromoglicinsäure). Letztere werden rein prophylaktisch v. a. bei Kindern eingesetzt. Sie sind erst nach längerer Anwendung wirksam.

Beachte

Die Einschätzung des Asthma-Schweregrades (I - IV) dient NUR zur Orientierung bei Therapiebeginn, d. h. bei bisher unbehandelten Patienten. Hierbei sollte die Therapie bei Schweregrad I-II in der Regel auf Stufe 2 begonnen werden; bei Schweregrad III-IV sollte mindestens auf Stufe 3 begonnen werden.
Im weiteren Therapieverlauf wird in Abhängigkeit von der Asthmakontrolle nach dem Stufenschema behandelt.

Asthma bronchiale

Stufenschema

Stufenschema der medikamentösen Langzeittherapie bei Erwachsenen			
		Akutmedikation	Dauermedikation
1	step down	**SABA** (inhalativ)	Ø
2		"	**inhalatives Glukokortikoid (ICS)** niedrigdosiert
3		"	ICS mitteldosiert oder **ICS niedrigdosiert + inhalativ LABA**
4		"	ICS mittel- bis hochdosiert + **inhalativ LABA** ggf. + Tiotropium +/oder **Montelukast** +/oder retardiertes **Theophyllin**
5	step up	"	Stufe 4 Medikation + orales Glukokortikoid IgE-vermitteltes Asthma: Omalizumab

Beachte

ICS bilden die Grundlage der Therapie ab Stufe 2!
Neue Studien weisen darauf hin, dass das langwirksame Anticholinergikum Tiotropium eine vergleichbare Wirkung in der Asthmatherapie hat wie LABA. Es kommt ab Stufe 4 als add-on zu ICS + LABA (evtl. auch als Alternative zu LABA) zum Einsatz.

COPD

Überblick (weitere Informationen: Nationale VersorgungsLeitlinie COPD, 2012)

Unter dem Begriff der Chronisch Obstruktiven Lungenerkrankung (COPD) werden die chronisch obstruktive Bronchitis und das Lungenemphysem zusammengefasst. Charakteristisch für die COPD ist die nicht voll reversible, progredient verlaufende Atemwegsobstruktion. Häufigste Ursache ist das Zigarettenrauchen. Akute Exazerbationen werden oft durch Infektionen ausgelöst. Die Pharmakotherapie dient der Symptomminderung, Reduktion der Progression, der verbesserten Leistungsfähigkeit und Lebensqualität sowie der Verminderung der Exazerbationsfrequenz. Die medikamentöse Therapie erfolgt angepasst an den Schweregrad der Erkrankung anhand eines Stufenplans. Die Schweregradeinteilung I bis IV erfolgt klassischerweise anhand der FEV_1 -Einschränkung.
Die **GOLD-Empfehlungen** berücksichtigen darüber hinaus die Exazerbationshäufigkeit pro Jahr sowie die Schwere der klinischen Symptome anhand standardisierter Fragebögen. Auf der Grundlage dieser Kriterien werden die Patienten in ein ABCD-Schema eingeteilt und therapiert. Zur besseren Übersicht stellen wir im Folgenden nur den FEV_1-basierten Stufenplan der Pharmakotherapie dar.

Schweregrad I
Zur Bedarfsmedikation werden kurzwirksame, inhalative Anticholinergika (Ipratropiumbromid) oder kurzwirksame, inhalative β_2-Sympathomimetika (Fenoterol, **Salbutamol**, Terbutalin) eingesetzt.

Schweregrad II
Ab Stufe II sind langwirksame, inhalative Bronchodilatatoren indiziert. Eingesetzt werden langwirksame Anticholinergika (Tiotropium, Glycopyrronium, Aclidinium), langwirksame β_2-Mimetika (Formoterol, **Salmeterol**, Indacaterol) und **Theophyllin** (einzeln oder in Kombination). Anticholinergika sind bei der COPD – anders als beim Asthma bronchiale - gut wirksam, den β_2-Mimetika mindestens gleichwertig bzw. wahrscheinlich die bessere erste Wahl (POET-Studie). Die Wahl zwischen Anticholinergika oder β_2-Mimetika orientiert sich am individuellen Ansprechen und der Verträglichkeit. Die Kombination von mehreren langwirksamen Bronchodilatatoren erfolgt adaptiert an das therapeutische Ansprechen. Theophyllin kann in der Langzeittherapie effektiv sein (ca. 50 % Responder), ist jedoch wegen des Interaktionspotentials und der geringen therapeutischen Breite nur 3. Wahl.

Schweregrad III
Bei Patienten mit schwerer Einschränkung der FEV_1 und häufigen Exazerbationen, die unzureichend auf langwirksame Bronchodilatatoren ansprechen, können inhalative Glukokortikoide mit hinzukombiniert werden (CAVE: erhöhtes Risiko für Pneumonie).

COPD

Stufentherapie

Der Phosphodiesterase-4-Inhibitor Roflumilast kann bei Patienten mit chronischer Bronchitis und wiederholten Exazerbationen die Exazerbationshäufigkeit reduzieren.

Schweregrad IV
Weitere Intensivierung der medikamentösen Therapie, zusätzlich **Sauerstoff-Langzeittherapie (>16 Stunden/Tag)** und/oder chirurgische bzw. bronchoskopische Interventionen.

Schweregrad mittels FEV_1 (nach Bronchodilatator-Gabe)	Bedarfsmedikation	Dauermedikation
I - leicht $FEV_1 \geq 80\,\%$	kurzwirksames Anticholinergikum und/oder SABA (inhalativ)	Ø
II - mittel $50\,\% \leq FEV_1 < 80\,\%$	"	1 oder mehr langwirksame Bronchodilatatoren (inhalativ) (Theophyllin 3.Wahl)
III - schwer $30\,\% \leq FEV_1 < 50\,\%$	"	+ ICS oder/+ Roflumilast bei wiederholten Exazerbationen
IV - sehr schwer $FEV_1 < 30\,\%$	"	+ Sauerstoff-Langzeittherapie

Beachte

- kein medikamentöser Therapieansatz hat Einfluss auf die Prognose der COPD
- Bronchodilatatoren = Basismedikamente zur Linderung der Beschwerden!
- Anticholinergika verhindern schwere Exazerbationen besser als β_2-Mimetika (POET-Studie)
- **Theophyllin** kann in der Langzeittherapie effektiv sein (ca. 50 % Responder, wegen des Interaktionspotentials und der geringen therapeutischen Breite nur bei unzureichender Wirkung inhalativer Anticholinergika + β_2-Mimetika)
- Die Einstellung auf eine Sauerstoff-Langzeittherapie muss unter Kontrolle der Blutgaswerte erfolgen (CAVE: Hyperkapnie!).

Asthma bronchiale

Akuttherapie - Asthmaanfall

immer

· Auslöser/ Allergen beseitigen (falls vorhanden)
· Patient sitzend, auf Arme gestützt (=> Einsatz der Atemhilfsmuskulatur), beruhigen
· Sauerstoffgabe
· **schnellwirksames β_2-Mimetikum (inhalativ)**, ggf. Anticholinergika (inhalativ)
· Glukokortikoid i. v. (Prednisolon) –im akuten Anfall **keine inhalative Gabe**, da der schnelle Wirkeintritt wesentlich ist!
· ggf. β_2-Mimetika s. c. oder i. v., Theophyllin i. v. (langsam), Magnesiumsulfat i. v.

lebensbedrohlich

· ggf. Beatmung

Merkhilfe: Ast(h)ma

Adrenerge Substanzen
Steroide
Theophyllin
Massiv O_2
Auslöser

COPD

Akuttherapie - Exazerbation der COPD

immer

· sitzend, auf Arme gestützt (=> Einsatz der Atemhilfsmuskulatur), beruhigen
· Sauerstoffgabe (CAVE: Hyperkapnie und nachfolgend Atemdepression möglich => BGA-Kontrolle!)
· schnellwirksames Anticholinergikum / β_2-Mimetikum (inhalativ)
· **Glukokortikoide** (p. o. / i. v.) für 5-10 (14) Tage
· ggf. Theophyllin i.v. (langsam)

lebensbedrohlich

· ggf. Beatmung

bei bakterieller Infektion (gelber Auswurf und/oder Fieber und/oder Entzündungszeichen oder -werte)

· kalkulierte antibiotische Therapie

Asthma bronchiale und COPD

Glukokortikoid-Therapie

Substanz	glukokortikoide Potenz	mineralokortikoide Potenz
p. o. / i. v.		
Cortisol = Hydrocortison	1	1
Prednisolon	4	0,8
Methylprednisolon	5	0,5
Triamcinolon	6	0
Dexamethason	30	0
Fludrocortison	10	125
inhalativ (hohe glukokortikoide Potenz)		
Beclometasondipropionat		
Budesonid		
Fluticasonpropionat		
Ciclesonid		
Mometasonfuroat (auch topisch)		

Beachte

- bei inhalativer Gabe verzögerter Wirkeintritt (Stunden), bei hochdosierter i. v.-Gabe auch frühe Wirkung
- systemisch: Tagesdosis morgens (6-8 Uhr) => Einhaltung zirkadianer Rhythmik
- stufenweises Ausschleichen (bei Therapiedauer > 14d) => ansonsten **Gefahr der Nebenniereninsuffizienz**
- inhalativ: starker First-pass-Effekt des verschluckten Anteils => kaum systemische Konzentrationen => selten systemische UAW (**bei hoher Dosis aber möglich**)
- die **Cushing**-Schwellendosis ist abhängig von der glukokortikoiden Potenz, bei **Prednisolon** liegt sie bei 7,5 mg/d (CAVE: interindividuelle Unterschiede)
- bei einer geplanten systemischen Glukokortikoid-Therapie oberhalb der Cushing-Schwellendosis > 3 Monate ist eine Osteoporoseprophylaxe indiziert (ausreichende Ca^{2+}-Zufuhr + Vitamin D-Supplementierung)

Indikation* (u. a.)	Wirkung*
inhalativ · **Asthma, COPD** oral/ i. v. · Asthma/ akuter Asthmaanfall, COPD-Exazerbation · **Autoimmunerkrankungen, akute Transplantatabstoßung, Anaphylaxie** · **aktive rheumatoide Arthritis** · **Substitution bei Nebenniereninsuffizienz (Cortisol +/- Fludrocortison)** · postoperatives (PONV) und Zytostatika-induziertes Erbrechen (CINV) · **Hirnödem (Dexamethason)** · Induktion der **Lungenreifung** bei Frühgeborenen (Surfactant ↑) topisch: atopisches Ekzem, chron.-entzündl. Darmerkrankungen	· Bindung an zytosolischen Rezeptor => Bindung an DNA => Effekt auf Transkription abhängiger Gene · immunsuppressiv: Produktion + Freisetzung von Entzündungsmediatoren ↓ · **Lymphozytenzahl**, und -funktion ↓ · Granulozyten: **Neutrophile** ↑, **Eosinophile** und Basophile ↓ · Erythrozyten und Thrombozyten ↑ · GIT-Schleimproduktion ↓ · **Osteoblastenhemmung,** · Vit D-Antagonismus (**Ca^{2+}-Aufnahme** ↓) · Euphorie / **Dysphorie** · u. U. mineralokortikoide Wirkung · Glukoneogenese und Lipolyse ↑
UAW* (u. a.)	**KI* (u. a.)**
inhalativ: Mundsoor, **Heiserkeit** i. v./p. o.-iatrogenes **Cushing**-Syndrom (bei längerer Anwendung): · Nebenniereninsuffizienz · Muskelatrophie · **Glukosetoleranz** ↓ (auch akut) => **Steroiddiabetes** · Fettumverteilung · **Blutdrucksteigerung** · Wasser- + Na^+-Retention, **K^+** ↓ · **Osteoporose** (Prophylaxe!), **Hüftkopfnekrose** · Thromboseneigung · Wundheilungsstörung, **Ulkusgefahr** · Infektionsanfälligkeit, -verschleierung · **psychische Veränderungen** · **Leukozytose** · **Längenwachstum ↓ (Kinder)** topisch: Hautatrophie, Striae distensae, Teleangiektasien, Steroidakne	· keine absolute Kontraindikation Vorsicht bei: · Diabetes mellitus · Hypertonie · peptischen Ulzera, v. a. bei **Komedikation mit NSAID** · Osteoporose · psychischen Erkrankungen · Infektionskrankheiten · Glaukom · erhöhter Thromboseneigung · Myasthenia gravis

Asthma bronchiale und COPD

β_2 - Sympathomimetika

β_2 - Sympathomimetika:

kurzwirksam = SABA (Wirkeintritt nach 30 sek, Wirkdauer 4-6 h)
Fenoterol, Salbutamol, Terbutalin

langwirksam = LABA (Wirkdauer 12 h)
Formoterol - schneller Wirkeintritt, **Salmeterol** - langsamer Wirkeintritt

ultralangwirksam (langsamer Wirkeintritt, Wirkdauer > 24h)
Indacaterol, Olodaterol, Vilanterol

Indikation* (u. a.)	Wirkung *
inhalativ · Asthma (nicht Indacaterol) · **COPD** i. v. · **Tokolyse (Fenoterol)**	β_2-Stimulation => · Bronchodilatation · Vasodilatation · Wehenhemmung · Glykogenolyse · K^+ - Aufnahme in die Zellen

UAW * (u. a.)	KI * (u. a.)
· Tachykardie, **Herzrhythmusstörungen** · **Tremor** · **Hyperglykämie** · **Hypokaliämie** · Husten - Indacaterol · CAVE: schwerwiegende Asthmakomplikationen und Todesfälle unter LABA-**Monotherapie** => daher nicht empfohlen	· hypertrophe obstruktive Kardiomyopathie (HOCM) - Verstärkung · Phäochromozytom · Glaukom (Kammerwasserproduktion↑) · schwere Hyperthyreose (verstärkte Katecholaminempfindlichkeit)

Asthma bronchiale und COPD

Anticholinergika = Muskarinrezeptor-Antagonisten

Anticholinergika:

kurzwirksam = SAMA (Wirkdauer 3-6 h)
Ipratropiumbromid

langwirksam = LAMA (Wirkdauer ca. 12 h)
Aclidiniumbromid

ultralangwirksam (Wirkdauer > 24h)
Glycopyrroniumbromid, **Tiotropiumbromid,** Umeclidiniumbromid

Indikation* (u. a.)	Wirkung*
inhalativ · **COPD** · Ipratropium: leichtes/mittelschweres Asthma · Tiotropium: mittelschweres/schweres Asthma in Kombination mit ICS + LABA	· Blockade der M-Cholinozeptoren => Bronchodilatation
UAW* (u. a.)	**KI* (u. a.)**
· anticholinerg => u. a. Mundtrockenheit, Augeninnendruck ↑ · Bronchospasmus · Herzrhythmusstörungen	

Asthma bronchiale und COPD

Methylxanthine

Methylxanthin:
Theophyllin

Indikation* (u. a.)	Wirkung *
· Asthma bronchiale · (Status asthmaticus) · COPD · Apnoesyndrom bei unreifen Neugeborenen	· unspezifische Hemmung von Phosphodiesterasen => intrazelluläres cAMP ↑ + Blockade von Adenosin-Rezeptoren => Bronchodilatation => Aktivität von Entzündungszellen ↓ => mukoziliäre Clearance ↑ · schnelle Wirkung, aber geringe therapeutische Breite => deshalb Langzeiteinsatz als orales Retardpräparat und Therapeutisches Drug Monitoring (TDM)!
UAW * (u. a.)	**KI * (u. a.)**
· **Übelkeit, Erbrechen** · **Pollakisurie** · **tachykarde HRST** · Blutdruck-Abfall · **Unruhe**, **Erregung**, Tremor, Krampfanfall · Elektrolytstörungen (K ↓, Ca^{2+} ↑) · CAVE: bei i.v.-Gabe langsame Injektion als Kurzinfusion über 20-30 min	· akuter Myokardinfarkt · Tachyarrhythmie Vorsicht bei · Magen-Darm-Ulzera · Hyperthyreose · Epilepsie

Interaktionen * (u. a.)

CYP1A2-Substrat => Abbau ↑ bei Kindern, Rauchern, Verzehr von Grillprodukten
=> Abbau ↓ bei Frühgeborenen, Älteren

Asthma bronchiale und COPD

Antikörper und Phosphodiesterase-4-Inhibitoren

Antikörper:
Omalizumab, s. c.

Indikation* (u. a.)	Wirkung *
· Zusatztherapie ab 6 Jahren bei schwerem persistierenden allergischen Asthma · nur bei IgE-vermitteltem Asthma	· humanisierter monoklonaler Anti-IgE-Antikörper, der selektiv an freies zirkulierendes IgE bindet => Hemmung IgE-vermittelter allergischer Reaktionen
UAW * (u. a.)	**KI * (u. a.)**
· Reaktionen an der Injektionsstelle · Synkope · Bronchospasmus · anaphylaktische Reaktion · Angioödem	· nicht IgE-vermitteltes Asthma

Phosphodiesterase-4-Inhibitor:
Roflumilast, p. o.

Indikation* (u. a.)	Wirkung *
· Zusatztherapie bei COPD mit wiederholten Exazerbationen	· Phosphodiesterase-4-Inhibitor => intrazelluläres cAMP ↑ => Bronchodilatation => Aktivität von Entzündungszellen ↓
UAW * (u. a.)	**KI * (u. a.)**
· Gewichtsverlust, Durchfall, Übelkeit · Angstzustände, Depression	· mittelschwere - schwere Leberfunktionsstörungen

Asthma bronchiale und COPD

Mastzellstabilisatoren

Mastzellstabilisator:
Cromoglicinsäure (lokal, inhalativ, p. o.)

Indikation* (u. a.)	Wirkung *
· Prophylaxe von Asthmaanfällen v. a. Kinder (Reserve) · allergische Konjunktivitis und Rhinitis	· Hemmung der Mediatorfreisetzung aus Mastzellen · Hemmung der Aktivierung von Mastzellen, Eosinophilen, Neutrophilen, Monozyten · erst nach längerer Anwendung wirksam
UAW * (u. a.)	**KI * (u. a.)**
· Irritation der Atemwege => Reflexbronchokonstriktion möglich	

Asthma bronchiale und COPD

Leukotrien-Rezeptor-Antagonisten und Expektorantien

Leukotrien-Rezeptor-Antagonist:
Montelukast, p. o.

Indikation* (u. a.)	Wirkung *
· Asthma bronchiale - auch bei belastungsinduziertem Asthma · allergische Rhinitis	· Leukotrien-Rezeptor-Hemmung => Hemmung von Sofort- und Spätreaktion, Reduktion der bronchialen Hyperreagibilität
UAW * (u. a.)	**KI * (u. a.)**
· sehr selten: Lungeninfiltrate mit Eosinophilen (Churg-Strauss-Syndrom)	

Expektorans:
N-Acetylcystein

Indikation* (u. a.)	Wirkung *
· Sekretolyse (v. a. zystische Fibrose) · **Paracetamol-Intoxikation** · Prophylaxe einer Kontrastmittel-Nephropathie (off-label)	· Spaltung der Disulfidbrücken der Mukoproteine => Senkung der Sputumviskosität · antioxidative Wirkung · SH-Gruppen inaktivieren toxische Metabolite des Paracetamols
UAW * (u. a.)	**KI * (u. a.)**
· Bronchospasmus bei Inhalation	

Interaktionen * (u. a.)

ggf. Inaktivierung einiger Antibiotika

Allergische Rhinitis

Überblick

Eine allergische Rhinitis tritt im Rahmen verschiedener Allergien (z. B. gegen Pollen oder Hausstaub) auf. Im Zentrum der Therapie steht die Allergenkarenz.
Zur Symptomlinderung stehen folgende Medikamentengruppen zur Verfügung:

Zum Abschwellen der Nasenschleimhaut werden α_1-Rezeptor-Agonisten (z. B. Naphazolin) eingesetzt, die zu einer Vasokonstriktion führen. Bei dieser Therapie müssen unbedingt folgende Risiken beachtet werden: Durch die Down-Regulation der α_1-Rezeptoren (Überangebot an Transmittern => Zellen nehmen Rezeptoren von der Oberfläche) kann eine medikamentöse Rhinitis hervorgerufen werden. Die Medikamente sollten maximal zwei Wochen eingesetzt werden. Durch die Vasokonstriktion kann es bei häufiger und langer Anwendung zu einer Schädigung der Schleimhaut kommen. Die Anwendung muss daher auf höchstens 3x/Tag begrenzt werden. V. a. bei Kindern besteht die Gefahr von systemischen UAW.

Juckreiz und Schnupfen werden durch Gabe von Antihistaminika (**Hemmung am H_1-Rezeptor**) behandelt. Diese Substanzgruppe wird in die klassischen und in die neueren Antihistaminika unterteilt. Bei der Therapie der allergischen Rhinitis werden die neueren Antihistaminika (z. B. **Cetirizin**) bevorzugt, da sie aufgrund ihrer geringeren ZNS-Gängigkeit zu **weniger UAW wie Müdigkeit** führen. Die klassischen Substanzen werden häufig gerade aufgrund ihrer „Nebenwirkungen" wie Sedierung (**Diphenhydramin**) oder Antiemese (**Dimenhydrinat**) genutzt.

Die Entzündungsreaktion kann zudem mithilfe von Glukokortikoiden - hier v. a. topisch wie z. B. Mometason als Nasenspray - therapiert werden; prophylaktisch kann der Mastzellstabilisator Cromoglicinsäure eingesetzt werden (siehe Asthma).

Beachte: **Allergie-Notfallset**

- Basis: Prednison p. o. + Antihistaminikum p. o.
- schwere allergische Reaktionen: schnellwirksames β_2-Mimetikum inhalativ + Adrenalin-Fertigspritze

Allergische Rhinitis

α_1-Rezeptor-Agonisten

α_1-Rezeptor-Agonisten:
Naphazolin, Oxymetazolin
Tramazolin, Xylometazolin

Indikation* (u. a.)	Wirkung *
· Abschwellen der Nasenschleimhaut	· α_1-Rezeptor-Agonisten => lokale Vasokonstriktion

UAW * (u. a.)	KI * (u. a.)
· Schleimhautschädigung · systemische Wirkung (CAVE: Kinder und Schwangere) · reaktive Hyperämie (Rebound-Effekt) + medikamentöse Rhinitis (=> Anwendung < 2 Wochen)	· Rhinitis sicca

Allergische Rhinitis

Antihistaminika = H_1-Rezeptorblocker

Neuere Antihistaminika / 2. Generation:
Cetirizin
Loratadin
Azelastin
Terfenadin
Fexofenadin u.v.m.

Klassische Antihistaminika / 1. Generation:
Clemastin
Dimetinden
Ketotifen
Diphenhydramin
Dimenhydrinat
u.v.m.

Merkhilfe: Diphenhydramin

Die Fans schlafen
Erklärung: Die Fans = Diphenhydramin, Schlafmittel

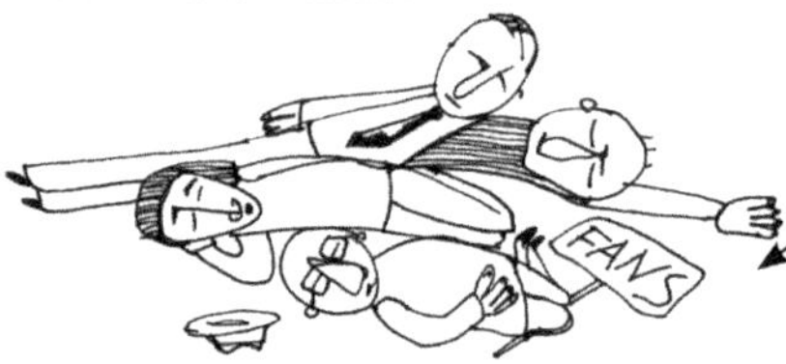

Merkhilfe: Dimenhydrinat

Die Männer auf der Reise erbrechen sich
Erklärung: Die Männer = Dimenhydrinat, gegen Reiseübelkeit

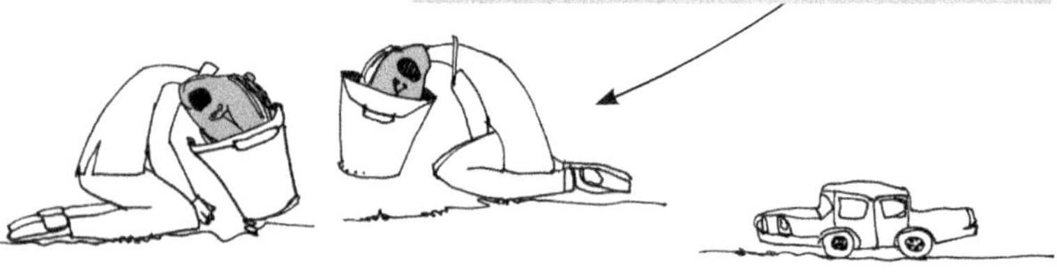

Allergische Rhinitis

Antihistaminika = H_1-Rezeptorblocker

Indikation* (u. a.)	Wirkung *
· **allergische** und anaphylaktische Reaktionen · Schlafstörungen (Diphenhydramin) · Übelkeit, Emesis (**Dimenhydrinat auch in der Schwangerschaft**, jedoch nicht im 3. Trimenon, siehe www.embryotox.de) · Kinetosen (**Dimenhydrinat**)	· kompetitive Hemmung am H_1-Rezeptor => Bronchokonstriktion ↓, Permeabilität + Vasodilatiation ↓ · v. a. klassische Substanzen: antiemetische Wirkung und Sedation

UAW * (u. a.)	KI * (u. a.)
· anticholinerg => **Tachykardie, trockene Haut, Mydriasis, Delir** u. a. (v. a. klassische Substanzen) · antihistaminerg => Sedation (v. a. klassische Substanzen - da ZNS-gängig) · CAVE: HRST (v. a. Terfenadin)	v. a. klassische Substanzen: · Engwinkelglaukom (Mydriasis) · BPH

Interaktionen * (u. a.)

Kombination mit sedierenden Substanzen (z.B. Alkohol, Benzodiazepine)=> Sedation↑

Bakterielle Infektionen

Überblick (weiteres: PEG-Empfehlungen, www.p-e-g.org; www.infektio.de)

In diesem Kapitel wird die komplexe Therapie von bakteriellen Infektionen in knapper, strukturierter Form und mit Herausstellung der wichtigsten Merkmale wiedergegeben. Im Folgenden werden daher zuerst allgemeine Therapiegrundsätze sowie die Wirkmechanismen der einzelnen Substanzgruppen vorgestellt, gefolgt von der Einzeldarstellung der Gruppen. Zum Schluss wird die Behandlung häufiger bakterieller Infektionen dargestellt.

Aufgrund der sich ständig ändernden **Resistenzsituation** der typischen auslösenden Erreger von Infektionen unterliegen die Therapieempfehlungen einem ständigen Wandel (siehe PEG-Leitlinien). Zudem können das lokale Erregerspektrum und die Resistenzsituation erheblich zwischen verschiedenen Krankenhäusern, Städten und Ländern variieren. Man sollte sich daher immer mit dem aktuellen lokalen Erregerspektrum und den Resistenzdaten vertraut machen und die Wahl des Antibiotikums entsprechend anpassen. Zu beachten ist hierbei, dass v. a. ältere Substanzen eine Zulassung für viele Infektionen haben, jedoch heute wegen der veränderten Resistenzsituation nicht mehr für alle zugelassenen Indikationen empfohlen werden. Auf der anderen Seite sind neuere Antibiotika u. a. aufgrund der heute strengeren Zulassungsverfahren oftmals für nur wenige Indikationen zugelassen, werden aber teilweise breiter, also z. T. off-label, eingesetzt. Vor diesem Hintergrund muss auch beachtet werden, dass Angaben zur Indikation keine Allgemeingültigkeit besitzen können. Deshalb haben wir in diesem Kapitel den Indikationskasten mit „Aktuell empfohlene Indikation“ betitelt.

Zu Beginn einer antibiotischen Therapie ohne bzw. vor dem Erregernachweis erfolgt eine sogenannte **kalkulierte antibiotische Therapie**. Die Wahl des initialen Antibiotikums orientiert sich dabei an verschiedenen Kriterien: Art und Lokalisation der Infektion, ambulant oder nosokomial erworben, lokale Erreger- und Resistenzsituation, empfohlene Initialtherapie, Begleiterkrankungen und antibiotische Vorbehandlung des Patienten.
Die Lokalisation der Infektion ist auch deshalb besonders von Bedeutung, da das gewählte Antibiotikum diesen Ort erreichen muss. Zwei Beispiele hierfür sind die renale Ausscheidung für Substanzen zur Therapie einer Harnwegsinfektion und die Überwindung der Blut-Hirn-Schranke bei Infektionen des ZNS.

Im ambulanten Bereich werden Substanzen bevorzugt, die oral verabreicht werden können. Um bei schweren Infektionen möglichst schnell einen effektiven Wirkstoffspiegel zu erreichen, sollten Antibiotika bei Patienten im stationären Bereich als i. v.-Medikation begonnen werden. Nach klinischem Ansprechen kann das Antibiotikum auf ein oral appliziertes Präparat umgestellt werden (sogenannte **sequenzielle Therapie**).

Bakterielle Infektionen

Überblick

WICHTIG: Vermeidung von Resistenzen
Bei der Behandlung mit einem Antibiotikum wird nicht nur der mikrobielle Krankheitserreger gehemmt bzw. beseitigt, sondern die physiologische Flora des Patienten wird immer auch beeinflusst. Dadurch können Resistenzen in der normalen Standortflora entstehen, die unter ungünstigen Umständen wiederum Infektionen verursachen können.

Folgende Grundregeln sollten zur Vermeidung von Resistenzentwicklungen beachtet werden:

1. Indikation: Nicht jede Infektion bedarf einer Antibiotikatherapie. Insbesondere im ambulanten Bereich sollte die Verordnung kritisch erfolgen. Typisches Beispiel sind die meist durch Viren verursachten saisonalen respiratorischen Infekte. Obwohl wirkungslos, werden häufig Antibiotika verschrieben.

2. Variation: Beim gleichen Krankheitsbild sollte nicht immer das gleiche Antibiotikum eingesetzt werden. Wahrscheinlich lassen sich durch Variation der Antibiotikatherapie Resistenzen verringern.

3. Therapiedauer: Die Dauer der Antibiotikatherapie sollte beschränkt werden, in der Regel beträgt sie 7-10 Tage. Hier bestehen natürlich einige Ausnahmen, wie z. B. die einige Monate dauernde Therapie der Tuberkulose oder die Behandlung der unkomplizierten Harnwegsinfektion bei Frauen vor der Menopause, bei der meist eine Einmaltherapie (evtl. drei Tage) ausreicht. Insgesamt existieren nur für wenige Infektionen gesicherte Daten zur optimalen Therapiedauer.

4. Deeskalation: Bei kritisch Kranken sollte mit einer kalkulierten, breiten Antibiotikatherapie begonnen werden, die keine relevante „Lücke“ lässt. Vor Beginn der Therapie müssen zum Nachweis des Erregers Blutkulturen und Untersuchungsmaterial vom potentiellen Infektionsfokus gewonnen werden (z. B. Trachealsekret, Urin, Wundabstrich). Nach mikrobiologischem Erregernachweis sollte die initiale Therapie in Abhängigkeit vom Resistogramm deeskaliert werden. Damit bezeichnet man die Umstellung von einem Breitspektrumantibiotikum auf ein Antibiotikum mit schmalerem Spektrum, aber guter Wirksamkeit gezielt gegen das isolierte Bakterium.

5. Prophylaktische Antibiotikatherapie: Diese ist nur im Ausnahmefall indiziert. Beispiele für einen sinnvollen Einsatz sind die Prophylaxe bei Kontaktpersonen mit Meningitispatienten (Meningokokken) sowie die Endokarditis- und Malariaprophylaxe.

Bakterielle Infektionen

Wirkmechanismen der Antibiotika

Hemmung der bakteriellen Zellwandsynthese
β-Laktam-Antibiotika hemmen die Transpeptidasen in der bakteriellen Zellwand. Diese sind für die Quervernetzung der Mukopeptide in der Mureinschicht verantwortlich. Durch die gestörte Quervernetzung strömt Wasser in die Zelle und die Bakterien werden zerstört. Zu dieser Gruppe gehören **Penicilline**, **Cephalosporine** und **Carbapeneme**.
Auch **Glykopeptide** und **Fosfomycin** greifen an der Zellwandsynthese an, indem sie die nötigen Bausteine inhibieren; sie gehören jedoch nicht zu den β-Laktam-Antibiotika.

Störung der bakteriellen Zellmembran
Das Lipopeptid Daptomycin bindet an die Zellmembran, bildet dort Transmembranporen aus, was zur Depolarisation und Hemmung der DNA-, RNA- und Protein-Synthese führt und letztlich den Zelltod nach sich zieht.
Der Angriffspunkt des Polymyxins Colistin ist ebenfalls die Zellmembran, es wirkt bakterizid.

Hemmung der bakteriellen Proteinsynthese
Tetrazykline, Makrolide, Lincosamide, Aminoglykoside, Oxazolidinone und Glycylcycline hemmen die bakterielle Proteinsynthese über eine Hemmung der 30S- oder 50S-Untereinheit der Ribosomen.

Hemmung der bakteriellen RNA-Synthese
Rifampicin und Fidaxomicin hemmen die DNA-abhängige RNA-Polymerase und damit auch die Proteinsynthese.

Störung der bakteriellen DNA
Fluorchinolone hemmen die bakteriellen Topoisomerasen II und/oder IV, die u. a. wichtige Schritte bei der Replikation katalysiert. **Nitroimidazole** induzieren DNA-Strangbrüche. Die **Folsäure-Antagonisten** (Sulfonamide und Diaminopyrimidine, in Kombination Cotrimoxazol) behindern die bakterielle Synthese der Purin- und Thymidin-Nukleotide und wirken in Kombination synergistisch.

Beachte

Antibiotika, welche die Zellwandsynthese hemmen, können auch nur auf Erreger wirken, die eine Zellwand besitzen!!

Bakterielle Infektionen

Wirkmechanismen der Antibiotika

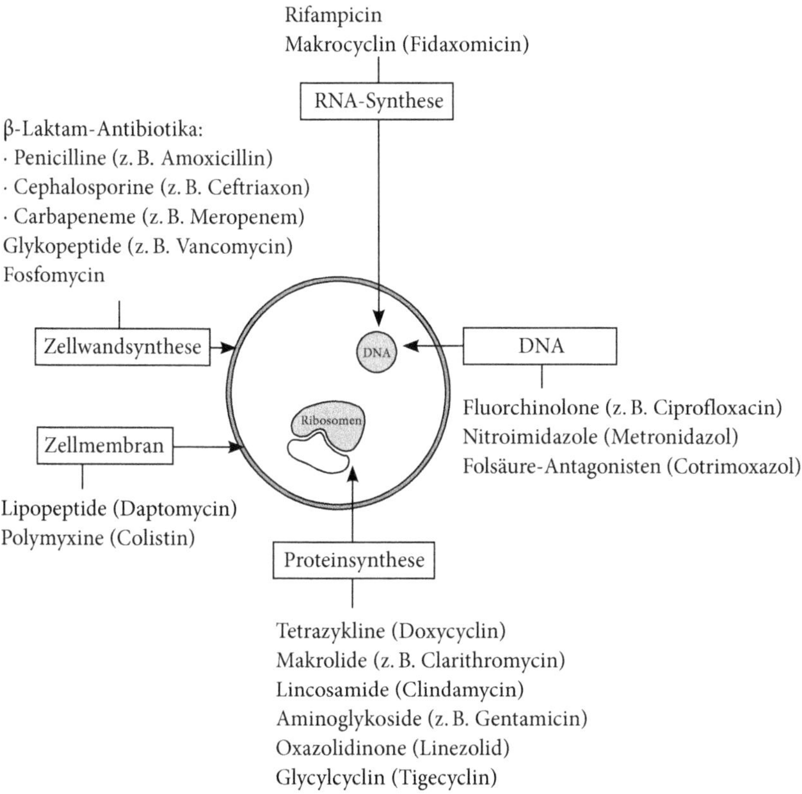

Zudem kann unterschieden werden, ob das Antibiotikum **bakterizid** wirkt – also Bakterien abtötet – oder lediglich das Bakterienwachstum hemmt und damit **bakteriostatisch** wirkt. Bakteriostatisch wirken Antibiotika, welche die Proteinsynthese hemmen, mit Ausnahme der Aminoglykoside. Cotrimoxazol und Linezolid wirken teils bakterizid und teils bakteriostatisch.

Bakterielle Infektionen

Orientierendes Koordinatensystem wichtiger Erreger

weitere Informationen: Mikrobiologie-Lehrbuch

Gram-positiv

Gram-positive Leitkeime	
Staphylokokken	· Staphylococcus aureus
Streptokokken	· Streptococcus pyogenes · Streptococcus pneumoniae = Pneumokokken

Gram-positive Problemkeime/ Resistenzen	
Staphylokokken	· Methicillin-resistenter Staph. aureus (MRSA)
Enterokokken (=Untergruppe der Streptokokken)	· Enterococcus faecalis + faecium · Vancomycin-resistente Enterokokken (VRE)

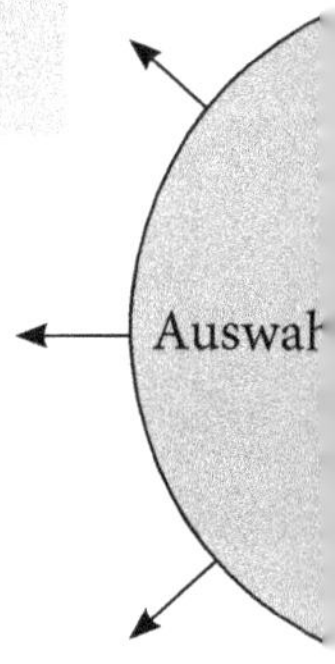

Gram-positive obligate Anaerobier	
Clostridien	· Clostridium difficile · Clostridium tetani · Clostridium perfringens

Bakterielle Infektionen

Orientierendes Koordinatensystem wichtiger Erreger

weitere Informationen: Mikrobiologie-Lehrbuch

Gram-negativ

Gram-negative Leitkeime	
Enterobakterien	· Escherichia coli · Klebsiella, Enterobacter, Serratia · Proteus

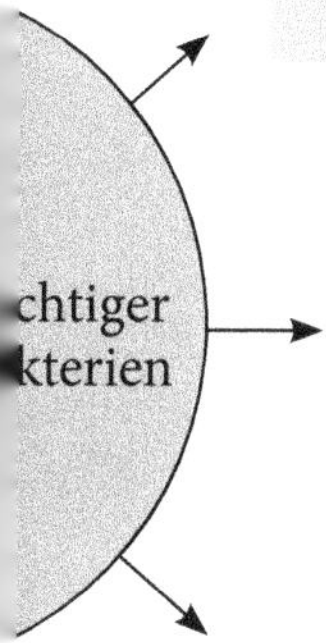

Gram-negative Problemkeime/ Resistenzen	
Nonfermenter	Pseudomonas aeruginosa
Multiresistente gram-negative Erreger (MRGN)	3MRGN = resistent gegen 3 der 4 Antibiotikagruppen Penicilline, Cephalosporine, Chinolone, Carbapeneme; 4MRGN = resistent gegen alle 4 Antibiotikagruppen

Gram-negative obligate Anaerobier	
Bacteroidaceae	Bacteroides (u.a.)

Extra

Zellwandlose und intrazelluläre Bakterien	
Mykoplasmen (zellwandlos)	Mycoplasma pneumoniae
Chlamydien (intrazellulär)	Chlamydophila pneumoniae Chlamydophila psittaci Chlamydia trachomatis
Legionellen (fakultativ intrazellulär)	Legionella pneumophila

Bakterielle Infektionen

Überblick

Im Folgenden werden die verschiedenen Antibiotikagruppen und ihr typischerweise erfasstes Keimspektrum vorgestellt. Hierbei orientiert sich die Reihenfolge der Darstellung an der Bedeutung der Substanzen im klinischen Alltag.

β-Laktam-Antibiotika
Penicilline und Cephalosporine sind häufig eingesetzte β-Laktam-Antibiotika. Sie kommen bei Infektionen verschiedener Organsysteme zur Anwendung und sind Bestandteil vieler Antibiotikakombinationen.
Carbapeneme sind dagegen aufgrund des von ihnen abgedeckten sehr breiten Erregerspektrums Reserveantibiotika und sollten nur für die Behandlung schwerer, lebensbedrohlicher Infektionen eingesetzt werden.

Penicilline
Die klassischen **Penicilline G und V** (Schmalspektrumpenicilline) haben eine gute Wirksamkeit gegen gram-positive Bakterien wie Streptococcus pneumoniae = Pneumokokken und Streptococcus pyogenes; sie sind gegen die meisten gram-negativen Bakterien allerdings wirkungslos (Ausnahme Neisserien: N. meningitidis = Meningokokken und N. gonorrhoeae = Gonokokken). Penicillin G kann nur i. v. angewendet werden, Penicillin V steht zur oralen Anwendung zur Verfügung.

Bei empfindlichen Bakterien zeigen Penicillin G und V nach wie vor die beste Wirksamkeit aller Penicilline. Beide werden heute z. B. bei Streptokokkeninfektionen wie dem Erysipel oder der Angina tonsillaris angewandt.

Staphylokokken können in das umgebende Milieu Penicillinase abgeben, eine β-Laktamase, die Penicilline zerstören kann. Die Erreger werden dadurch resistent gegen Penicilline (Ausnahme: penicillinasefeste Penicilline). 80 % aller Staphylokokken in Deutschland bilden heutzutage Penicillinase.
Bei den gram-negativen Bakterien ist eine große Zahl von β-Laktamasen bekannt, die Penicilline, Cephalosporine oder auch Carbapeneme inaktivieren können. Sie befinden sich bei gram-negativen Bakterien im periplasmatischen Raum (siehe β-Laktamase-Inhibitoren).

Flucloxacillin ist der typische Vertreter der penicillinase-festen Isoxazolylpenicilline, welche nicht von der Penicillinase gespalten werden können. Aufgrund der Penicillinasefestigkeit wird es auch als Staphylokokken-Penicillin bezeichnet; gegen Streptokokken ist es weniger wirksam als Penicillin V (Streptokokken bilden keine Penicillinase!). Gegen gramnegative Bakterien ist Flucloxacillin nicht wirksam.

Bakterielle Infektionen

Penicilline

Durch weitere chemische Modifikation des Penicillins entstanden die **Aminopenicilline**. Ampicillin und Amoxicillin haben ein erweitertes Wirkspektrum und erfassen neben gram-positiven auch viele gram-negative Bakterien. Beide Substanzen stehen zur oralen und i. v.-Anwendung zur Verfügung; bei oraler Therapie wird Amoxicillin aufgrund der höheren Bioverfügbarkeit bevorzugt.
Das Acylaminopenicillin („Breitspektrumpenicillin") Piperacillin hat ein noch breiteres Wirkspektrum im Bereich der gram-negativen Bakterien und erfasst auch den Problemkeim Pseudomonas aeruginosa.

Das Wirkspektrum der verschiedenen Penicilline kann anhand ihrer historischen Entwicklung hergeleitet werden:

Penicillin G/V	vorherrschende Probleme 1940: Wundinfektionen und Pneumonie => Hauptwirkspektrum: Staphylokokken (s. u.), Pneumokokken, außerdem Meningokokken und Gonokokken
Flucloxacillin/ Oxacillin	Problem nach mehrjährigem Penicillineinsatz: Penicillinase-bildende Staphylokokken => Hauptwirkspektrum: Penicillinase-bildende Staphylokokken
Amoxicillin/ Ampicillin	Problem: nicht von Penicillin erfasstes v. a. gram-negatives Keimspektrum (z. B. HNO-Infektionen, Harnwegsinfektionen) => Hauptwirkspektrum: Haemophilus influenzae, E. coli, Enterococcus faecalis
Piperacillin	Problem durch Entwicklung der Intensivmedizin: nosokomiale Infektionen => Hauptwirkspektrum: erweitert im gram-negativen Bereich inkl. Pseudomonas aeruginosa

Bakterielle Infektionen

Penicilline

Schmalspektrumpenicilline:
Penicillin G (i. v.)
Penicillin V (oral)

Aktuell empfohlene Indikation * (u. a.)	Wirkung *
· Angina tonsillaris/**Scharlach (Streptokokken)** · Erysipel (Streptokokken) · **Prophylaxe der Neugeborensepsis** (beta-hämolysierende Streptokokken der Gruppe B) · Diphtherie (Corynebacterium diphtheriae) · Syphilis (Treponema pallidum) · Meningitis (Meningokokken) · Tetanus (Clostridium tetani)	· Störung der Zellwandsynthese => bakterizid auf proliferierende Keime · nicht β-Laktamase-fest · Penicillin V = säurefest => p. o.
UAW * (u. a.)	**KI * (u. a.)**
· allergische Reaktionen (bis Anaphylaxie) · gastrointestinale Störungen · **Jarisch-Herxheimer-Reaktion** bei Initialtherapie der Lues: Freisetzung von toxischen Zerfallsprodukten (Endotoxinen) aus abgetöteten Erregern => schwere Allgemeinreaktion (z. B. Schüttelfrost, Fieber) => **kein Therapieabbruch, sondern zusätzlich Prednisolon**	· Penicillinallergie

Interaktionen * (u. a.)

Kreuzallergie mit anderen Penicillinen und Cephalosporinen

Penicillinase-feste Penicilline:
Flucloxacillin

Aktuell empfohlene Indikation * (u. a.)

· Infektionen durch Staphylokokken (auch Penicillinase-bildende Staphylokokken, NICHT bei MRSA)

Wirkung *

· Störung der Zellwandsynthese => bakterizid auf proliferierende Keime

· säurefest => p. o.

· stabil gegenüber der Penicillinase aus S. aureus

UAW * (u. a.)

· Hepatotoxizität
· s. Schmalspektrumpenicilline

KI * (u. a.)

· Penicillinallergie

Bakterielle Infektionen

Penicilline

Aminopenicilline:
Ampicillin
Sultamicillin = Ampicillin gekoppelt an Sulbactam
Amoxicillin

Aktuell empfohlene Indikation * (u. a.)	Wirkung *
· **HNO- und Atemwegsinfektionen** (häufig Streptokokken, H. influenzae) · **Helicobacter pylori-Eradikation** (**Amoxicillin + Clarithromycin + PPI**) · **Endokarditisprophylaxe**, zur Endokarditistherapie mit Kombinationspartner · Infektionen durch Listerien · Infektion mit Borrelia burgdorferi (Stadium I)	· Störung der Zellwandsynthese => bakterizid auf proliferierende Keime · nicht β-Laktamase-fest => häufig mit β-Laktamase-Inhibitoren kombiniert · säurestabil => p. o. (gute orale Resorption von Amoxicillin und Sultamicillin, das ungekoppelte Ampicillin wird schlecht resorbiert)
UAW * (u. a.)	**KI * (u. a.)**
· s. Schmalspektrumpenicilline · **Ampicillinexanthem (bei fehlerhaftem Einsatz bei Mononukleose,** nicht mit Allergie verwechseln)	· Penicillinallergie

Acylaminopenicillin:
Piperacillin

Aktuell empfohlene Indikation * (u. a.)	Wirkung *
· **Infektionen mit Pseudomonas aeruginosa** · Sepsis bei unklarem Fokus	· Störung der Zellwandsynthese · nicht β-Laktamase-fest => häufig mit β-Laktamase-Inhibitoren kombiniert · nicht säurestabil => i. v.
UAW * (u. a.)	**KI * (u. a.)**
· s. Schmalspektrumpenicilline	· Penicillinallergie

Bakterielle Infektionen

β-Laktamase-Inhibitoren

β-Laktamasen werden nicht nur von Staphylokokken, sondern auch von vielen gram-negativen Bakterien gebildet. Durch die Kombination mit β-Laktamase-Inhibitoren (BLI) kann das Wirkspektrum der nicht β-Laktamase-festen Penicilline erweitert werden. Im klinischen Einsatz sind die BLI Sulbactam, **Tazobactam** und Clavulansäure. Tazobactam und Clavulansäure sind nur in festen Kombinationen mit Piperacillin bzw. Amoxicillin auf dem Markt. Sulbactam ist der einzige frei kombinierbare BLI, wird aber auch in Kombination mit Ampicillin (i. v.) angeboten. Eine Besonderheit stellt die Esterverbindung aus Ampicillin und dem BLI Sulbactam dar = **Sultamicillin**. In dieser Verbindung ist Ampicillin besser oral resorbierbar.
Ein neu entwickelter BLI ist Avibactam (keine 4-Felder-Tafel), der mit Ceftazidim kombiniert wird. Zudem wird das neu zugelassene Cephalosporin Ceftolozan mit Tazobactam kombiniert (siehe Cephalosporine).

Beachte

β-Laktamase-Inhibitoren induzieren die Bildung von β-Laktamasen, insbesondere mit erweitertem Spektrum (**ESBL = extended spectrum β-Laktamase**). Für die Praxis bedeutet dies, dass BLI nur zusätzlich angewandt werden sollten, wenn sie auch notwendig sind.

β-Laktamase-Inhibitoren:
Clavulansäure in Kombination mit Amoxicillin
Sulbactam in Kombination mit Ampicillin
Tazobactam in Kombination mit **Piperacillin**

Indikation* (u. a.)	Wirkung *
· Infektionen durch β-Laktamase-bildende Bakterien => Kombination mit nicht β-Laktamase-festen Penicillinen, um deren Wirkspektrum zu erweitern	· Hemmung von einigen β-Laktamasen
UAW * (u. a.)	**KI * (u. a.)**
· Hepatotoxizität (Amoxicillin/Clavulansäure)	· Überempfindlichkeit gegen β-Laktam-Antibiotika

Bakterielle Infektionen

Cephalosporine

Die Cephalosporine werden in Abhängigkeit von ihrer Applikationsweise in orale und parenterale Cephalosporine unterteilt. Die **parenteralen Cephalosporine** werden - entsprechend ihres Wirkspektrums - in fünf Gruppen (früher Generationen) eingeteilt:

Gruppe 1 = **Cefazolin**
Gruppe 2 = **Cefuroxim,** Cefotiam (außer Handel)
Gruppe 3a = **Cefotaxim, Ceftriaxon**
Gruppe 3b = **Ceftazidim**
Gruppe 4 = Cefepim

In Deutschland sind vor allem die Cephalosporine der Gruppen 1-3 im Gebrauch. Dabei nimmt bei diesen, ähnlich wie bei den Penicillinen, die Wirksamkeit gegen gram-negative Bakterien mit aufsteigender Gruppe zu, so dass ihr Spektrum immer weiter in den gram-negativen Bereich hineinreicht. Dabei muss beachtet werden, dass das erweiterte Spektrum im gram-negativen Bereich bei Gruppe 3 auf Kosten eines zunehmenden Wirkverlustes gegenüber gram-positiven Bakterien geht! Die Gruppe 3 wird aufgrund der unterschiedlichen Pseudomonaswirksamkeit in 3a und 3b unterschieden – **nur Gruppe 3b wirkt auch gegen Pseudomonas aeruginosa**. Allerdings zeigt Ceftazidim keine verlässliche Wirksamkeit gegen Pneumokokken; als ungezielte Monotherapie bei Pneumonie sollte es also nicht eingesetzt werden.
Die Gruppe 4 hat eine gute Wirksamkeit gegen gram-positive und gram-negative Bakterien. Das Wirkspektrum ähnelt dem von Ceftazidim (inkl. Pseudomonas), aber mit besserer Staphylokokken- und Pneumokokkenwirksamkeit.

Neueste Entwicklungen bei den Cephalosporinen sind Substanzen mit breitem Sepktrum und Wirksamkeit gegen Problemkeime. Dies sind zum einen die Kombination von Ceftolozan mit dem BLI Tazobactam und Ceftazidim mit dem neuen BLI Avibactam. Beide Kombinationen besitzen ein erweitertes Wirkspektrum gegen einige ESBL-bildende gram-negative Bakterien. Gegen die problematischen Carbapenemase-bildenden Bakterien sind sie allerdings wirkungslos.
Mit Ceftobiprol und Ceftarolin stehen außerdem seit Kurzem zwei MRSA-wirksame Cephalosporine zur Verfügung. Beide haben zudem eine gute Wirksamkeit im gram-positiven sowie gram-negativen Bereich, allerdings wirkt nur Ceftobiprol auch gegen Pseudomonas aeruginosa (Merkhilfe: Cephalosporin mit Silbe „rol" – trifft MRSA voll).

Analog dazu werden die **Oralcephalosporine** in 3 Gruppen eingeteilt, mit einer Erweiterung des Wirkspektrums in den gram-negativen Bereich und Wirkverlust gegen gram-positive mit aufsteigender Gruppenzahl. Ein Pseudomonas aeruginosa-wirksames Oralcephalosporin gibt es nicht.

Bakterielle Infektionen

Cephalosporine

Als einen Vertreter der Oralcephalosporine kann man sich das Cefuroxim-Axetil merken; das Wirkspektrum entspricht weitgehend dem parenteralen Cefuroxim. Allerdings werden bei parenteraler Gabe deutlich höhere Konzentrationen erreicht.
Bei schweren Infektionen werden parenterale Antibiotika bevorzugt eingesetzt, um möglichst schnell effektive Wirkstoffspiegel am Wirkort zu erreichen.

In Anlehnung an die Einteilung der Penicilline nach ihrer historischen Entwicklung kann man sich die Cephalosporin-Gruppen einprägen:

Gruppe 1/2	Wundinfektionen und Pneumonie => gram-positives Hauptwirkspektrum: Streptokokken, **Staphylokokken** (inklusive β-Laktamase-bildende Staphylokokken) => gram-negatives Hauptwirkspektrum: Haemophilus influenzae, E. coli
Gruppe 3a/3b	nosokomiale Infektionen => erweitertes gram-negatives Hauptwirkspektrum: 3b zusätzlich: **Pseudomonas aeruginosa**
Gruppe 4	=> sehr breites Wirkspektrum gegen gram-positive und gram-negative Erreger (inkl. Pseudomonas)
Neue Substanzen	siehe Text (noch keine Gruppeneinteilung erfolgt)

Beachte

Cephalosporine wirken nicht gegen **Erreger der atypischen Pneumonien,** nicht gegen **Listerien** und nicht gegen **Enterokokken** (sog. **Enterokokkenlücke;** Ausnahmen sind Ceftobiprol und Ceftarolin, die eine Wirksamkeit gegen E. faecalis aufweisen).

Bakterielle Infektionen

Cephalosporine - Merkhilfe für Gruppe 1 bis 4

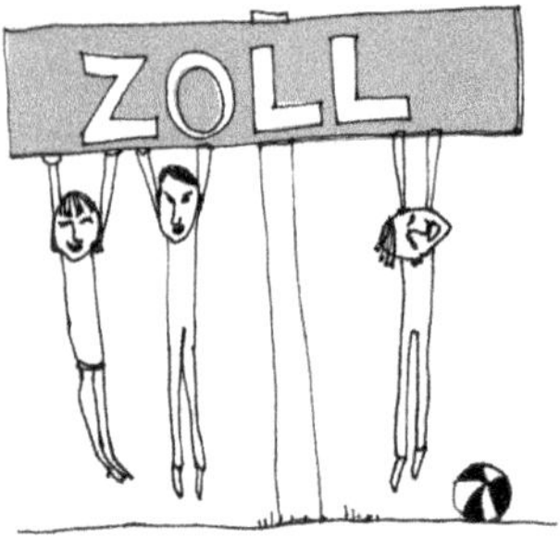

Merkhilfe: Cefazolin

Gruppe 1 - hängt am Zoll

Erklärung: Zoll = Cefazolin

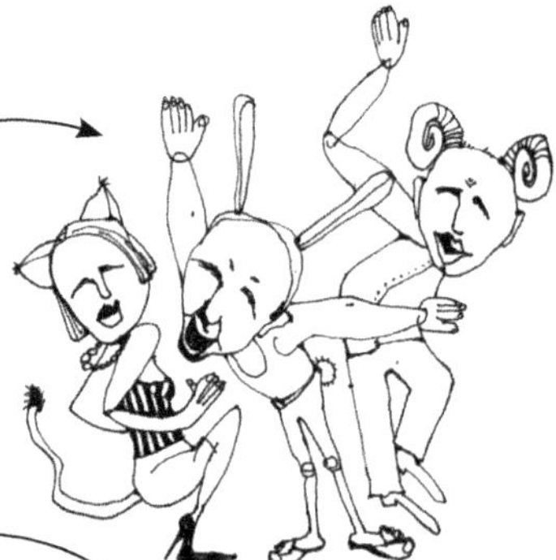

Merkhilfe: Cefotiam, Cefuroxim

Gruppe 2 - Tiere die rocken

Erklärung: Tiere = Cefotiam,
Rocken = Cefuroxim

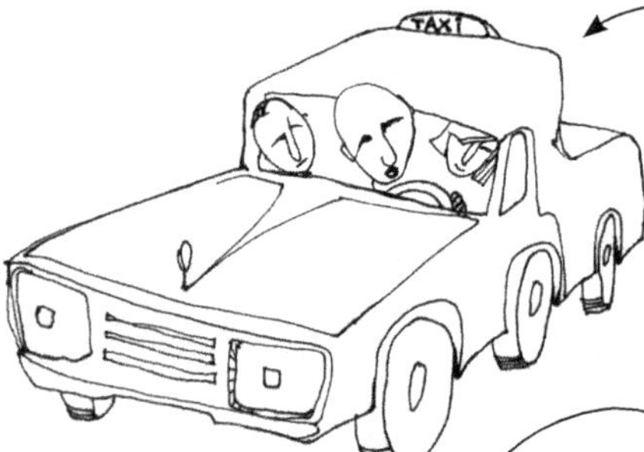

Merkhilfe: Cefotaxim, Ceftriaxon

Gruppe 3a - Taxi auf drei Axen

Erklärung: Taxi = Cefotaxim,
drei Axen = Ceftriaxon

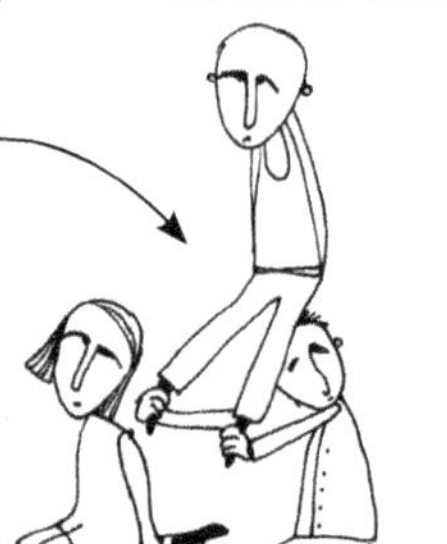

Merkhilfe: Ceftazidim

Gruppe 3b - halten sich an den Tazen

Erklärung: Tazen (Tatzen) = Ceftazidim

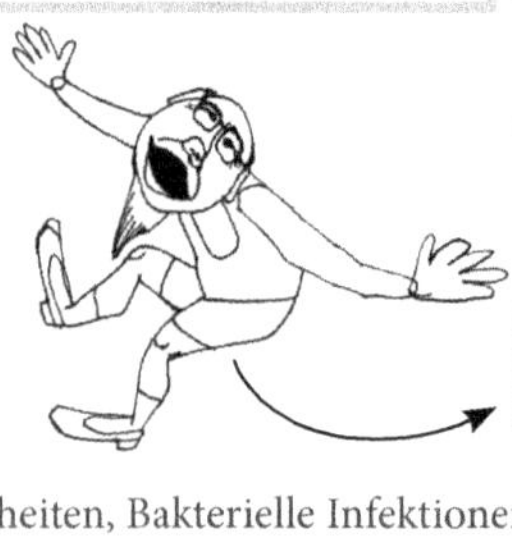

Merkhilfe: Cefepim

Gruppe 4 - Cefepim, das vierte im Team

Bakterielle Infektionen

Cephalosporine

Gruppe	Wirkstoff	Aktuell empfohlene Indikation * (u. a.)
1	**Cefazolin**	Wundinfektionen perioperative Prophylaxe
2	**Cefotiam** (außer Handel) **Cefuroxim** bzw. oral: Cefuroxim-Axetil	Wundinfektionen perioperative Prophylaxe ambulant erworbene Pneumonie (CAP)
3a	**Cefotaxim** **Ceftriaxon**	Pneumonie (CAP, HAP) Gallengangsinfektion, Pyelonephritis Meningitis, Borreliose II/III, Lues
3b	**Ceftazidim**	Infektionen mit nachgewiesenem oder vermutetem **Pseudomonas aeruginosa**
4	Cefepim	sehr breites Wirkspektrum (sog. Mittel der Reserve)
neu	Ceftolozan + Tazobactam Ceftazidim + Avibactam	erweitertes Wirkspektrum gegen einige ESBL-bildende gram-negative Bakterien
	Ceftarolin Ceftobiprol	MRSA + sehr breites Wirkspektrum Ceftobiprol + Pseudomonas aeruginosa

Aktuell empfohlene Indikation * (u. a.)

· s. Tabelle

Wirkung *

· **Block der Zellwandsynthese** => bakterizid auf proliferierende Keime

UAW * (u. a.)

· allergische Reaktionen

· gastrointestinale Störungen

· Nephritis, **Nierenschädigung**

KI * (u. a.)

· bekannte Allergie

Interaktionen * (u. a.)

<10 % Kreuzallergie mit Penicillinen

Carbapeneme

Die Carbapeneme **Imipenem** und **Meropenem**, die ebenfalls β-Laktam-Antibiotika sind, erfassen fast alle gram-positiven und gram-negativen Erreger inklusive Pseudomonas aeruginosa. Nicht erfasst werden z. B. MRSA-Stämme und Enterococcus faecium.
Im Gegensatz dazu weist Ertapenem relevante Lücken auf (Pseudomonas), hat aber eine lange HWZ und muss daher nur 1x täglich appliziert werden. Ertapenem kann kalkuliert bei abdominellen Infektionen eingesetzt werden, weil es eine gute Anaerobierwirkung hat.

Carbapeneme sind sog. **Mittel der Reserve** (Reserveantibiotika), die der Behandlung schwerkranker Patienten vorbehalten sein sollten. Sie stehen nur zur parenteralen Therapie zur Verfügung.

Beachte

In letzter Zeit wird bei Enterobakterien und bei Pseudomonas aeruginosa-Stämmen das Auftreten von Carbapenemasen (Metallobetalaktamasen) beobachtet. Diese machen die Erreger unempfindlich für die Carbapeneme. Gegen diese Bakterien existieren dann nur noch wenige wirksame Substanzen.

Bakterielle Infektionen

Carbapeneme

Carbapeneme:
Imipenem
Meropenem
(Ertapenem, siehe Text)
Doripenem (außer Handel)

Aktuell empfohlene Indikation * (u. a.)	Wirkung *
· Infektionen durch fast alle gram-positiven und -negativen Erreger (inklusive Pseudomonas aeruginosa) · Anaerobier-Infektionen · Sepsis	· Störung der Zellwandsynthese => bakterizid auf proliferierende Keime · β-Laktamase-fest

UAW * (u. a.)	KI * (u. a.)
· s. Penicilline	· Allergie

Interaktionen * (u. a.)

Kombination mit Valproinsäure => Valproinsäure-Spiegel ↓

Fluorchinolone

Fluorchinolone (frühere Bezeichnung: Gyrasehemmer) lassen sich in 4 Gruppen aufteilen. Dabei nimmt mit aufsteigender Gruppe die Wirksamkeit gegen gram-positive Bakterien zu.

Norfloxacin = Gruppe 1 wirkt vor allem im gram-negativen Bereich und spielt heute nur noch eine untergeordnete Rolle.

Ciprofloxacin aus Gruppe 2 deckt die meisten gram-negativen Bakterien inklusive Pseudomonas aeruginosa ab und wirkt zudem gegen einige gram-positive Bakterien (nicht Pneumokokken!). Wegen einer fehlenden Pneumokokkenwirksamkeit sollte Ciprofloxacin nicht zur Monotherapie von Atemwegsinfektionen eingesetzt werden, ist aber aufgrund der Wirksamkeit gegenüber Legionellen, Chlamydien und Mykoplasmen häufig Teil einer Kombinationstherapie bei schweren ambulant erworbenen Atemwegsinfektionen. Ciprofloxacin ist ein breit anwendbares Antibiotikum und ein guter Kombinationspartner, es hat eine gute Gewebegängigkeit und ist oral anwendbar.

Die fehlende Wirkung gegen Pneumokokken (wichtig für den Einsatz bei Atemwegsinfektionen) förderte die Entwicklung weiterer Chinolone. In Gruppe 3 zeigt Levofloxacin eine breitere Wirkung gegen gram-positive Bakterien, inklusive Pneumokokken. Diese wurde mit Moxifloxacin = Gruppe 4 abermals verbessert. Des Weiteren ist Moxifloxacin als einziges Fluorchinolon auch gegen Anaerobier wirksam. Pseudomonas aeruginosa wird dagegen von Levofloxacin nur schwach und von Moxifloxacin gar nicht erfasst. Levofloxacin und Moxifloxacin werden häufig zur Therapie von Atemwegsinfektionen eingesetzt, da sie neben den Pneumokokken auch die Erreger der atypischen Pneumonie wie Legionellen, Chlamydien und Mykoplasmen erfassen. Levofloxacin und Moxifloxacin sollten jedoch aufgrund ihres UAW-Profils nicht als erste Wahl zur ambulanten Therapie respiratorischer Infektionen eingesetzt werden (u.a. Herzrhythmusstörungen, Leberversagen).

Beachte

Der breite Einsatz von Fluorchinolonen hat eine rasante Resistenzentwicklung zur Folge. Bedeutsam ist die hohe Resistenzrate bei E. coli (35 % in Deutschland).

Merkhilfe: Fluorchinolone

„NORwegische CIPRessen LEben nur wenige MOnate" – Norfloxacin, Ciprofloxacin, Levofloxacin und Moxifloxacin

Bakterielle Infektionen

Fluorchinolone

Gruppe 1 = Norfloxacin (heute selten)
Gruppe 2 = **Ciprofloxacin**
Gruppe 3 = **Levofloxacin**
Gruppe 4 = **Moxifloxacin**

Aktuell empfohlene Indikation * (u. a.)	Wirkung *
· je höher die Gruppe, desto besser das Wirkspektrum im gram-positiven Bereich · Ciprofloxacin: Pyelonephritis (E. coli, Proteus mirabilis), Infektionen mit **Pseudomonas aeruginosa,** Infektionsprophylaxe der Meningokokken-Meningitis · **Levofloxacin: Pyelonephritis** (E. coli, Proteus mirabilis), Atemwegsinfektionen (siehe Text) · **Moxifloxacin:** Atemwegsinfektionen (siehe Text)	· Hemmung der bakteriellen Topoisomerase II und/oder IV => Hemmung von Replikation, Transkription, Rekombination, Reparatur der bakteriellen DNA => bakterizid
UAW * (u. a.)	**KI * (u. a.)**
· gastrointestinale Beschwerden · **zentralnervöse Störungen** (u. a. **Unruhe, Albträume**, Verwirrtheit, Krampfanfälle) · Tendopathien · Photosensibilisierung · Hepatotoxizität · QT-Zeit-Verlängerung	· CAVE bei Anfallsleiden · keine Anwendung < **18. Lebensjahr** wegen Hinweisen auf Knorpel- und Gelenkschäden bei Kindern (mit Ausnahmen z.B. Mukoviszidose)

Interaktionen * (u. a.)

- Kombination mit Milchprodukten, Antazida, Eisen, Mg^{2+}, Ca^{2+} (Kationen) => Chelatbildung => Resorption ↓
- Ciprofloxacin = CYP1A2-Inhibitor => Abbau ↓ von Substraten, z.B. Theophyllin

Bakterielle Infektionen

Makrolide / Azalide

Erythromycin, Clarithromycin, Roxithromycin und Azithromycin (ein Azalid) wirken gegen viele gram-positive Erreger und **Erreger der atypischen Pneumonie** wie **Legionellen**, Chlamydien und Mykoplasmen.

Ambulant werden Makrolide daher häufig zur Behandlung von **Infektionen im HNO-Bereich** und bei Atemwegsinfektionen eingesetzt. Im Krankenhaus werden sie meist mit einem Aminopenicillin zur Behandlung der schweren, ambulant erworbenen Pneumonie kombiniert, wobei durch das Makrolid die atypischen Pneumonieerreger erfasst werden (klassische Kombination: Ampicillin/Sulbactam + Clarithromycin). Erwähnt werden muss allerdings, dass in den letzten Jahren eine zunehmende Resistenz von Pneumokokken-Stämmen gegenüber Makroliden zu verzeichnen ist.

Clarithromycin ist Bestandteil einer Eradikationstherapie von Helicobacter pylori (siehe Ulkus-Therapie).

Bakterielle Infektionen

Makrolide / Azalide

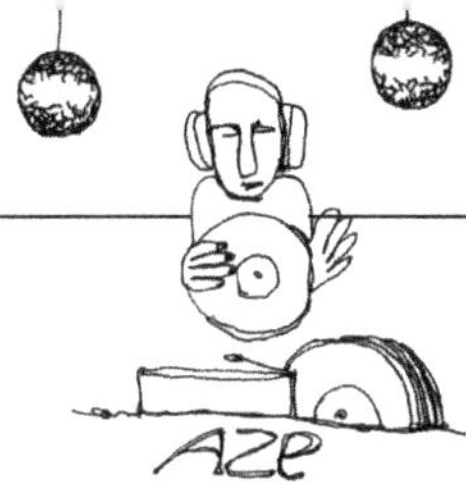

Makrolide / Azalide:
Erythromycin
Clarithromycin
Azithromycin
Roxithromycin

Merkhilfe: Makrolide

Er und Claire tanzen im Roxi zu Azes großem Lied
Erklärung: Er = Erythromycin, Claire = Clarithromycin, Roxi = Roxithromycin, Aze = Azithromycin, großes Lied = Makro-lid

Aktuell empfohlene Indikation * (u. a.)

- Atemwegsinfektionen (inklusive Mykoplasmen, Chlamydien, **Legionellen, Bordetella pertussis**)
- **HNO-Infektionen** (u. a. Streptokokken)
- **Helicobacter pylori-Eradikation (Clarithromycin + Amoxicillin** oder Metronidazol + PPI)
- **Erythromycin: Acne vulgaris** (Propionibacterium acnes)

Wirkung *

- Hemmung der Proteinsynthese => bakteriostatisch
- gut gewebegängig
- gute Wirkung auf intrazelluläre und zellwandlose Erreger

UAW * (u. a.)

- gastrointestinale Beschwerden
- Hepatotoxizität
- Long-QT-Syndrom
- Reaktion an Injektionsstelle

KI * (u. a.)

- Lebererkrankungen
- gleichzeitige Gabe QT-Zeit-verlängernder Wirkstoffe

Interaktionen * (u. a.)

CYP3A4-Inhibition (außer Azithromycin) => Vorsicht bei Kombination mit CYP3A4-Substraten => z.B. Myopathierisiko ↑ bei Kombination mit Simvastatin

Bakterielle Infektionen

Tetrazykline

Da **Doxycyclin** unter den Tetrazyklinen die günstigsten Eigenschaften besitzt, wird es heute fast ausschließlich angewandt. Doxycyclin kommt vor allem aufgrund seiner guten Wirkung gegen **Mykoplasmen** und **Chlamydien** bei leichter, ambulant erworbener bzw. atypischer Pneumonie zum Einsatz. Die häufigsten Pneumonie-Erreger, Pneumokokken, sind ganz überwiegend sensibel, resistente Stämme kommen aber vor.

Tetrazyklin:
Doxycyclin

Aktuell empfohlene Indikation * (u. a.)	Wirkung *
· leichte Atemwegsinfektionen (inklusive Mykoplasmen, Chlamydien) · **Trachom** (Chlamydia trachomatis), **Chlamydien**-Urethritis · Zoonosen: **Borrelien**, Brucellen und Rickettsien · Acne vulgaris (Propionibacterium acnes) · Malariaprophylaxe (off-label)	· Hemmung der Proteinsynthese => **bakteriostatisch** · gut gewebegängig · gute Wirkung auf intrazelluläre und zellwandlose Erreger
UAW * (u. a.)	**KI * (u. a.)**
· Einlagerung in wachsende Knochen (Wachstumsstörung) und Zähne (Braun-/Gelbfärbung) · gastrointestinale Störungen (Ösophagusulzerationen => viel Wasser zur Einnahme, anschließend nicht hinlegen); schwarze Zunge · Photosensibilisierung	· **Kinder < 8 Jahre**

Interaktionen * (u. a.)

Kombination mit Milchprodukten, Eisen, Antazida => Resorption ↓

Bakterielle Infektionen

Glycylcycline

Von den Tetrazyklinen leitet sich eine neue Klasse von Antibiotika ab, die Glycylcycline. **Tigecyclin** ist bisher das einzige Arzneimittel aus dieser Gruppe, es wird intravenös verabreicht. Tigecyclin wirkt gegen fast alle bekannten gram-positiven und gram-negativen Bakterien inklusive Methicillin-resistente Staphylococcus aureus -Stämme (MRSA), Vancomycin-resistente Enterokokken (VRE) und multiresistente gram-negative Erreger (MRGN); es wirkt nicht gegen Pseudomonas aeruginosa.

Tigecyclin ist ein sog. **Mittel der Reserve** und kann bei komplizierten intraabdominellen Infektionen sowie Haut- und Weichteilinfektionen eingesetzt werden, v.a. wenn mit MRSA, VRE oder MRGN gerechnet wird und andere Antibiotika nicht indiziert sind. Insbesondere bei Pneumonien ist Tigecyclin dagegen weniger wirksam als andere Antibiotika, weshalb es hierbei nicht erste Wahl ist.

Glycylcyclin:
Tigecyclin

Aktuell empfohlene Indikation * (u. a.)	Wirkung *
· komplizierte abdominelle Infektionen · komplizierte Haut- und Weichteilinfektionen	· Hemmung der Proteinsynthese => bakteriostatisch · gute Gewebegängigkeit
UAW * (u. a.)	**KI * (u. a.)**
· gastrointestinale Störungen, v.a. Erbrechen · Hepatotoxizität	

Bakterielle Infektionen

„Gram-positive ASSE"

Aufgrund des sehr ähnlichen Wirkspektrums sind hier Antibiotika mit guter Wirkung gegen Problemkeime wie **MRSA** und Enterokokken zusammengefasst. Das Wirkspektrum der „gram-positiven Asse" umfasst alle gram-positiven Bakterien; gegen gram-negative Bakterien sind sie ausnahmslos unwirksam.

Unter diesen Antibiotika finden sich die Glykopeptidantibiotika **Vancomycin** und **Teicoplanin**, **Linezolid** (Oxazolidinon) und **Daptomycin** (Lipopeptid).

Das Glykopeptidantibiotikum Vancomycin ist hierbei die am häufigsten eingesetzte Substanz und wesentlich kostengünstiger als die anderen. Da es oral nicht resorbiert wird, muss es zur systemischen Anwendung i. v. gegeben werden. Vancomycin wird häufig zur kalkulierten Behandlung von katheterassoziierten Infektionen (zentraler Venenzugang) und bei Kunstklappen-Endokarditis angewandt. Zum typischen Erregerspektrum gehören hierbei koagulasenegative Staphylokokken und Enterococcus faecium, welche meist gegen β-Laktam-Antibiotika resistent sind und so den Einsatz von Vancomycin notwendig machen. Zur Behandlung der pseudomembranösen Enterokolitis durch Clostridium difficile wird Vancomycin oral genutzt (hohe Konzentration im Darmlumen).

Teicoplanin wird ausschließlich parenteral bei ähnlichen Indikationen wie Vancomycin eingesetzt, hat aber den Vorteil, dass ein Teil der Vancomycin-resistenten (VRE) Stämme auf Teicoplanin sensibel ist (Van-B VRE Stämme).

Daptomycin (i. v.) und **Linezolid** (i. v. und oral) kommen bei schweren Infektionen mit multiresistenten Erregern (inklusive **MRSA** und Vancomycin-resistente Enterokokken, VRE) zum Einsatz. Linezolid ist zwar teuer, aber bisher die einzige Möglichkeit, Infektionen mit MRSA oder VRE oral effektiv zu behandeln.

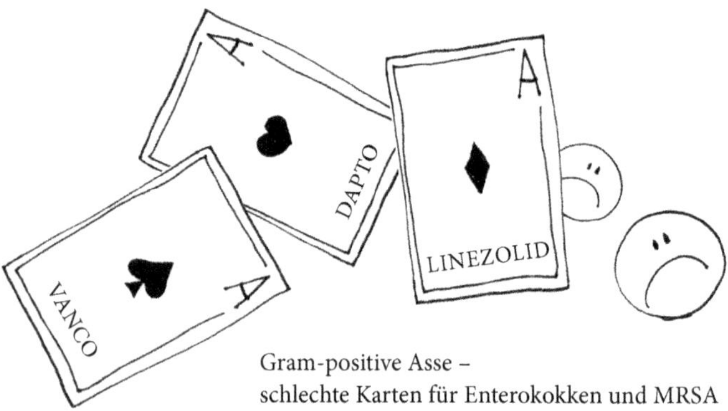

Gram-positive Asse –
schlechte Karten für Enterokokken und MRSA

Bakterielle Infektionen

Glykopeptide

Glykopeptide:
Vancomycin
Teicoplanin

Aktuell empfohlene Indikation * (u. a.)	Wirkung *
· Infektionen durch multiresistente gram-positive Bakterien (inklusive MRSA) · katheterassoziierte Sepsis und Kunstklappen-Endokarditis (Staphylokokken und Enterokokken - meist resistent gegen β-Laktame) oral (nur Vancomycin) - pseudomembranöse Enterokolitis (Clostridium difficile)	· Hemmung der **Zellwandsynthese** => bakterizid · **große Moleküle** => keine Resorption aus dem Darm => für systemische Wirkung parenterale Applikation · **schlecht liquorgängig** · gegen gram-negative Bakterien unwirksam!

UAW * (u. a.)	KI * (u. a.)
· **Nephrotoxizität** · Ototoxizität · **red-man-Syndrom bei schneller i. v.-Gabe** (Histaminfreisetzung) · CAVE: aufgrund der Toxizität TDM!	· CAVE bei Niereninsuffizienz

Interaktionen * (u. a.)

· Kombination mit oto- und nephrotoxischen Substanzen => Toxizität ↑
· Kombination mit Muskelrelaxanzien => neuromuskuläre Blockade ↑

Bakterielle Infektionen

Lipopeptide

Lipopeptid:
Daptomycin

Aktuell empfohlene Indikation * (u. a.)	Wirkung *
· komplizierte Haut- und Weichteilinfektionen (v.a. bei MRSA, VRE) · möglicher Kombinationspartner bei Endokarditis · Bakteriämie mit Staphylococcus aureus	· Bindung an Zellmembran grampositiver Bakterien => Bildung falscher Membranporen => Depolarisation => Protein-, DNA- und RNA-Synthese ↓ => bakterizid
UAW * (u. a.)	**KI * (u. a.)**
· gastrointestinale Störungen · CK-Erhöhungen, Myopathie · Hepatotoxizität · Reaktionen an der Injektionsstelle · eosinophile Pneumonie	· CAVE: nicht indiziert bei Pneumonie (Inaktivierung durch Surfactant)

Interaktionen * (u. a.)

- Kombination mit NSAID, COX-2-Hemmern => Plasmaspiegel ↑ => Toxizität ↑
- Kombination mit Statinen => Risiko für Rhabdomyolyse ↑

Bakterielle Infektionen

Oxazolidinone

Oxazolidinon:
Linezolid

Aktuell empfohlene Indikation * (u. a.)	Wirkung *
· Pneumonie (v. a. bei MRSA) · komplizierte Haut- und Weichteilinfektionen (v.a. bei MRSA, VRE)	· Hemmung der Proteinsynthese => bakterizid gegen Streptokokken, bakteriostatisch gegen Staphylokokken und Enterokokken · CAVE: Hemmung der Monoaminoxidase

UAW * (u. a.)	KI * (u. a.)
· GI-Störungen · ZNS-Störungen · periphere Neuropathie · BB-Veränderungen: Thrombozytopenie, Neutropenie, Anämie	· Vorsicht bei Kombination mit Serotonin-erhöhenden Wirkstoffen (u.a. SSRI)

Interaktionen * (u. a.)

Kombination mit MAO-Hemmern, SSRI, Triptanen u. a. => Risiko für Serotonin-Syndrom ↑ (siehe antidepressive Therapie)

Bakterielle Infektionen

Lincosamide

Clindamycin wirkt gegen gram-positive Bakterien und Anaerobier. Aufgrund seiner guten Gewebegängigkeit wird es bei **Knocheninfektionen**, Abszessen und Weichteilinfektionen angewandt.

Lincosamid:
Clindamycin

Aktuell empfohlene Indikation * (u. a.)	Wirkung *
· schwer zugängliche Infektionsherde: **Osteomyelitis**, Zahn-, Kiefer-Infektionen · Anaerobierinfektionen, Abszesse · **Alternative zu Penicillinen und Cephalosporinen bei Allergie**	· Hemmung der Proteinsynthese => bakteriostatisch · gute Gewebegängigkeit
UAW * (u. a.)	**KI * (u. a.)**
· gastrointestinale Störungen (Diarrhoe, pseudomembranöse Kolitis)	

Interaktionen * (u. a.)
Kombination mit Muskelrelaxanzien => neuromuskuläre Blockade ↑

Beachte

Aufgrund der Proteinsynthese-Hemmung vermindert Clindamycin die Toxin-Produktion von A-Streptokokken, weshalb es als Kombinationspartner beim Toxic-Shock-Syndrom zum Einsatz kommt.

Bakterielle Infektionen

Fosfomycin

Ein weiteres gut gewebegängiges Antibiotikum ist **Fosfomycin.** Es zeichnet sich durch ein breites Wirkspektrum im gram-positiven (inklusive MRSA) und gram-negativen Bereich aus. Fosfomycin wird zur Therapie der akuten unkomplizierten Zystitis als **Einmalgabe oral** verabreicht. Bei schweren Infektionen sollte es in Kombination mit anderen Antibiotika eingesetzt werden, da ansonsten eine schnelle Resistenzentwicklung möglich ist.

Fosfomycin

Aktuell empfohlene Indikation * (u. a.)	Wirkung *
· schwere Infektionen wie Osteomyelitis, Weichteilinfektionen, ZNS-Infektionen (Kombinationstherapie) · unkomplizierte Harnwegsinfektion	· Hemmung der Zellwandsynthese => **bakterizid**
UAW * (u. a.)	**KI * (u. a.)**
· gastrointestinale Störungen · Exanthem · Phlebitis an Injektionsstelle · CAVE: hoher Natriumgehalt	

Bakterielle Infektionen

Aminoglykoside

Diese Substanzgruppe wird wegen ihrer schwerwiegenden UAW nur zurückhaltend eingesetzt. Für die gezielte Therapie von Problemerregern und bei komplizierten Infektionen sind sie jedoch eine therapeutische Option. Da die toxischen Effekte v.a. bei längerer Behandlungsdauer auftreten, kann es sinnvoll sein, diese Antibiotika nur für 3 - 5 Tage einzusetzen. Die Dosierung erfolgt stets unter Berücksichtigung der Nierenfunktion (Kreatinin-Clearance!) und anhand der Blutspiegel. Die gesamte Tagesdosis wird auf einmal als Kurzinfusion verabreicht, weil die bakterizide Wirkung abhängig ist vom Spitzenspiegel (konzentrationsabhängige Bakterizidie) und die Toxizität zeitabhängig ist.
Aminoglykoside zeigen insbesondere **in Kombination mit β-Laktam-Antibiotika** gute synergistische Wirksamkeit und sind sowohl gegen Staphylokokken als auch viele gramnegative Keime inklusive Pseudomonas aeruginosa wirksam. Anaerobier sind resistent.

Aminoglykoside:
Gentamicin, Tobramycin, Amikacin, Streptomycin (Reserve bei Tuberkulose)

Aktuell empfohlene Indikation * (u. a.)	Wirkung *
· **Sepsis** (+ β-Laktam-Antibiotika) · Endocarditis lenta (Streptokokken) in Kombination mit Penicillin · Osteomyelitis (Kugelketten) · Infektionen mit Pseudomonas aeruginosa	· Hemmung der Proteinsynthese => bakterizid auch auf ruhende Erreger · geringe therapeutische Breite! Toxizität korreliert mit den Talspiegeln, antibakterielle Wirkung mit Spitzenspiegeln

UAW * (u. a.)	KI * (u. a.)
· Nephrotoxizität · Ototoxizität · Neurotoxizität	· Innenohrschäden

Interaktionen * (u. a.)
- Kombination mit oto- und nephrotoxischen Substanzen => Toxizität ↑
- Kombination mit Muskelrelaxanzien => neuromuskuläre Blockade ↑
- CAVE: β-Laktame und Aminoglykoside nicht in gemeinsamer Infusionslösung applizieren (Inaktivierung)

Bakterielle Infektionen

Sulfonamide und Diaminopyrimidine

Das Sulfonamid Sulfamethoxazol ist in Deutschland nur in der Kombination aus Trimethoprim und Sulfamethoxazol = Cotrimoxazol im Handel. Zum Einsatz kommt es meist zur Therapie der unkomplizierten Harnwegsinfektion (CAVE hohe Resistenzraten bei E. coli, daher nicht mehr 1. Wahl). Außerdem wird es zur Langzeitprophylaxe der Pneumocystis-jiroveci-Pneumonie bei HIV-Infizierten und immunsupprimierten Patienten angewandt. Trimethoprim steht auch als Einzelpräparat zur Verfügung und ist zugelassen zur Behandlung unkomplizierter Harnwegsinfektionen und zur Langzeitprophylaxe bei rezidivierenden Harnwegsinfektionen.

Cotrimoxazol
= Sulfamethoxazol (SMX) + Trimethoprim (TMP)

Aktuell empfohlene Indikation * (u. a.)	Wirkung *
· unkomplizierte Harnwegsinfektion (E. coli, CAVE Resistenz) · **Pneumocystis-jiroveci-Pneumonie** (akute Infektion = i. v.; Prophylaxe oral)	· SMX: Hemmung der Dihydrofolat-Synthetase · TMP: Hemmung der Dihydrofolat-Reduktase (wie MTX) · einzeln bakteriostatisch, aber in Kombination bakterizid!

UAW * (u. a.)	KI * (u. a.)
· allergische Reaktionen · Hämatotoxizität · Hepatotoxizität · gastrointestinale Störungen · Photosensibilisierung	· Sulfonamid-Allergie

Interaktionen * (u. a.)

- Kombination mit Methotrexat (MTX) => Wirkverstärkung von MTX
- Kombination mit Spironolakton => Hyperkaliämie (durch TMP verursacht)

Bakterielle Infektionen

Rifampicin

Rifampicin zeichnet sich durch eine sehr gute Wirksamkeit gegen Mycobacterium tuberculosis aus, weshalb es ein wichtiger Bestandteil der Tuberkulose-Therapie ist. Zusätzlich zeigt Rifampicin eine effektive Wirkung gegen Staphylokokken und Streptokokken. Es wird eingesetzt bei Infektionen mit MRSA-Stämmen und - aufgrund der sehr guten Penetration von Biofilmen - bei Infektionen von **Fremdkörpermaterialien** im Körper. Ferner wird es zur Prophylaxe und Sanierung von Meningokokkenträgern und bei der schweren Legionellose angewandt.
Wegen schneller Resistenzentwicklung sollte Rifampicin bei Tuberkulose und anderen bakteriellen Infektionen nicht in Monotherapie gegeben werden.

Rifampicin

Aktuell empfohlene Indikation * (u. a.)	Wirkung *
· Tuberkulose · **Meningokokken (Prophylaxe** und Sanierung von asymptomatischen Trägern) · Infektionen mit MRSA-Stämmen	· **Hemmung der bakteriellen RNA-Polymerase** => bakterizid
UAW * (u. a.)	**KI * (u. a.)**
· Hepatotoxizität · Orangefärbung von Körpersekreten · Flu-Syndrom (grippeartige Beschwerden) · gastrointestinale Störungen	· schwere Leberfunktionsstörung

Interaktionen * (u. a.)

stärkster und breitester CYP-Induktor, Induktor von Phase II-Enzymen und P-GP-Induktor

Bakterielle Infektionen

Nitroimidazole

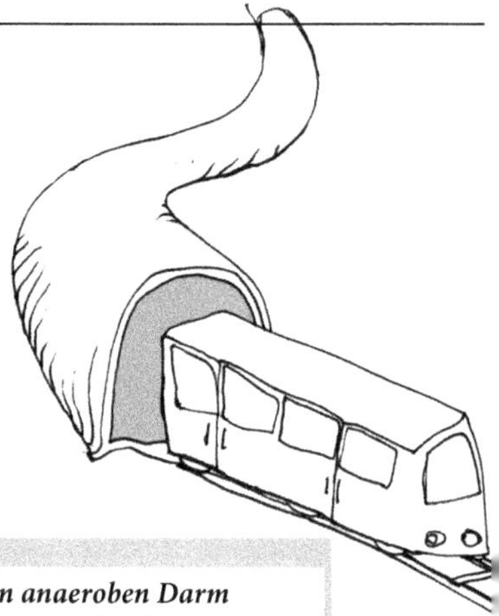

Metronidazol aus der Klasse der Nitroimidazole zeigt eine ausgezeichnete Wirksamkeit gegen Anaerobier. Daher kommt Metronidazol vor allem bei der Behandlung **intraabdomineller Infektionen** zum Einsatz, sehr häufig als Therapiealternative zu Vancomycin, zudem ist es Teil einer Eradikationstherapie von Helicobacter pylori (siehe Ulkus-Therapie). Auch zeigt Metronidazol eine gute Wirksamkeit gegen Protozoen wie **Entamoeba histolytica, Trichomonas vaginalis** und Giardia lamblia.

Merkhilfe: Metronidazol

Mit der Metro in den anaeroben Darm
Erklärung: Metro = Metronidazol,
anaerober Darm = gegen Anaerobier im Darm

Nitroimidazol:
Metronidazol

Aktuell empfohlene Indikation * (u. a.)	Wirkung *
· **Anaerobier-Infektionen: pseudomembranöse Enterokolitis (Clostridium difficile)**, perioperative Prophylaxe bei abdominellen Eingriffen · Protozoeninfektionen: **Amöbenruhr (Entamoeba histolytica), Trichomonaden (Trichomonas vaginalis)**, Lambliasis (Giardia lamblia) · Helicobacter pylori-Eradikation (+PPI und Clarithromycin)	· Schädigung der DNA => **bakterizid**

UAW * (u. a.)	KI * (u. a.)
· Geschmacksstörungen (metallisch), Glossitis, gastrointestinale Störungen · periphere Neuropathie, zentralnervöse Störungen, u.a. Enzephalopathie	

Interaktionen * (u. a.)

Kombination mit Alkohol => Alkohol-Unverträglichkeit (Disulfiram-Effekt), Datenlage allerdings nicht eindeutig

Bakterielle Infektionen

Polymyxine

Colistin (= Polymyxin E) ist ein Antibiotikum aus der Gruppe der Polymyxine. Es steht bereits seit den 1950er Jahren zur Verfügung. Durch Störung der Zellmembran wirkt Colistin bakterizid auf gram-negative Bakterien inklusive Pseudomonas aeruginosa. Aufgrund der Toxizität bei parenteraler Anwendung und der schlechten Gewebegängigkeit wurde es lange nur topisch = oral bzw. inhalativ eingesetzt. Die systemische Bioverfügbarkeit ist dabei gering. Durch das zunehmende Aufkommen von multiplen Resistenzen bei gram-negativen Bakterien wird Colistin aktuell jedoch vermehrt auch intravenös als Mittel der letzten Reserve zur Behandlung von ansonsten resistenten Erregern (multiresistente gram-negative Erreger, MRGN) eingesetzt.

Polymyxin:
Colistin

Aktuell empfohlene Indikation * (u. a.)	Wirkung *
inhalativ - Atemwegsinfektionen mit ansonsten resistenten gram-negativen Bakterien i. v. - schwere Infektionen mit ansonsten resistenten gram-negativen Bakterien (strenge Indikationsstellung!) topisch = oral - selektive Darmdekontamination	· Störung der Zellmembran => bakterizid

UAW * (u. a.)	KI * (u. a.)
inhalativ - Bronchospasmus i. v. - Nephrotoxizität - Neurotoxizität topisch = oral - gastrointestinale Störungen	· CAVE: strenge Indikationsstellung bei i. v. Gabe!

Bakterielle Infektionen

Behandlung häufiger bakterieller Infektionen (weiteres: PEG-Empfehlungen)

Pneumonie
Bei der Pneumoniebehandlung muss zwischen der ambulant erworbenen und der im Krankenhaus erworbenen - nosokomialen - Pneumonie differenziert werden, da sich das Erregerspektrum erheblich voneinander unterscheidet.

Ambulant erworbene Pneumonie
(CAP, community acquired pneumonia)
Typische Erreger sind gram-positive Bakterien wie Pneumokokken und seltener Staphylococcus aureus. Aber auch gram-negative Bakterien wie Haemophilus influenzae und Moraxella catarrhalis sowie Erreger atypischer Pneumonien (siehe unten) sind keine Seltenheit. Zu beachten gilt zudem, dass immer auch Viren oder, bei abwehrgeschwächten Patienten, Pilze bzw. Pneumocystis jiroveci die Verursacher der Pneumonie sein können.

Die Entscheidung zur ambulanten oder stationären Therapie erfolgt in Abhängigkeit von der ärztlichen Einschätzung des Schweregrades (z. B. unter Zuhilfenahme des CRB-65-Index und des modifizierten ATS-Score). Die leichte CAP kann ambulant mit einem oral verabreichten Antibiotikum therapiert werden. Levofloxacin und Moxifloxacin sollten aufgrund des UAW-Profils nicht als erste Wahl zur ambulanten Therapie respiratorischer Infektionen eingesetzt werden. Die mittelschwere und schwere CAP müssen im Krankenhaus behandelt werden (siehe Tabelle).
Pseudomonas aeruginosa sollte bei Patienten mit spezifischen Risikofaktoren bei der kalkulierten Therapie mit erfasst werden. Als Risikofaktoren gelten:
- schwere Lungenerkrankungen (z. B. schwere COPD)
- Antibiotika-Vortherapie oder Krankenhausaufenthalt in den letzten drei Monaten
- Mukoviszidose
- Bronchiektasen
- bekannte Kolonisation mit P. aeruginosa

Ein Teil der Pneumonien präsentiert sich als atypische Pneumonie. Der Name bezieht sich auf die „atypische Klinik“: Der Krankheitsbeginn ist meist langsam, oft besteht ein trockener Husten mit spärlichem Auswurf und es gibt ein Missverhältnis zwischen unauffälligem Auskultationsbefund und häufig bilateralen Infiltraten im Röntgenbild.
Klassische bakterielle Erreger der atypischen Pneumonie sind Legionella pneumophila sowie **Chlamydophila pneumoniae** und Mykoplasmen. Wirksam gegen Chlamydien und Mykoplasmen ist **Doxycyclin**; **Makrolide** und Fluorchinolone 2/3/4 sind zusätzlich auch bei Legionellen wirksam. In schweren Fällen von Legionellen-Infektionen kann Rifampicin angewandt werden.

Bakterielle Infektionen

Ambulant erworbene Pneumonie (CAP)

häufige Erreger

gram-positiv
- **Pneumokokken**
- Staphylococcus aureus

gram-negativ
- Haemophilus influenzae
- Moraxella catarrhalis
- ggf. P. aeruginosa

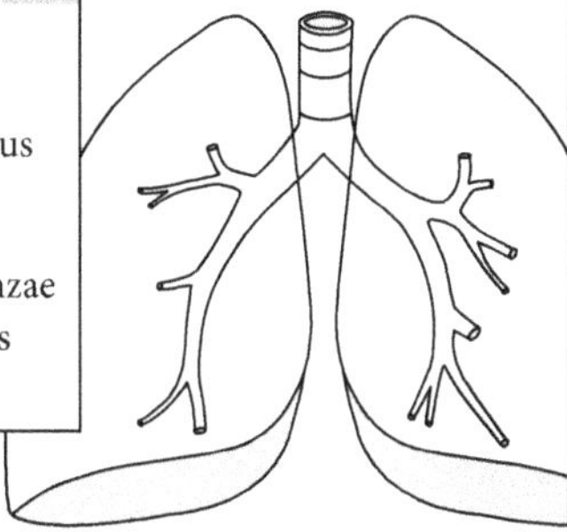

atypische Erreger
- Legionella pneumophila
- Mycoplasmen, **Chlamydien**

Beachte

Generell kommen auch immer Viren und bei abwehrgeschwächten Patienten zudem Pneumocystis jiroveci und Pilze in Betracht

Häufige Erreger der ambulant erworbenen Pneumonie (CAP)

Kalkulierte Antibiotikatherapie der ambulant erworbenen Pneumonie

leichtgradige CAP (ambulante Therapie mit oralem Antibiotikum)	mittelschwere CAP (stationäre Therapie auf Normalstation)	schwere CAP (sCAP) (stationäre Therapie mit intensivierter Überwachung)	
		ohne Risikofaktoren für P. aeruginosa	mit Risikofaktoren für P. aeruginosa (s. Text)
· Aminopenicillin ggf. + BLI oder · Doxycyclin oder · Makrolid bei Antibiotika-Vortherapie, Pflegeheim/ Altersheim, multimorbide Patienten · Aminopenicillin + BLI oder · Levofloxacin bzw. Moxifloxacin	· Aminopenicillin + BLI oder · Cefuroxim bzw. Cefotaxim bzw. Ceftriaxon jeweils +/- · Makrolid oder · Levofloxacin bzw. Moxifloxacin oder · ggf. Ertapenem +/-Makrolid	kein septischer Schock / Beatmung: · Levofloxacin bzw. Moxifloxacin sonst: · Piperacillin + Tazobactam oder · Cefotaxim bzw. Ceftriaxon oder · ggf. Ertapenem jeweils + · Makrolid	· Piperacillin + Tazobactam oder · Cefepim oder · Imipenem bzw. Meropenem jeweils + · Ciprofloxacin bzw. Levofloxacin (2er-Kombination) oder jeweils + · Aminoglykosid und Makrolid (3er-Kombination)

Behandlung häufiger bakterieller Infektionen (weiteres: PEG-Empfehlungen)

Nosokomial erworbene Pneumonie
(HAP, hospital acquired pneumonia)

Pneumonien, die 48h nach stationärer Aufnahme oder bis 7 Tage nach Entlassung aus dem Krankenhaus auftreten, werden als nosokomial erworben bezeichnet. Die maschinelle Beatmung ist hierbei einer der Hauptrisikofaktoren für die Entwicklung einer HAP.

Das ursächliche Erregerspektrum ist im Vergleich zur CAP in den gram-negativen Bereich erweitert und umfasst Klebsiellen, E. coli, Serratia, Proteus, Enterobacter und Pseudomonas aeruginosa. Auch gram-positive Erreger wie Staphylococcus aureus müssen bedacht werden, wobei es sich insbesondere bei langen Krankenhausaufenthalten um einen MRSA-Stamm handeln kann. Wird ein MRSA-Stamm als Erreger der HAP vermutet, ist **Linezolid** ein sehr gut wirksames Medikament (CAVE: keine Wirkung auf gram-negative und atypische Erreger).

Zur Wahl des Antibiotikums werden die Patienten in drei Gruppen eingeteilt (siehe Tabelle). Diese Einteilung basiert auf der Beurteilung der Risikofaktoren, welche für ein bestimmtes Erregerspektrum sprechen. Für die unterschiedlichen Risikofaktoren werden 1-4 Punkte vergeben:

Risikofaktoren	Punkte
Lebensalter > 65 Jahre	1
strukturelle Lungenerkrankung	2
Antibiotika-Vortherapie	2
Pneumoniebeginn > 5. Krankenhaustag	3
schwere respiratorische Insuffizienz (+/- Beatmung)	3
Schock, DIG, akutes Leber- oder Nierenversagen	4

Nosokomial erworbene Pneumonie (HAP)

häufige Erreger

gram-positiv
- Staph. aureus (ggf. MRSA)

gram-negativ
- Haemophilus influenza
- Klebsiellen, E. coli, Serratia, Proteus, Enterobacter
- Pseudomonas aeruginosa

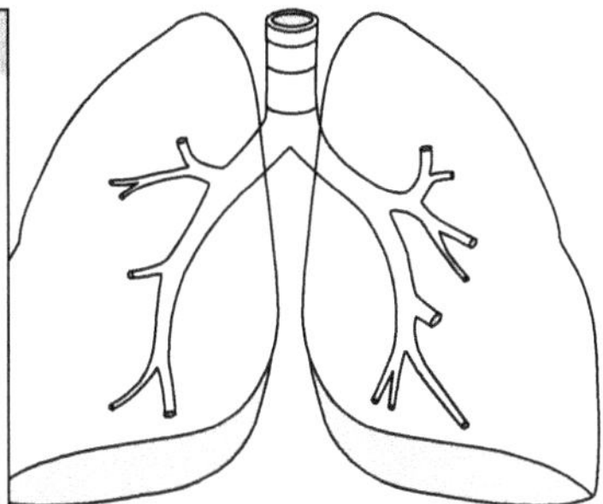

Häufige Erreger der nosokomial erworbenen Pneumonie (HAP)

Kalkulierte Antibiotikatherapie der nosokomial erworbenen Pneumonie

Gruppe I (nicht beatmet, ≤ 2 Risikopunkte)	Gruppe II (nicht beatmet + 3-5 Risikopunkte oder beatmet ohne Risikopunkte)	Gruppe III (meist beatmet, ≥ 6 Risikopunkte)
leichte Infektion: · Aminopenicillin + BLI oder · Cefuroxim schwere Infektion: · Cefotaxim bzw. Ceftriaxon oder · Levofloxacin bzw. Moxifloxacin oder · Ertapenem	· Piperacillin + BLI oder · Cefepim oder · Imipenem bzw. Meropenem	· Piperacillin + BLI oder · Ceftazidim bzw. Cefepim oder · Imipenem bzw. Meropenem jeweils + · Aminoglykosid oder · Levofloxacin bzw. Ciprofloxacin oder · Fosfomycin

Behandlung häufiger bakterieller Infektionen (weiteres: PEG-Empfehlungen)

Harnwegsinfektion
Typische Auslöser von Harnwegsinfektionen sind gram-negative Bakterien wie Escherichia coli und Proteus mirabilis oder Klebsiella pneumoniae. Bei nosokomialen Infektionen, die häufig auch katheterassoziiert sind, kommen weitere Erreger wie Pseudomonas aeruginosa in Betracht.

Zystitis
Zur Behandlung der unkomplizierten Zystitis bei Frauen werden - falls überhaupt eine antibiotische Therapie erfolgen soll - **Fosfomycin**, ggf. Nitrofurantoin oder Cotrimoxazol (wenn lokale E. coli-Resistenz < 20 %) empfohlen. Bei einer schweren, komplizierten Harnwegsinfektion wird unterschieden, ob diese ambulant oder im Krankenhaus erworben wurde. Zur Therapie siehe Tabelle rechts.
Insbesondere bei der komplizierten Harnwegsinfektion sollte vor Beginn der antibiotischen Therapie eine Urinkultur zur mikrobiologischen Testung abgenommen werden.

Beachte

Bei der Wahl des Antibiotikums muss bedacht werden, dass eine renale Elimination notwendig ist, um den Wirkort zu erreichen.

Akute ambulant erworbene Meningitis
Bei der Behandlung der ambulant erworbenen Meningitis ist es nicht nur essentiell, dass die typischen Erreger durch das gewählte Antibiotikum erfasst werden sondern auch, dass das Antibiotikum in ausreichender Konzentration in den Liquor gelangt. Die Blut-Hirn-Schranke ist bei Entzündung der Meningen zwar gestört und durchlässiger als unter physiologischen Bedingungen, dennoch gibt es große Unterschiede in der Liquorgängigkeit der einzelnen Antibiotika.

Zur kalkulierten Therapie eignen sich die Cephalosporine 3a, Ceftriaxon und Cefotaxim, da sie hohe Wirkspiegel im Liquor erreichen und mit Pneumokokken, Meningokokken und Haemophilus influenzae die häufigsten Erreger erfassen. Zur **Abdeckung der Listerien** sollte **Ampicillin zusätzlich** verabreicht werden. CAVE: Neben der antimikrobiellen Therapie müssen auch die negativen Auswirkungen der Entzündungsreaktion behandelt werden (ggf. mit Kortikoiden).

Bei engen Kontaktpersonen von Patienten mit in Deutschland erworbener Meningokokken-Meningitis sollte bis zu 10 Tage nach dem Kontakt eine **Infektionsprophylaxe** erfolgen: Erwachsene - Ciprofloxacin, **Rifampicin** oder Ceftriaxon; Kinder - Rifampicin.

Bakterielle Infektionen

Behandlung häufiger bakterieller Infektionen

Kalkulierte Antibiotikatherapie bei Harnwegsinfektionen		
häufige Erreger	**Antibiotikatherapie**	
	unkomplizierte Zystitis:	kompl. Zystitis/ Pyelonephritis (ambulant erworben)
· E. coli · Proteus mirabilis · Klebsiella pneumoniae · Pseudomonas aeruginosa (nosokomial)	· **Fosfomycin** · ggf. Nitrofurantoin · ggf. Cotrimoxazol	· Aminopenicillin + BLI · Ciprofloxacin bzw. Levofloxacin · Cephalosporin 3a · Ertapenem
		kompl. Zystitis/ Pyelonephritis (nosokomial / katheterassoziiert)
		· Ciprofloxacin bzw. Levofloxacin · Cephalosporin 3b bzw. 4 · Imipenem bzw. Meropenem

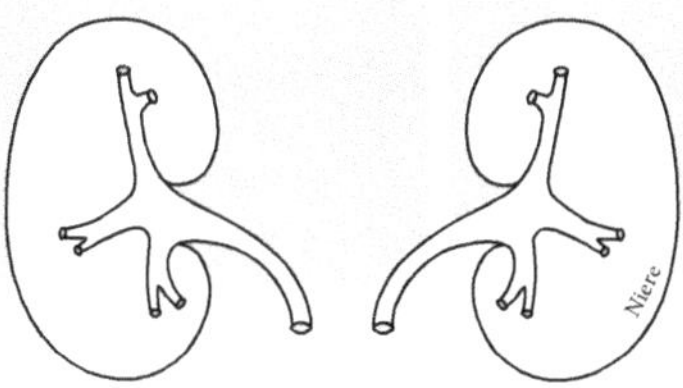

Kalkulierte Antibiotikatherapie der ambulant erworbenen Meningitis	
häufige Erreger	**Antibiotikatherapie**
· Meningokokken · Pneumokokken · Haemophilus influenzae · Listerien	· **Ceftriaxon bzw. Cefotaxim** **+ Ampicillin**

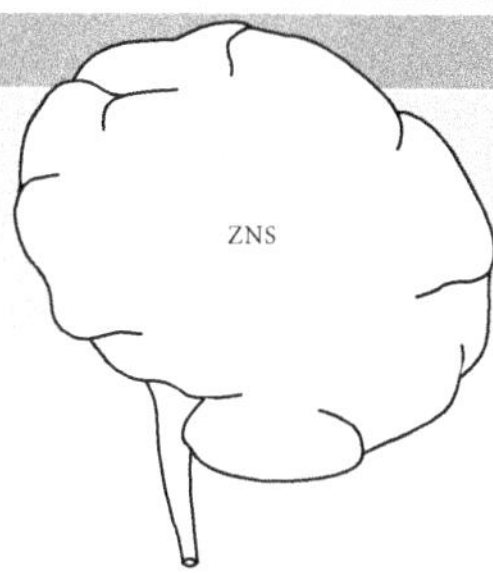

Bakterielle Infektionen

Behandlung häufiger bakterieller Infektionen (weiteres: PEG-Empfehlungen)

Sepsis

Unter Sepsis versteht man eine schwere, generalisierte Infektion mit Einschwemmen von Erregern in die Blutbahn. Es kommt zu **Fieber** oder **Hypothermie** (> 38 C° bzw. < 36 C°), **Tachypnoe** oder einer Hyperventilation, **Tachykardie** (> 90/min) und zu einer **Leukozytose** bzw. Leukopenie (> 12.000/µl bzw. < 4.000/µl). Sind zwei der vier Kriterien erfüllt, spricht man von einem SIRS (Systemic Inflammatory Response Syndrome); wird dieses durch Bakterien (oder andere Pathogene) ausgelöst, spricht man von einer Sepsis. Es handelt sich um ein lebensbedrohliches Krankheitsbild mit einer Mortalität von mindestens 30 %.

Wichtig ist - neben der hämodynamischen Stabilisierung des Patienten - der unverzügliche Beginn einer kalkulierten Antibiotikatherapie möglichst innerhalb einer Stunde nach Diagnosestellung, da jeder Zeitverlust mit einer erhöhten Sterblichkeit verbunden ist.

Bei der Sepsis wird generell unterschieden, ob der Infektionsherd und/oder sogar der Erreger bekannt sind und ob es sich um eine ambulant oder nosokomial erworbene Infektion handelt.
Als Beispiel soll hier die nosokomiale Sepsis mit unbekanntem Erreger und unbekanntem Infektionsherd dienen. Hier wird häufig eine initiale kalkulierte Therapie mit Piperacillin + Tazobactam oder Meropenem bzw. Imipenem oder Cefepim in Kombination mit einem Fluorchinolon 2/3, Fosfomycin oder Vancomycin begonnen.
Wenn der Infektionsherd bekannt ist, orientiert sich die Therapie an dem wahrscheinlichen Erregerspektrum. Bei der katheterassoziierten Sepsis ist z. B. Vancomycin ein gängiger Kombinationspartner.

Bakterielle Infektionen

Behandlung häufiger bakterieller Infektionen

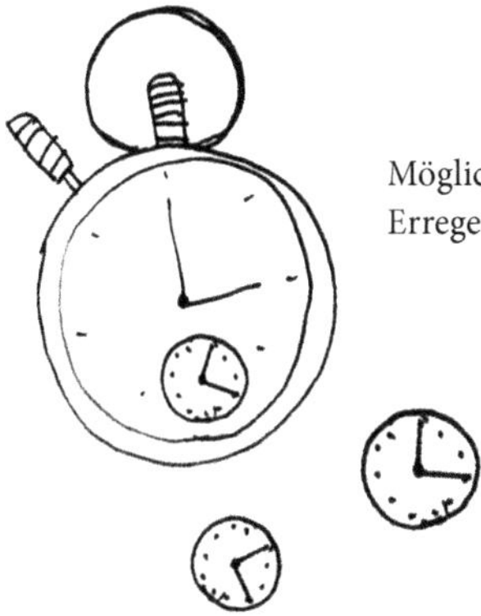

Möglichst lückenlose Abdeckung aller möglichen Erreger (Anpassung an vermuteten Ausgangsfokus)

Kalkulierte Antibiotikatherapie bei nosokomialer Sepsis mit unbekanntem Erreger und unbekanntem Infektionsherd
Piperacillin+Tazobactam oder
Meropenem/Imipenem oder
Cefepim
ggf. in Kombination mit:
Fluorchinolon 2/3 oder
Fosfomycin oder
Vancomycin

Bakterielle Infektionen

Weitere prüfungsrelevante Infektionen

Gonorrhoe

Aufgrund der heutigen Resistenzlage können Penicillin G, Aminopenicilline und auch Fluorchinolone und Doxycyclin nicht mehr als zuverlässig wirksam gegen Gonokokken gelten.

Bei der unkomplizierten Gonorrhoe kann ein Therapieversuch mit Azithromycin unternommen werden, aber auch hier gibt es das Risiko der Resistenz. Als zuverlässig wirksam gelten heute Cefotaxim und Ceftriaxon.

Gegebenenfalls ist die Mitbehandlung einer begleitenden Chlamydieninfektion mit Doxycyclin notwendig. Zudem sollte - wie bei allen Geschlechtskrankheiten - an die Behandlung des Sexualpartners gedacht werden (Ping-Pong-Effekt).

Lues (Syphilis)

Bei einer Treponema pallidum-Infektion erfolgt die Therapie im frühen Stadium (Lues 1) mit Penicillin G oder bei Lues 2/3 mit Ceftriaxon. Prinzipiell ebenfalls wirksam sind **Doxycyclin** und Erythromycin.

Beachte - **Jarisch-Herxheimer-Reaktion**

Unter anderem bei der Therapie der Syphilis mit Penicillin kann es zur **Jarisch-Herxheimer-Reaktion** kommen. Der massive Bakterienzerfall führt hierbei zur Freisetzung von toxischen Zerfallsprodukten (Endotoxinen) => schwere Allgemeinreaktion wie z. B. Schüttelfrost, Fieber.

Die Therapie besteht in der Gabe eines Antipyretikums bzw. bei schweren Fällen der Gabe eines Glukokortikoids. Die Antibiotikatherapie sollte jedoch nicht abgebrochen werden.

Bakterielle Infektionen

Weitere prüfungsrelevante Infektionen

Borreliose (Lyme Disease)
Bei der durch Zecken übertragenen Infektion mit Borrelia burgdorferi sind Amoxicillin, Cephalosporine 3a und Doxycyclin wirksam. Die Wahl des Antibiotikums hängt vom Stadium der Borreliose ab.
Wichtig ist bei passender Klinik die serologische Sicherung der Borreliose (CAVE: antibiotische Therapie kann die Bildung von Antikörpern unterbinden).

Typische Borrelien-wirksame Antibiotika
Stadium I · **Doxycyclin**, Amoxicillin
Stadium II und III · **Ceftriaxon,** Cefotaxim

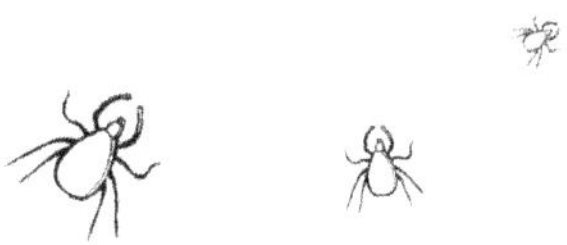

Infektion mit Helicobacter pylori - siehe Ulkus / Reflux

Bakterielle Infektionen

Behandlung von Infektionen mit gram-positiven Problemkeimen

Clostridium difficile

Clostridium difficile ist ein anaerober, gram-positiver Sporenbildner, der für die pseudomembranöse Kolitis verantwortlich ist. Die **pseudomembranöse Kolitis** entsteht meist unter vorangegangener Therapie mit Breitspektrumantibiotika, welche durch Störung der endogenen Darmflora die Vermehrung der Clostridien ermöglichen. Die auslösende Antibiotikatherapie sollte abgesetzt werden. Zudem muss durch geeignete Hygiene-Maßnahmen eine Ausbreitung verhindert werden.

Typische Clostridium difficile-wirksame Antibiotika

- **Metronidazol** p. o. (bevorzugt, um das Auftreten Vancoymcin-resistenter Enterokokken zu reduzieren)
- Vancomycin p. o. (bei i. v.-Anwendung keine ausreichende Konzentration im Darmlumen)
- **Fidaxomicin** p. o. (Makrozyklin => Hemmung der bakteriellen RNA-Polymerase => bakterizid; Zulassung ausschließlich bei Clostridium difficile assoziierter Diarrhö)

Enterokokken

Die gram-positiven Bakterien Enteroccus faecalis und Enterococcus faecium sind Bestandteil der physiologischen Dickdarmflora des Menschen. Sie sind häufige Erreger von Katheter-assoziierten Infektionen (insbesondere bei Patienten auf der Intensivstation mit zentralen Venenzugängen), **Endokarditiden**, Harnwegsinfektionen, abdominellen Infektionen und Weichteilinfektionen. Alle Cephalosporine sind gegen Enterokokken wirkungslos (Enterokokkenlücke); Ausnahmen sind die beiden Neuentwicklungen Ceftobiprol und Ceftarolin, die eine Wirksamkeit gegen E. faecalis aufweisen.

Insbesondere Enterococcus faecium zeichnet sich zudem häufig durch Resistenzen gegenüber Penicillinen aus (Merke: „faecium ist dumm" - zu behandeln). Sind Enterokokken zudem resistent gegen Vancomycin, bekommen sie den Namen VRE für Vancomycin-resistente Enterokokken.

Typische Enterokokken-wirksame Antibiotika

- Amoxicillin/Ampicillin oder Piperacillin + BLI (CAVE: E. faecium häufig resistent)
- Meropenem, Imipenem (CAVE: E. faecium häufig resistent)
- Levofloxacin, Moxifloxacin
- gram-positive Asse - Vancomycin, Teicoplanin, Daptomycin, Linezolid
- Tigecyclin

Bakterielle Infektionen

Behandlung von Infektionen mit MRSA

MRSA (Methicillin-resistenter Staph. aureus)
Methicillin ist ein Penicillinase-festes Penicillin, das im Labor für die Resistenztestung von Bakterien verwendet wird; aus der klinischen Anwendung ist es verschwunden (in Deutschland wird häufig statt Methicillin Oxacillin zur Resistenztestung verwendet, die Aussagekraft ist vergleichbar).

Typische MRSA-wirksame Antibiotika

- gram-positive Asse = **Vancomycin, Teicoplanin, Linezolid**, Daptomycin
- Tigecyclin
- neue Cephalosporine - Ceftarolin, Ceftobiprol
- Rifampicin als Kombinationspartner
- Fosfomycin als Kombinationspartner
- **Mupirocin** (lokal, Sanierung der Nasenschleimhaut bei MRSA-Trägern)

Bakterielle Infektionen

Behandlung von Infektionen mit gram-negativen Problemkeimen

Pseudomonas aeruginosa

Der sogenannte „Pfützenkeim" Pseudomonas aeruginosa ist häufig für nosokomiale Infektionen verantwortlich. Durch Pseudomonas werden typischerweise Wundinfektionen, Pneumonien und Harnwegsinfektionen hervorgerufen. Nur eine begrenzte Anzahl Antibiotika wirkt gegen Pseudomonaden (beachte auch hier Resistenzen).

Typische Pseudomonas aeruginosa-wirksame Antibiotika

- Acylaminopenicillin - Piperacillin (+ BLI)
- Cephalosporine Gruppe 3b - Ceftazidim
- Cephalosporine Gruppe 4 - Cefepim
- neue Cephalosporine - Ceftobiprol, Ceftolozan (+ BLI)
- Carbapeneme - Imipenem, Meropenem
- Fluorchinolone Gruppe 2 - Ciprofloxacin
- (Fluorchinolone Gruppe 3 - Levofloxacin, schwach wirksam)
- Aminoglykoside - Gentamicin, Amikacin, Tobramycin
- Colistin
- Fosfomycin

Gram-negative Anaerobier (Bacteroidaceae)

Die nicht sporenbildenden obligaten Anaerobier (im Gegensatz zu den gram-positiven sporenbildenden Clostridien) finden sich als Teil der physiologischen Dickdarmflora des Menschen. Insbesondere bei abdominellen Infektionen, Abszessen im Mundbereich und bei der Aspirationspneumonie müssen sie als Erreger einer polybakteriellen Mischinfektion bedacht werden.

Sie sind mikrobiologisch schwer nachzuweisen und gegen viele Antibiotika resistent.

Gut wirksam gegen nicht sporenbildende gram-negative obligate Anaerobier

- Piperacillin/BLI
- Carbapeneme
- Moxifloxacin
- Clindamycin
- Metronidazol
- Tigecyclin

Bakterielle Infektionen

Behandlung von Infektionen mit 3/4MRGN

3MRGN und 4MRGN (MultiResistente Gram-Negative Bakterien)
Die Akronyme 3- und 4MRGN bezeichnen (wie der alte Ausdruck **ESBL** = Extended Spectrum β-Laktamasen bildende Bakterien) multiresistente gram-negative Erreger.
Entscheidend für die Einordnung ist die Empfindlichkeit der Bakterien gegen:
1. Piperacillin
2. Cefotaxim oder Ceftazidim
3. Meropenem oder Imipenem
4. Ciprofloxacin.

Ist ein Bakterienisolat nur noch gegenüber einer der 4 Gruppen sensibel (meist Carbapeneme) spricht man von 3MRGN. Gegebenenfalls findet sich bei 3MRGN eine Empfindlichkeit gegenüber Ceftolozan + Tazobactam oder Ceftazidim + Avibactam.
Liegt eine Resistenz gegen alle 4 Gruppen vor, handelt es sich um 4MRGN. Diese sind mitunter noch sensibel gegen Tigecyclin, Fosfomycin und/oder Colistin.

Beachte

Bei der Therapie von multiresistenten Erregern und Problemkeimen ist eine enge Zusammenarbeit mit der Mikrobiologie und Hygiene unerlässlich!

Tuberkulose

Überblick

Erreger der Tuberkulose ist das Mycobacterium tuberculosis. Ziel der antibakteriellen Therapie ist die Eradikation des Bakteriums. Durch den hohen Gehalt der Zellwand an lipophilen Mykolsäuren, ihre Persistenz an für Arzneimittel schwer zugänglichen Orten (Makrophagen, Kavernen, verkäsende Nekrosen) und das langsame Erregerwachstum sind Mykobakterien sehr unempfindlich gegenüber Antibiotika.

Grundlage der Tuberkulose-Therapie ist in der Regel eine Kombinationsbehandlung über 2 Phasen: Initial erhält der Patient für 2 Monate die Vierfachkombination mit Isoniazid, Rifampicin, Ethambutol und Pyrazinamid. In der anschließenden Stabilisierungsphase wird die Therapie mit der Zweierkombination Isoniazid und Rifampicin über weitere 4 Monate fortgesetzt. Entscheidend für den Therapieerfolg ist die Kombinationstherapie, da die Gefahr einer **Resistenzentwicklung** durch den langen Therapiezeitraum hoch ist. Zudem ist die Compliance/Adhärenz des Patienten sicherzustellen. Bei Resistenzen kommen u. a. Fluorchinolone (Moxifloxacin, Levofloxacin) als Reservemedikamente in Frage; als letzte Therapieoption der multiresistenten pulmonalen Tuberkulose gelten die Antibiotika Bedaquilin und Delamanid (keine 4-Felder-Tafeln).
Das ebenfalls gegen Mycobacterium tuberculosis wirksame Aminoglykosid Streptomycin gilt aufgrund der Toxizitätsrisiken (siehe Aminoglykoside) als 2. Wahl. Da Streptomycin nicht oral verabreicht werden kann, ist es zudem für die ambulante Langzeittherapie ungeeignet.

Standardtherapie bei unkomplizierten Fällen von Lungentuberkulose

Isoniazid	für 6 Monate
Rifampicin	für 6 Monate
Ethambutol	für 2 Monate
Pyrazinamid	für 2 Monate

Merkhilfe: TBC

IR-EP - arabel
Erklärung: I+R = 6 Monate
E + P = 2 Monate

Beachte

- Bei Infektion mit resistenten Stämmen verlängert sich die Therapiedauer erheblich.
- Bei gleichzeitiger Tbc- und HIV-Therapie müssen unbedingt die Arzneimittelinteraktionen beachtet werden und ggf. Dosisanpassungen erfolgen.
- Bei extrapulmonaler Tuberkulose (z. B. Knochen, ZNS-Befall) kann die Therapiedauer bis zu 12 Monate betragen.

Tuberkulose

Tuberkulostatika

Wirkstoff	UAW * (u. a.)
Isoniazid (INH)	· **Polyneuropathie** (Vit. B_6- Antagonismus) => orale **Vitamin B_6-Therapie** zur Prophylaxe · psychische Störungen · **Hepatotoxizität** · verzögerter Abbau bei Langsam-Acetylierern · Krampfanfälle · Akne
Rifampicin (RMP)	· Orangefärbung von Körpersekreten (auch dauerhafte Verfärbung von Kontaktlinsen) · Flu-Syndrom (grippeartige Symptome) · **Arthralgie, Myopathie** · **Hepatotoxizität,** Cholestase · stärkster und breitester **CYP-Induktor** · GI-Beschwerden · Thrombopenie
Ethambutol (EMB)	· **Neuritis N. optici** · Nephrotoxizität
Pyrazinamid (PZA)	· **Hyperurikämie** (Steigerung der tubulären Rückresorption) · Photosensibilisierung · **Hepatotoxizität** · **Arthralgie, Myopathie**
Streptomycin (STM) = optional	siehe Aminoglykoside

Malaria

Überblick

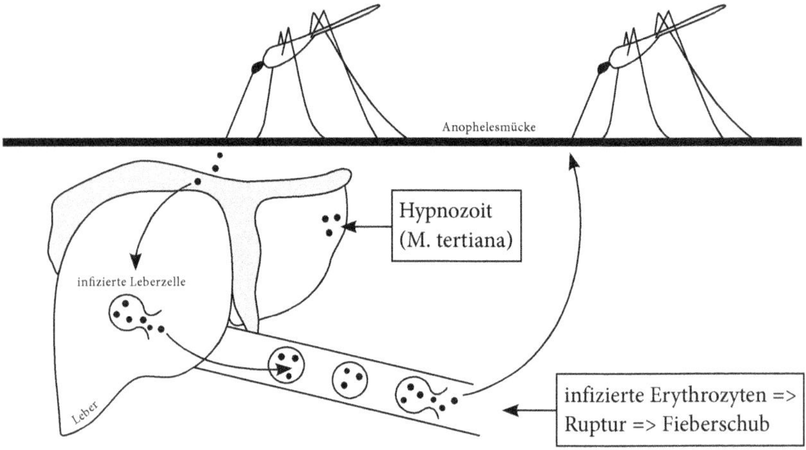

Malariainfektion des Menschen

Die Infektion des Menschen mit Plasmodien erfolgt durch den Stich der weiblichen Anophelesmücke. Die Erreger gelangen zuerst in die Leberzellen. Nach Ruptur der Hepatozyten werden sie in die Blutbahn freigesetzt und befallen die Erythrozyten. Durch die massenhafte intraerythrozytäre Plasmodienreproduktion rupturieren die Erythrozyten, so dass die freigesetzten Plasmodien andere Erythrozyten befallen oder von einer weiteren Anophelesmücke aufgenommen werden können, um sich in ihr zur infektionsfähigen Form zu entwickeln.

Die Ruptur der Erythrozyten geht mit den malariatypischen Fieberschüben einher: Bei der Malaria tertiana im 48h-Zyklus, bei der M. quartana im 72h-Zyklus, bei der Malaria tropica im unsicheren 48h-Zyklus und bei der erst vor wenigen Jahren in SO-Asien entdeckten Malaria durch P. knowlesi im 24h-Zyklus (P. knowlesi nicht primär human-, sondern affenpathogen). Mehrfachinfektionen mit verschiedenen Plasmodienarten kommen vor und verkomplizieren das Bild. Grundsätzlich ist der Fieberrhythmus daher ein unzuverlässiges Diagnosekriterium.

P. falciparum und P. knowlesi-Infektionen haben eine hohe Letalität. Die Malaria tertiana zeichnet sich durch eine Besonderheit aus: Die Erreger Plasmodium ovale und vivax bilden in den Hepatozyten sog. Hypnozoiten, die dort persistieren und zu späteren Malariarezidiven bis zu 3-5 Jahre nach Infektion führen können.

Die Diagnose einer Malaria erfolgt in erster Linie mikroskopisch (Dicker Tropfen, Ausstrich).

Malaria

Prophylaxe

Bei der Prophylaxe der Malaria stehen die Anwendung von Repellentien auf der Haut und mit Insektiziden imprägnierte Moskitonetze sowie das Tragen heller Kleidung an erster Stelle.

Die medikamentöse Malariaprophylaxe setzt immer eine Einzelfallklärung voraus, die v. a. von der Aufenthaltsdauer und der bereisten Region abhängt.

In Malariagebieten ohne Resistenzen gilt Chloroquin nach wie vor als Mittel der Wahl. Da Plasmodium falciparum allerdings häufig Chloroquin-resistent ist (Ausnahme: Haiti/ Dom. Republik), werden in Gebieten mit vorherrschender Malaria tropica je nach Resistenzlage Mefloquin, die Kombination aus Atovaquon und Proguanil bzw. Doxycyclin (multiresistente Stämme, in Deutschland off-label) eingesetzt.

Prophylaxe geordnet nach Parasitenspezies (immer Einzelfallklärung)		
Parasitenspezies	Krankheitsbild	Wirkstoff
Plasmodium vivax/ovale	Malaria tertiana	**Chloroquin**
Plasmodium malariae	Malaria quartana	Chloroquin
Plasmodium falciparum	Malaria tropica	**Mefloquin** oder Atovaquon + Proguanil
multiresistente Stämme		Doxycyclin (off-label)

Malaria

Therapie

Bei der Akuttherapie der Malaria werden Wirkstoffe eingesetzt, die die intraerythrozytäre Vermehrung der Parasiten unterdrücken (schizontozide Wirkung). Je nach Plasmodienspezies, Resistenzsituation des Herkunftslandes und klinischem Schweregrad (unkomplizierte/komplizierte Malaria) kommen wie bei der Prophylaxe **Chloroquin** und Mefloquin zum Einsatz. Zudem können die unterschiedlichen Formen der Malaria mit Atovaquon in Kombination mit Proguanil, Artemether (allein oder in Kombination mit Chloroquin-Derivaten wie z. B. Lumefantrin), Chinin oder dem neuen Wirkstoff Artesunat behandelt werden.

Beachte

Bei der Malaria tertiana ist eine Nachbehandlung notwendig, die auf eine Eliminierung der hepatischen Dauerformen abzielt. Hierdurch soll ein Malariarezidiv verhindert werden. Eingesetzt wird **Primaquin**. Da Primaquin keine Wirkung auf die Blutschizonten hat, eignet es sich jedoch nicht für die Akuttherapie.

Therapie geordnet nach Parasitenspezies

Plasmodium vivax/ovale	Malaria tertiana	**Chloroquin**
Nachbehandlung der Hypnozoiten		**Primaquin**
Plasmodium malariae	Malaria quartana	**Chloroquin**
Plasmodium falciparum (unkompliziert)	Malaria tropica	**Mefloquin** Atovaquon + Proguanil Artemether + Lumefantrin
(kompliziert)		Chinin Artesunat (in Europa bisher keine Zulassung)

Malaria

Medikamente

Überblick über Besonderheiten der Wirkstoffe	
Chloroquin	**UAW:** **Retinopathie** (sog. **Schießscheiben-Makulopathie,** irreversibel), **Corneaablagerungen** (reversibel) Hämolyse bei Glukose-6-P-Dehydrogenase-Mangel KI: Psoriasis, Porphyrie
Mefloquin	UAW: ZNS-Störungen (>30 %), z. B. Depression kardial, z. B. Sinusbradykardie KI: neuropsychiatrische Vorerkrankungen
Atovaquon + Proguanil	KI: CrCl < 30 ml/min
Doxycyclin (off-label)	s. Antibiotika
Artemether + Lumefantrin =Chloroquinderivat (nur Therapie)	KI: HRST, QTc-Zeit-Verlängerung
Chinin (nur Therapie)	UAW: HRST ZNS-Störungen, z. B. Tinnitus Thrombozytopenie Hämolyse bei G-6-PD-Mangel
Primaquin (nur Therapie)	**UAW:** **Hämolyse bei Glukose-6-P-Dehydrogenase-Mangel**

Mykosen

Überblick

Anhand der Morphologie und Wachstumsform werden Pilze eingeteilt in Sprosspilze, Hefen (Candida, Kryptokokken), Fadenpilze (Aspergillus spec., Dermatophyten) und sogenannte dimorphe Pilze, die Charakteristika beider Wachstumsformen zeigen (Paracoccidioides, Histoplasma capsulatum).

Im Gegensatz zu Bakterien handelt es sich bei Pilzen um eukaryonte Zellen, die in vielerlei Hinsicht den menschlichen Zellen ähneln. Aus diesem Grund gestaltet sich die Entwicklung wirksamer Antimykotika mit akzeptablem Toxizitätsprofil schwierig. Die beiden am häufigsten genutzten therapeutischen Angriffspunkte sind das Ergosterol als prominenter Bestandteil der Zellmembran der Pilze und die Zellwand der Pilze, die andere Eukaryonten nicht besitzen.

Angriffspunkt Zellmembran

Die Polyene **Amphotericin B** (AmB) und **Nystatin** lagern sich an das Ergosterol der Pilzmembran, aber auch an das Cholesterin der menschlichen Zellmembranen an. Diese Anlagerung führt zu einer Porenbildung mit Veränderung der Zellmembranpermeabilität. Die Azole (**Fluconazol**, Voriconazol, Posaconazol u. a.) hemmen die Ergosterolsynthese über eine Hemmung von pilzeigenen CYP450-Enzymen (Cave: häufig **Interaktionen mit humanen CYP-Enzymen**); Allylamine wie **Terbinafin** hemmen die Ergosterolsynthese durch Inhibition der Squalenperoxidase.

Angriffspunkt Zellwand

Die neuere Substanzgruppe der Echinocandine (**Caspofungin**, Anidulafungin, Micafungin) entfaltet ihre Wirkung über eine Hemmung der β-1,3-D-Glucan-Synthese, einem wesentlichen Bestandteil der Zellwand der Pilzzellen.

Angriffspunkt Zellkern

Flucytosin gehört zu den Antimetaboliten. Es wird in den Pilzen durch die Cytosindesaminase zum Zytostatikum 5-FU umgewandelt und als falscher Baustein in die DNA eingebaut. Da die Cytosindesaminase v. a. in Hefepilzen vorkommt, wirkt Flucytosin vornehmlich auf diese Pilze. Aufgrund der hohen Rate an Primärresistenzen und rascher Resistenzentwicklung unter Monotherapie wird es in der Regel mit AmB kombiniert.

Mykosen

Überblick

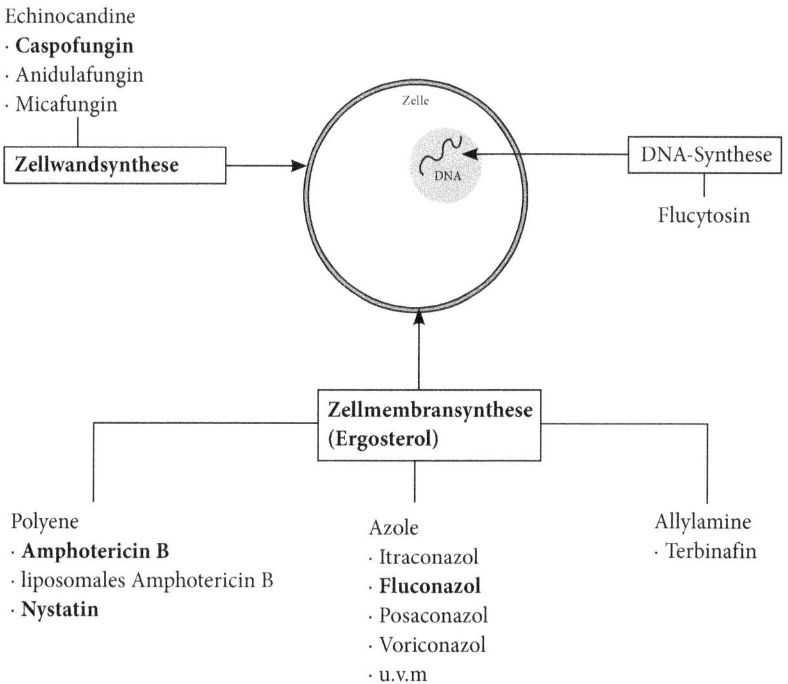

Mykosen

Überblick

Klinische Einteilung und Therapie

1. Lokale Mykosen

Bei den lokalen Mykosen handelt es sich im Wesentlichen um mukokutane Mykosen, die zwar erheblichen Krankheitswert besitzen, jedoch selten lebensbedrohlich sind. Lokale Mykosen wie die Tineae capitis, corporis oder pedis werden heute in der Regel mit topischen Azolen (**Clotrimazol**, **Bifonazol**, Miconazol, Ketoconazol u. a.) bzw. oral mit **Terbinafin** behandelt.

Bei lokaler Candida-Infektion wird **Nystatin** topisch eingesetzt. Bei erheblicher Beeinträchtigung oder Immunsuppression kommt ggf. eine topische Therapie mit Azolen (z. B. Miconazol) oder Amphotericin B in Betracht.

2. Systemische Mykosen

Bei den systemischen Mykosen muss man zwischen OBLIGAT pathogenen Mykosen (Histoplasmose, Coccidiomykose, Blastomykose, Kryptokokkose) und FAKULTATIV pathogenen Mykosen (**Candida, Aspergillus**) unterscheiden. Abgesehen von der Kryptokokkose, die insbesondere bei HIV-Infizierten und immunsupprimierten Patienten schwere Meningitiden und Pneumonien auslöst, spielen die meisten obligat pathogenen Mykosen lediglich als importierte Infektionen eine Rolle und sollen hier nicht weiter thematisiert werden. Opportunistische Candida-Infektionen gehen in der Regel von kolonisierter Haut und Schleimhäuten aus, Aspergilleninfektionen entstehen zumeist über inhalative Aufnahme. Die Häufigkeit schwerer Mykosen hat in den letzten Jahren deutlich zugenommen. Risikofaktoren stellen jede Form der Immunsuppression, insbesondere jedoch die Neutropenie und die Kolonisation von Haut und Schleimhäuten dar. Je schlechter der Immunstatus des Patienten, desto breiter und ggf. auch toxischer muss die Initialtherapie gewählt werden, die grundsätzlich systemisch erfolgt.

Bei Candida-, Kryptokokken- und Aspergillus-Infektionen wirksam ist **Amphotericin B** (AmB). Liposomales AmB ist die zwar teurere aber weniger toxische Lipidformulierung des Wirkstoffs. Bei lebensbedrohlichen Infektionen kann eine Kombination mit Flucytosin erwogen werden.

Für die Therapie schwerer Candida-Infektionen kommen die **Echinocandine** (Caspofungin, Anidulafungin, Micafungin = i. v.) oder **Azole** (Posaconazol, Itraconazol, Voriconazol, Fluconazol = oral + i. v.) in Betracht.

Aspergilleninfektionen sprechen im Allgemeinen auf die Azole **Voriconazol**, Posaconazol und Itraconazol an, während **Fluconazol unwirksam** ist. Die Echinocandine besitzen ebenfalls Wirksamkeit, gelten jedoch nicht als Erstlinientherapie.

Mykosen

Antimykotika

Systemische Mykosen		
Wirkstoff	**Indikation * (u. a.)**	**UAW * (u. a.)/ Besonderheiten**
1. Polyene **Amphotericin B** =AmB	· generalisierte Mykosen (Breitspektrumantimykotikum: Kryptokokken, Candida, Aspergillus u. a.) · auch **Lokaltherapie, Prophylaxe** und Therapie (Candida) · breitestes Wirkspektrum, aber stark toxisch (=> einschleichende Dosierung)	· Neurotoxizität · Hämatotoxizität · **Nephrotoxizität** · häufig Unverträglichkeitsreaktionen wie Schüttelfrost · CAVE: lange HWZ über Tage
2. Azole Posaconazol **Fluconazol** **Voriconazol** Itraconazol	· Kryptokokken · **Candida (Resistenz von Candida krusei gegen Fluconazol)** · **Aspergillen (nicht Fluconazol)**	· Hepatotoxizität · CAVE: **CYP-Interaktionen** · Resistenzen gegen Fluconazol ↑ · TDM bei Voriconazol · nur Fluconazol erreicht relevante Konzentrationen im Urin
3. Echinocandine **Caspofungin** Anidulafungin Micafungin	· Candida · Aspergillus (nicht Erstlinientherapie)	· Hepatotoxizität (geringer als bei Azolen) · Fieber, Schüttelfrost · Exanthem · Micafungin: CAVE Leberzelltumore im Tierversuch
4. Flucytosin	· lebensbedrohliche Mykosen durch Kryptokokken, Candida, Aspergillus · rasche Resistenzentwicklung bei Monotherapie => Kombination mit AmB	· GI-Beschwerden · Hautreaktionen · Hämatotoxizität · Hepatotoxizität · TDM sinnvoll

Virale Erkrankungen

HIV

Das Human Immunodeficiency Virus (HIV) gehört zu den Retroviren. Die Virus-RNA wird in DNA umgeschrieben = reverse Transkription und in das Genom infizierter Zellen eingebaut. Die aktuelle Therapie zielt auf eine Reduktion der Viruslast, der Infektion neuer Zellen und damit der Normalisierung CD4-positiver Zellen im Blut. Bislang gibt es 5 medikamentöse Ansatzpunkte bei der HIV-Therapie, die anhand der Chronologie der Infektion einer Zelle verdeutlicht werden können:

1. Der Eintritt in die Körperzellen gelingt dem HI-Virus durch eine Interaktion zwischen dem viralen Oberflächenprotein gp120 und einem Chemokinrezeptor auf den CD4-positiven Zellen = **Anheftung**. Diese Chemokinrezeptoren kommen entweder als CCR5- oder als CXCR4-Rezeptoren vor, die von den unterschiedlichen HIV-Varianten genutzt werden, um in die Zelle einzutreten. **Maraviroc**, der erste und bisher einzige CCR5-Antagonist, bindet an den Rezeptor und verhindert damit den Viruseintritt. Vor einer Therapie mit Maraviroc muss daher festgestellt werden, ob die vorhandenen Viren den CCR5-Rezeptor nutzen (sog. Tropismus-Test; DAIG-Leitlinie 2014).
Nach erfolgreicher Anheftung erfolgt die Fusion des HI-Virus mit der CD4-Zelle. Der **Fusions-Inhibitor Enfuvirtid** hemmt diesen Schritt.

2. Nach dem Eindringen in die Zelle und der Freisetzung der viralen RNA wird diese durch die reverse Transkriptase in DNA umgeschrieben. Hier setzen die sog. **Reverse-Transkriptase-Hemmer** an. Sie werden in die Gruppe der nukleosidischen (= **Nukleosid- und Nukleotid-Analoga = NRTI**) und nicht-nukleosidischen Reverse-Transkriptase-Inhibitoren (= NNRTI) unterteilt. Nach Einbau der Nukleosid-Analoga (z. B. **Zidovudin, Lamivudin**) und Nukleotid-Analoga (z. B. **Tenofovir**) in die DNA kommt es zum Kettenabbruch. Die NNRTI (z. B. Efavirenz) führen nicht zum Kettenabbruch, sondern hemmen die reverse Transkriptase nicht-kompetitiv.

3. Danach wird die neu synthetisierte DNA im Zellkern in die humane DNA integriert. Dieser Schritt wird durch die **Integrase-Hemmer Raltegravir**, Elvitegravir und Dolutegravir unterbunden.

4. Die in der Folge neu synthetisierte Virus-RNA verlässt den Zellkern, um im Zytoplasma entweder in virale Vorläuferproteine translatiert oder in unreife Virionen eingebaut zu werden. Vor Ausschleusung der HI-Viren aus der Zelle müssen die Vorläuferproteine durch die HIV-spezifische Protease gespalten werden. An dieser Stelle setzen die **Protease-Hemmer** (z. B. **Lopinavir**) an, die zu einer Bildung defekter Viruspartikel führen und damit die Ausschleusung neuer Viren verhindern.

Virale Erkrankungen

Überblick

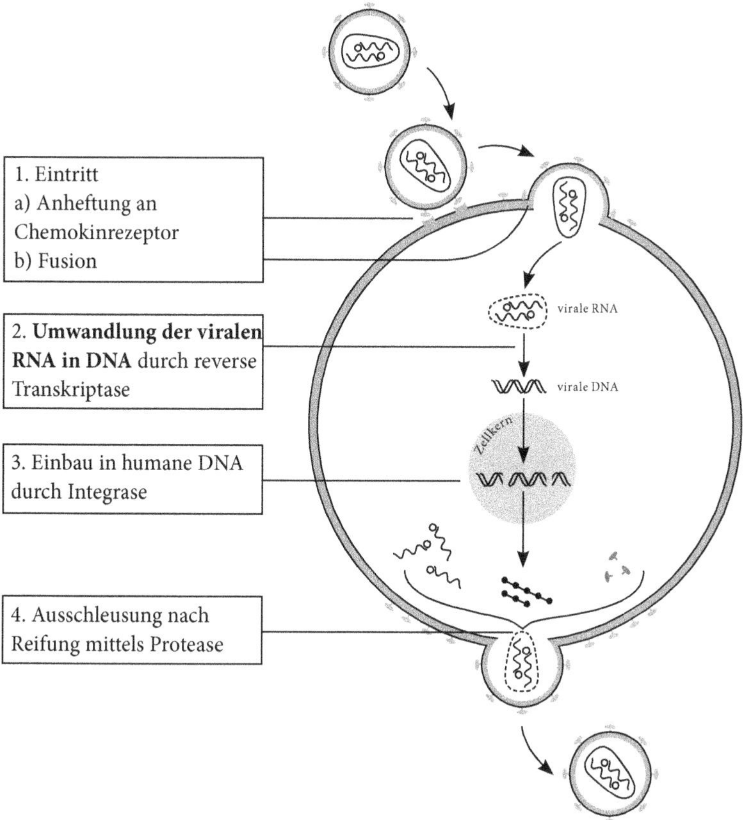

HIV-Replikation

Virale Erkrankungen

Therapie der HIV-1-Infektion (weitere Informationen: DAIG Leitlinie, 2014)

Der Beginn der antiretroviralen Therapie wird zum einen durch die Klinik und zum anderen anhand der Surrogatmarker (CD4-Zellzahl, HIV-RNA-Viruslast) bestimmt. Grundsätzlich sollte eine HIV-Infektion mindestens mit einer Dreifachkombination (**= HAART = Highly Active Anti-Retroviral Therapy**) therapiert werden, da ansonsten die Gefahr von Resistenzbildungen sehr hoch ist. In der Regel wird heute mit einer Kombination aus zwei NRTI und einem mit **Ritonavir geboosterten** (siehe unten) Protease-Inhibitor, einem NNRTI oder einem Integrase-Hemmer begonnen. Vor Beginn der Primärtherapie sowie bei Nicht-Ansprechen der Therapie im Behandlungsverlauf sollten Resistenztestungen erfolgen.

Als UAW der HAART verdienen je nach Kombinationsschema v. a. Blutbildveränderungen, GI-Beschwerden, Exantheme, Myopathie, Nephro- und Hepatotoxizität, Pankreatitis, Dyslipoproteinämie, die Laktatazidose, zentralnervöse Störungen und das **Lipodystrophie-Syndrom (Verlust von Fettgewebe fazial und peripher, Stiernacken und vermehrtes Unterbauch-Fettgewebe, metabolisches Syndrom)** besondere Beachtung. Saquinavir darf nicht bei Patienten mit Herzrhythmusstörungen eingesetzt werden (CAVE: QT-Verlängerung).
Beim NRTI **Abacavir** kommt es häufig in den ersten Therapiewochen zu einer Hypersensitivitätsreaktion, wobei das Auftreten dieser UAW mit HLA-B*5701 assoziiert ist. Abacavir darf deshalb nur bei HLA-B*5701 negativen Patienten eingesetzt werden.
Zur Vereinfachung der Therapieschemata und Reduktion der Tablettenanzahl werden einige Wirkstoffe als Kombinationspräparate angeboten. Eine weitere Verbesserung stellen Kombinationspräparate dar, die nur einmal täglich eingenommen werden müssen.
Aufgrund der starken additiven Toxizität ist dagegen die Kombination von Lamivudin mit Emtricitabin sowie die Kombination von Zidovudin mit Stavudin kontraindiziert.

Beachte

Boosterung: Der Protease-Inhibitor **Ritonavir** wirkt als CYP-Inhibitor. Therapeutisch wird er deswegen in niedriger Dosis in Kombination mit den anderen Protease-Inhibitoren angewandt, da diese durch die CYP-Hemmung langsamer abgebaut werden und somit höhere Plasmaspiegel erreichen. **Cobicistat** ist ebenfalls ein CYP-Inhibitor, besitzt aber keine eigene antivirale Aktivität. Es ist zur Boosterung von Elvitegravir, Atazanavir und Darunavir zugelassen.
Die CYP-Inhibition zieht in beiden Fällen ein hohes Interaktionspotential nach sich, was bei der medikamentösen Therapie weiterer Erkrankungen des Patienten bedacht werden muss.

Virale Erkrankungen

Virostatika zur antiretroviralen Therapie

Wirkstoffe	Wirkung
1a. Maraviroc	CCR5-Antagonist · vor Einsatz Tropismus-Test
1b. Enfuvirtid	Fusions-Inhibitor
2. **Abacavir** (Nukleosid-Analogon) Azidothymidin/Zidovudin Didanosin " **Emtricitabin** " **Lamivudin** " Stavudin " **Zidovudin** " Tenofovir (Nukleotid-Analogon)	nukleosidische Reverse-Transkriptase-Inhibitoren = NRTI · Lamivudin und Tenofovir auch bei Hepatitis B
Efavirenz Etravirin Nevirapin Rilpivirin	nicht-nukleosidische Reverse-Transkriptase-Inhibitoren = NNRTI
3. Raltegravir Elvitegravir Dolutegravir	Integrase-Hemmer
4. Atazanavir Darunavir Fosamprenavir Indinavir Lopinavir Nelfinavir **Ritonavir** Saquinavir Tipranavir	Protease-Inhibitoren = PI · Ritonavir nur niedrigdosiert als Booster mit allen PI außer Nelfinavir (da Plasmaspiegel nur gering steigen bei Kombination) · Saquinavir kann zu QT-Verlängerung führen => KI bei Herzrhythmusstörungen

Virale Erkrankungen

Chronische Hepatitis B (weitere Informationen: DGVS Leitlinie, 2011)

Die Infektion mit dem Hepatitis-B-Virus (HBV) erfolgt parenteral und 95% der akuten Infektionen heilen bei immunkompetenten Erwachsenen spontan aus. Bei der chronischen Infektion (= Persistenz > 6 Monate) mit diesem DNA-Virus unterscheidet man zwischen der HBe-Antigen-positiven und HBe-Antigen-negativen Form, die in der Regel verschiedene Krankheitsstadien darstellen oder aufgrund einer Mutation des Virus vorkommen können.

Bei der chronischen HBV-Infektion basiert die Therapieindikation in erster Linie auf der Höhe der Viruslast, dem Entzündungs- und Fibrosestatus in der Leberbiopsie sowie der Höhe der Transaminasen. Bei fortgeschrittener Fibrose oder Zirrhose stellt jeder Virusnachweis eine Therapieindikation dar. Therapieziele sind die Vermeidung der Krankheitsprogression zur Zirrhose sowie die Vermeidung einer Dekompensation der Zirrhose bzw. der Entwicklung eines hepatozellulären Karzinoms (HCC). Dies kann durch eine dauerhafte Virussuppression erreicht werden.

Zwei Medikamentengruppen stehen zur Therapie der chronischen HBV-Infektion zur Verfügung: **Pegyliertes Interferon-α (subkutan)** und die **HBV-Polymerase-Inhibitoren** = Nukleos(t)idanaloga (oral).

Primär sollte die Möglichkeit einer Interferontherapie evaluiert werden, da diese zeitlich begrenzt ist (48 Wochen), keine Resistenzen auftreten und eine höhere Erfolgsrate (Serokonversion von HBe-Antigen -> Anti-HBe-Antikörper oder von HBs-Antigen -> HBs-Antikörper) aufweist. Allerdings ist diese Therapie nebenwirkungsreich und kann nur bei Patienten mit maximal einer Leberzirrhose im Stadium Child-Pugh A eingesetzt werden. Bei 2 bis 11 % der Behandelten wird eine Anti-HBs-Serokonversion erreicht.

Beim Einsatz von Nukleos(t)idanaloga (**Hemmung der HBV-Polymerase**) werden heute Entecavir und Tenofovir bevorzugt, da sie die stärkste antivirale Aktivität haben und selten zu Resistenzentwicklung führen. Des Weiteren sind in Deutschland Lamivudin (s. auch HIV), Adefovir und Telbivudin zugelassen.
Bei HBe-Antigen-positiven Patienten sollte die Therapie mit Nukleos(t)idanaloga für 6-12 Monate nach Erreichen einer HBe-Serokonversion fortgesetzt werden. Bei HBe-Antigen-negativen Patienten und Patienten ohne Serokonversion wird aktuell eine Langzeittherapie empfohlen. Patienten, bei denen bereits eine Leberzirrhose vorliegt, sollten auch nach HBe-Serokonversion unter Therapie dauerhaft weiterbehandelt werden.

Beachte

Vor einer HBV-Infektion kann durch eine Impfung geschützt werden.

Virale Erkrankungen

Interferon-α

(pegyliertes) **Interferon-α**

Indikation* (u. a.)	Wirkung *
· chronische Hepatitis B (nach Befundkonstellation) · **akute Hepatitis C,** chron. Hepatitis C (Kombinationstherapie, Ausnahme) · **malignes Melanom**	· immunmodulatorische Wirkung · antivirale Aktivität
UAW *	**KI * (u. a.)**
· **Hämatotoxizität** · psychiatrische Störungen (z. B. **Depression**, Angststörung, Suizidgedanken), Krampfanfälle · Flu-Syndrom, Myalgie, Arthralgie · Hyperthyreose, Hypothyreose · Alopezie · HRST	· ausgeprägte **Neutropenie/Thrombopenie** · schwere Depression · **Leberzirrhose > Stadium Child-PughA** · **Autoimmunerkrankung**

Tenofovir, **Entecavir**

Indikation* (u. a.)	Wirkung *
· Hepatitis B · Tenofovir auch HIV	· Tenofovir - Nukleotid-Analogon · Entecavir - Nukleosid-Analogon · => HBV-Polymerase-Inhibition
UAW * (u. a.)	**KI * (u. a.)**
· proximale renale Tubulopathie (Tenofovir) · Kopfschmerzen, Lipaseanstieg (Entecavir) · gastrointestinale Beschwerden · selten: Laktatazidose	· Nierenfunktionsstörung (Tenofovir)

Virale Erkrankungen

Chronische Hepatitis C (weitere Informationen: DGVS Leitlinie, 2015)

Die Infektion mit dem **Hepatitis C-Virus** (HCV) erfolgt in der Regel parenteral durch Blutprodukte, medizinische Interventionen, i. v. Drogenkonsum und andere invasive Maßnahmen wie z. B. Tätowierungen. Eine sexuelle Übertragung ist sehr selten, wurde jedoch in den letzten Jahren zunehmend bei HIV-Ko-Infektion beschrieben.
Das RNA-Virus führt in ca. 70 % zu einer chronischen Infektion. Die Krankheitsprogression bei der HCV-Infektion ist sehr variabel und von Faktoren wie Alter bei Ansteckung, Geschlecht, Begleiterkrankungen (Diabetes, HIV) und Alkoholkonsum abhängig. Eine Beurteilung des Krankheitsstadiums gelingt allein durch die Bestimmung des Leberfibrosegrades.

Seit Anfang 2014 wurden mehrere direkt antivirale Arzneimittel (DAA) zugelassen, die nach ihrem Wirkmechanismus in 3 Klassen eingeteilt werden können: NS5B-Polymerase-Inhibitoren (**Sofosbuvir**, Dasabuvir); NS5A-Inhibitoren (Daclatasvir, Ledipasvir, Ombitasvir) und Protease-Inhibitoren (Simeprevir, Paritaprevir). Bei Kombination von 2 oder 3 Substanzen mit jeweils verschiedenem Wirkmechanismus können inzwischen innerhalb von 8 – 24 Wochen Therapiedauer bei allen HCV-Genotypen Ausheilungsraten von > 95 % erreicht werden (= sustained virological response = kein Virusnachweis 12 bzw. 24 Wochen nach Therapieende = **SVR**12 bzw. SVR24).

Aufgrund dieser sehr hohen Erfolgsraten bei sehr niedrigen Therapieabbruchraten ist die Interferon-freie Therapie der HCV-Infektion mit diesen Medikamentenkombinationen, trotz der aktuell noch beachtlich hohen Kosten, bereits Standard und hat die bisherige antivirale Kombinationstherapie aus pegyliertem Interferon-α (s. Hepatitis B) und Ribavirin abgelöst. Eine Kombination nur mit Ribavirin ist weiterhin möglich und wird insbesondere bei Vorliegen einer Leberzirrhose häufig zusätzlich empfohlen.
Lediglich beim schwierig zu behandelnden Genotyp 3 kann noch eine Interferon-haltige Kombination mit pegyliertem Interferon-α + Ribavirin + Sofosbuvir eingesetzt werden.

Wichtig ist es, vor Therapiebeginn mit diesen neuen Substanzen mögliche Interaktionen mit einer bereits bestehenden Medikation auszuschließen.

Beachte

Eine Ko-Infektion mit einer zweiten Virushepatitis kann zu einem schwerwiegenden Verlauf führen und verkompliziert eine Therapie der chronischen Hepatitis C. Daher ist bei jedem Hepatitis C-Patienten eine Impfung gegen Hepatitis A und B indiziert.

Virale Erkrankungen

Direkt antivirale Arzneimittel

NS5B-Polymerase-Inhibitoren:
Sofosbuvir
Dasabuvir

Indikation* (u. a.)	Wirkung *
· chronische Hepatitis C (Kombinationstherapie)	· Hemmung der viralen RNA-Polymerase NS5B => virale RNA-Replikation ↓ · Sofosbuvir = Nukleotid-Prodrug · Dasabuvir = nicht-nukleosidisch
UAW * (u. a.)	**KI * (u. a.)**
· Angaben zu spezifischen UAW sind aufgrund der Verwendung in Kombinationen nur eingeschränkt möglich · Erschöpfung, Kopfschmerzen · GI-Beschwerden	

NS5A-Inhibitoren:
Daclatasvir, Ledipasvir, Ombitasvir

Indikation* (u. a.)	Wirkung *
· chronische Hepatitis C (Kombinationstherapie)	· Hemmung des viralen Proteins NS5A => virale RNA-Replikation ↓ + Zusammenfügen der neuen Virusbestandteile↓
UAW * (u. a.)	**KI * (u. a.)**
· Angaben zu spezifischen UAW sind aufgrund der Verwendung in Kombinationen nur eingeschränkt möglich · Müdigkeit, Kopfschmerzen · GI-Beschwerden	

Virale Erkrankungen

Direkt antivirale Arzneimittel

Protease-Inhibitoren:
Simeprevir
Paritaprevir

Indikation* (u. a.)	Wirkung*
· chronische Hepatitis C (Kombinationstherapie)	· Hemmung der viralen NS3/4A-Serinprotease => virale RNA-Replikation ↓

UAW* (u. a.)	KI* (u. a.)
· Angaben zu spezifischen UAW sind aufgrund der Verwendung in Kombinationen nur eingeschränkt möglich · Müdigkeit, Kopfschmerzen · GI-Beschwerden · Hyperbilirubinämie · Photosensibilisierung (v.a. Simeprevir)	

Ribavirin

Indikation* (u. a.)	Wirkung *
· **chronische Hepatitis C** (Kombinationstherapie)	· Nukleosid-Analogon

UAW * (u. a.)	KI * (u. a.)
· hämolytische Anämie · Pruritus, schwerer Hautausschlag · Flu-Syndrom, Myalgie, Arthralgie · psychiatrische Störungen · Anorexie, Übelkeit, Diarrhö	· schwere Herzerkrankung, **instabile Angina pectoris** · Hämoglobinopathien · Cave bei Nierenfunktionsstörung · Leberdekompensation

Virale Erkrankungen

Humane Herpesviren

Bei folgenden Erkrankungen durch humane Herpesviren besteht eine dringende Behandlungsindikation:

- Herpes simplex-Virus (HSV)-Infektion mit **Herpesenzephalitis**
- Varizella zoster-Virus (VZV)-Infektion als Zoster ab dem 50. Lebensjahr, bei Infektionen am Kopf, mehreren betroffenen Dermatomen, immundefizienten Patienten
- **Cytomegalie-Virus (CMV)-Infektion** bei immunsupprimierten Patienten.

Die Guanosinanaloga **Aciclovir** und **Ganciclovir** hemmen die DNA-Polymerase kompetitiv und werden als „falsche Bausteine" in die DNA eingebaut. Sie führen zu einem Kettenabbruch am neu synthetisierten DNA-Strang. Ebenso hemmt das Nukleosidanalogon **Brivudin** die virale Replikation v. a. von VZV. Es darf nur bei immunkompetenten Erwachsenen eingesetzt werden (CAVE: Brivudin hemmt irreversibel die Dihydropyrimidin-Dehydrogenase => Kombination mit u.a. 5-FU oder Flucytosin ist kontraindiziert!). Um in die DNA eingebaut werden zu können, müssen beide Substanzen zunächst zum Triphosphat phosphoryliert werden. Im Fall von **Aciclovir** (Prodrug = Valaciclovir) wird diese Phosphorylierung v. a. durch die Virus-kodierte **Thymidinkinase** übernommen. Daher kann Aciclovir seine Wirkung selektiver in infizierten Zellen entfalten. Maßgeblich für den Behandlungserfolg ist der frühzeitige Therapiebeginn.
Da **Ganciclovir** und Valganciclovir hingegen auch in nicht infizierten Zellen phosphoryliert und in die DNA eingebaut werden, ist eine Therapie mit diesen Substanzen nebenwirkungsreicher (u. a. Schädigung des blutbildenden Systems!) als mit Aciclovir und daher nur bei **schweren CMV-Infektionen** bei Immunschwäche bzw. Immunsuppression indiziert, obwohl beide Wirkstoffe gegen alle Herpesviren wirksam sind.
Foscarnet-Natrium ist Reservemittel bei schwerwiegenden HSV- und CMV-Infektionen, wenn Nukleosidanaloga wie Aciclovir nicht mehr wirksam sind.

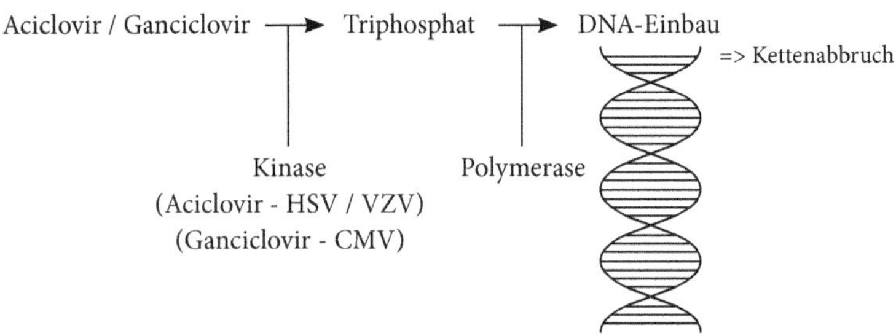

Wirkmechanismus von Aciclovir und Ganciclovir

Virale Erkrankungen

Virostatika

Aciclovir
Valaciclovir

Indikation* (u. a.)	Wirkung *
· Herpes simplex Typ 1 und 2 - u. a. **Herpesenzephalitis**, Herpes genitalis · **Varizella zoster-Virus** - u. a. Zoster ophthalmicus, Zoster oticus, disseminierter Zoster sowie Varizellen bei immunsupprimierten Patienten	· Hemmung der viralen DNA-Synthese (nicht wirksam auf latente Infektion)

UAW * (u. a.)	KI * (u. a.)
· **Nephrotoxizität** (Auskristallisierung) · GI-Beschwerden	· CAVE bei Niereninsuffizienz

Beachte

Die **Letalität** bei Herpesenzephalitis beträgt unbehandelt **etwa 70%**. Daher ist bei Verdacht der **sofortige Therapiebeginn** mit Aciclovir i.v. indiziert (DGN Leitlinie, 2012).

Ganciclovir
Valganciclovir

Indikation* (u. a.)	Wirkung *
· **CMV-Infektion** bei immunsupprimierten Patienten · Prävention von CMV-Infektionen bei Transplantat-Empfängern	· Hemmung der viralen DNA-Synthese

UAW * (u. a.)	KI * (u. a.)
· Hämatotoxizität · Fieber, Exanthem · Sepsis · GI-Beschwerden	· schwere Thrombozytopenie, Leukopenie

Virale Erkrankungen

Influenza (weitere Informationen: CDC Empfehlungen, 2015-2016)

Influenza-Viren werden in Typ A-, B- und C-Viren unterteilt. Typ A wird abhängig von dem Vorhandensein der Hüllproteine Hämagglutinin (H) und Neuraminidase (N) (s. u.) in weitere Subtypen unterteilt. Hämagglutinin ist für die Anheftung der Viren an die Wirtszelle, die Neuraminidase für die Freisetzung der Viren aus der Wirtszelle verantwortlich. Effektivster Schutz vor einer Influenza-Infektion besteht in der Impfung!

Die Neuraminidase-Hemmer **Oseltamivir** (zunehmend Resistenzen) und **Zanamivir** verhindern die **Freisetzung** von Influenza-Viren aus den infizierten Zellen. Sie werden gegen Influenza A und B eingesetzt und können bei frühzeitigem Therapiebeginn (< 48h) die **Krankheitsdauer** um 1-2 Tage verkürzen bzw. die **Symptomatik** abschwächen.

Amantadin (siehe Parkinsontherapie) hemmt das virale Membranprotein M2 und verhindert dadurch die Freisetzung der viralen RNA, die damit nicht mehr in den Zellkern gelangt. Es ist nur bei Influenza A wirksam, wobei es rasch zur Bildung resistenter Viren kommt. Auch bei Einsatz von Amantadin ist ein frühzeitiger Therapiebeginn innerhalb der ersten 48h Voraussetzung für die Wirksamkeit.

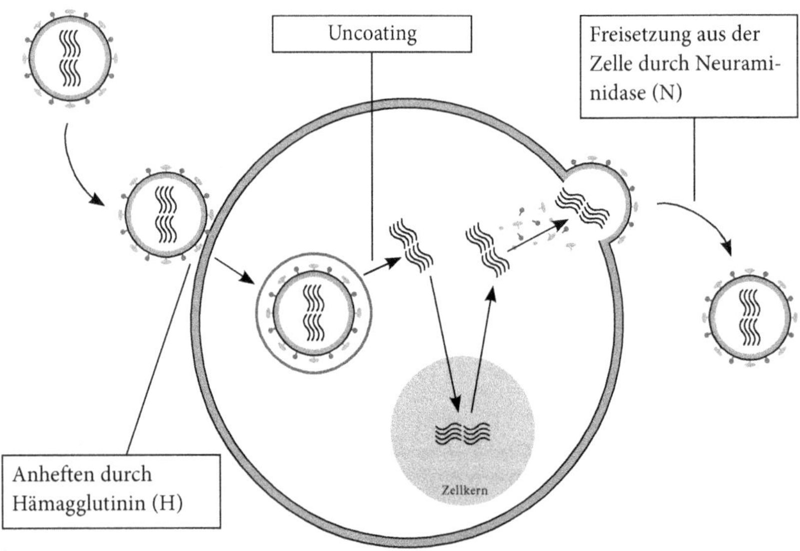

Virale Erkrankungen

Neuraminidase-Hemmer

Neuraminidase-Hemmer:
Oseltamivir - oral
Zanamivir - inhalativ

Indikation* (u. a.)	Wirkung *
· Influenza-Viren (**A+B**) - Therapie und Prophylaxe	· Hemmung der viralen Neuraminidase => **Hemmung der Virus-Freisetzung** · Wirkung nur bei frühzeitigem Therapiebeginn (< 48h nach Symptombeginn)
UAW * (u. a.)	**KI * (u. a.)**
· GI-Beschwerden (Oseltamivir) · Bronchospasmus (Zanamivir)	

Beachte

Neuraminidase-Hemmer und Amantadin sind NICHT indiziert bei einem „grippalen Infekt“!

Obstipation

Überblick (weitere Informationen: DGVS Leitlinie, 2013)

Das Problem Obstipation spielt im ärztlichen Alltag eine große Rolle. Viele ältere Patienten leiden unter Obstipation, die häufig durch Bewegungsmangel, ballaststoffarme Ernährung und Flüssigkeitsmangel ausgelöst wird. Obstipation ist zudem eine häufige UAW von Medikamenten (z.B. Diuretika, Laxanzien), wenn diese zu Flüssigkeits- oder Kaliumverlusten führen: Flüssigkeitsmangel führt zu einer verstärkten Eindickung des Stuhls, Kaliummangel stört die Funktion der enteralen Muskelzellen. Hinzu kommen Medikamente mit direkt obstipierender Wirkung wie Opioide. Therapieziel ist die Normalisierung der Darmfunktion mit möglichst geringer pharmakologischer Manipulation.

Konventionelle Laxanzien
Laxanzien können in Abhängigkeit von ihrer Wirkstärke eingeteilt werden in **Füll- und Quellmittel < osmotische Laxanzien < sekretorische (=hydragoge) Laxanzien**.

Füll-und Quellmittel
Füll-und Quellmittel (z. B. indischer Flohsamen) werden kaum verdaut und verbleiben somit im Darmlumen. Unter Wasseraufnahme quellen sie und führen so zu einer reflektorischen Steigerung der Peristaltik. Sie werden sowohl zur Vorbeugung als auch zur Therapie der Obstipation eingesetzt.

Osmotisch wirkende Laxanzien
Osmotisch wirksame Laxanzien wie Polyethylenglykole (= Macrogol) wirken durch das Binden von Wasser im Darmlumen. Eine Sonderrolle nimmt hierbei die **Laktulose** ein. Sie wirkt zuerst im Dünndarm osmotisch, im Dickdarm wird sie im Anschluss bakteriell in Acetat und Laktat umgewandelt. Die resultierende pH-Senkung (H^+) fördert im Dickdarm die Umwandlung des leichter resorbierbaren NH^{3+} in das schwer resorbierbare NH^{4+}. Dieser Effekt wird therapeutisch bei der **hepatischen Enzephalopathie** zusätzlich zur abführenden Wirkung genutzt.

Sekretorisch = hydragog wirkende Laxanzien
Das sekretorisch wirksame Bisacodyl führt zu einer vermehrten Sekretion von Elektrolyten und Wasser in das Darmlumen. Es wird vorwiegend vor diagnostischen Eingriffen zur Darmentleerung eingesetzt. Bei Versagen der konventionellen Therapie kann Linaclotid eingesetzt werden. Dies ist ein Guanylatcyclase-C-Agonist und wirkt über einen Chlorid- und Bikarbonat-Einstrom in das intestinale Lumen.

Beachte

Alle Laxanzien müssen mit viel Wasser eingenommen werden!

Obstipation

Überblick

Beim Einsatz von Laxanzien muss beachtet werden, dass es zu einem enteralen Wasserverlust kommt. Insbesondere die stärker wirksamen Laxanzien führen außerdem immer auch zu einem Elektrolytverlust (Na^+, K^+) über den Darm. Der Organismus versucht als Reaktion darauf, den Wasser- und Natriumverlust möglichst gering zu halten, indem er das RAAS aktiviert. Der Beginn eines Teufelskreises: Durch die steigende Aldosteronkonzentration wird der renale Kaliumverlust gefördert. Die ohnehin vorhandene Darmträgheit wird durch den doppelten Kaliumverlust verstärkt und die Patienten reagieren hierauf u. U. mit einer vermehrten Einnahme von Laxanzien. Eine sorgfältige Betreuung und Aufklärung der Patienten ist daher unumgänglich.

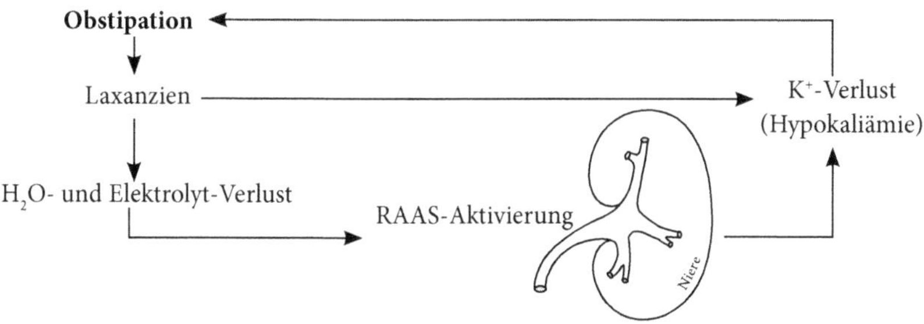

„Teufelskreis" des Laxanziengebrauchs

Motilitätssteigernde Medikamente
Bei Versagen der dargestellten Therapieoptionen kann bei chronischer Obstipation ein Therapieversuch mit Prucaloprid erfolgen. Als Serotonin ($5\text{-}HT_4$-)-Rezeptor-Agonist steigert es die Darmmotilität. Das Prokinetikum ist ausschließlich zur Therapie von Frauen zugelassen. **Metoclopramid**, Domperidon und das Antibiotikum Erythromycin zeigen ebenfalls prokinetische Eigenschaften, vor allem jedoch im oberen Gastrointestinaltrakt. Erythromycin wird off-label bisweilen bei postoperativer Gastroparese und bei oberer gastrointestinaler Blutung zur besseren Magenentleerung vor einer endoskopischen Untersuchung eingesetzt. Bei paralytischem Ileus kann ein Therapieversuch mit **Neostigmin** erfolgen.

Zur Behandlung einer **opioid-induzierten Obstipation** kann bei fehlendem Ansprechen auf Allgemeinmaßnahmen Methylnaltrexon s. c. eingesetzt werden. Es wirkt lokal im Darm als μ-Opioidrezeptor-Antagonist und hebt selektiv die obstipierende Wirkung von Opioiden, nicht jedoch ihren analgetischen Effekt auf (siehe auch Schmerztherapie).

Obstipation

Laxanzien

Flohsamen = Psyllium, Leinsamen, Weizenkleie

Indikation* (u. a.)	Wirkung *
· Obstipation · nicht ausreichendes Stuhlvolumen	· reflektorische Zunahme der Peristaltik
UAW * (u. a.)	**KI * (u. a.)**
· Toleranz (siehe Zeichnung)	

Interaktionen * (u. a.)

verminderte Resorption anderer Medikamente => 1-2 h Abstand einhalten

Laktulose

Indikation* (u. a.)	Wirkung *
· **hepatische Enzephalopathie** · Obstipation	· Disaccharid (bestehend aus Galactose/ Fructose) wird im Dünndarm nicht gespalten => osmotische Wirkung · im Dickdarm bakterielle Metabolisierung in Acetat und Laktat => pH ↓ => weniger Resorption von Ammoniak im sauren Milieu, da es in geladener Form vorliegt
UAW * (u. a.)	**KI * (u. a.)**
· Toleranz (siehe Zeichnung)	

Obstipation

Laxanzien

Polyethylenglykole = Macrogol

Indikation* (u.a.)	Wirkung*
· Obstipation · Vorbereitung Koloskopie	· verminderte Eindickung des Darminhalts durch osmotische Wasserbindung
UAW* (u.a.)	**KI* (u.a.)**
· Toleranz (siehe Zeichnung)	

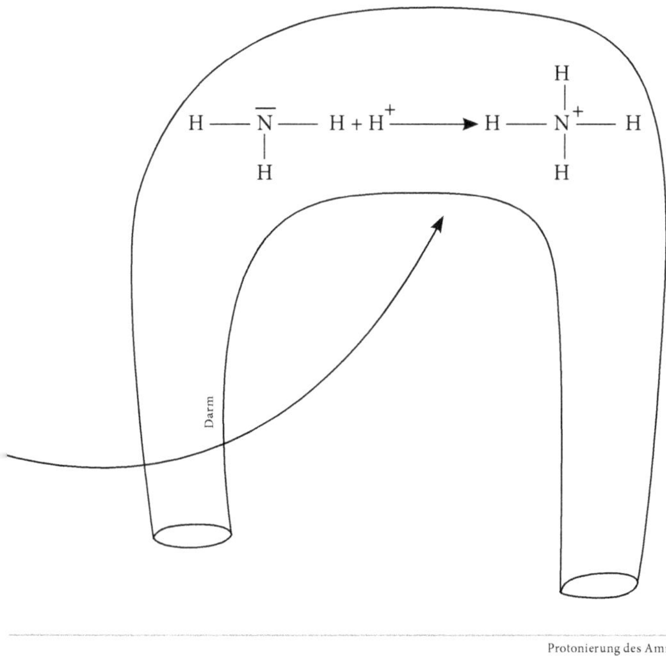

Protonierung des Ammoniaks im sauren Milieu

Obstipation

Sekretorisch = hydragog wirkende Laxanzien

hydragog wirkende Laxanzien:
Bisacodyl, Natriumpicosulfat

Indikation* (u. a.)	Wirkung*
· Obstipation	· Wassereinstrom in das Darmlumen
UAW* (u. a.)	**KI* (u. a.)**
· Toleranz (siehe Zeichnung)	

Linaclotid (außer Handel)

Indikation* (u. a.)	Wirkung*
· Reizdarmsyndrom mit Obstipation	· Guanylatcyclase-C-Rezeptor-Agonist => intestinaler Cl- und Bikarbonat-Einstrom
UAW* (u. a.)	**KI* (u. a.)**
· Diarrhö, Bauschschmerzen, Flatulenz	

Obstipation

5-HT_4-Rezeptor-Agonisten und μ-Rezeptor-Antagonisten

5-HT_4-Rezeptor-Agonist:
Prucalioprid

Indikation* (u. a.)	Wirkung *
· chronische Obstipation bei Frauen, wenn klassische Laxanzien unzureichend wirken	5-HT_4-Rezeptor-Agonist => Darmmotilität ↑
UAW * (u. a.)	**KI * (u. a.)**
· GI-Störungen · Kopfschmerzen	· dialysepflichtige Niereninsuffizienz · mechanischer Ileus · entzündliche Darmerkrankungen

μ-Rezeptor-Antagonist:
Methylnaltrexon (s. c.)

Indikation* (u. a.)	Wirkung *
· Opioid-induzierte Obstipation zusätzlich zu Laxanzien	· μ-Rezeptor-Antagonist => Aufhebung der obstipierenden Opioidwirkung
UAW * (u. a.)	**KI * (u. a.)**
· GI-Störungen	· Ileus

Diarrhoe

Überblick

Eine Diarrhoe liegt vor, wenn es zu mehr als 3 Stuhlentleerungen am Tag kommt, die Stuhlkonsistenz flüssig und/oder die Stuhlmenge vermehrt ist (>250g/d). Bei einer Dauer von mehr als 3 Wochen besteht eine chronische Diarrhoe, die möglichst erst nach Diagnose der zugrundeliegenden Erkrankung und dann ursachenadaptiert therapiert werden sollte.

Die Therapie der akuten Diarrhoe erfolgt in erster Linie symptomatisch durch Rehydrierung. Bei Verdacht auf eine infektiöse Genese und schwerem Verlauf (z. B. blutige Diarrhoe, Fieber) kann auch eine kalkulierte Antibiotikatherapie in Erwägung gezogen werden (z. B. Cotrimoxazol oder Chinolone, bei Verdacht auf **Amöbiasis Metronidazol**).

Zur medikamentösen Therapie steht das motilitätshemmende Opioid **Loperamid** zur Verfügung. Durch direkte Wirkung auf Opioidrezeptoren im Darm kommt es zu einer Abnahme der Darmperistaltik und zu einer Erhöhung des Sphinctertonus. Da es bei normaler Dosierung keine ZNS-Effekte hat, unterliegt es nicht dem Betäubungsmittelgesetz.
Bei der Anwendung von Loperamid muss bedacht werden, dass durch die obstipierende Wirkung durchfallauslösende Toxine bzw. Erreger länger im Organismus verbleiben. Bei Verdacht auf eine infektiöse Diarrhoe sollte daher auf den Einsatz nach Möglichkeit verzichtet werden.
Wird die Diarrhoe von Koliken begleitet, kann das Spasmolytikum N-Butylscopolamin (siehe Parasympatholytika) zur symptomatischen Therapie eingesetzt werden.

Loperamid

Indikation* (u. a.)	Wirkung*
· Diarrhoe (immer mit gleichzeitigem Flüssigkeitsersatz)	· Wirkung auf Opioidrezeptoren im Darm => **Darmperistaltik ↓, Sphinctertonus ↑** · keine ZNS-Wirkung/Analgesie => keine BTM-Pflicht
UAW* (u. a.)	**KI* (u. a.)**
· verlängerte Dauer bis zur Ausscheidung von Toxinen	· Ileus, Obstipation · schwere GI-Infekte (Blut, Fieber)

Erbrechen

Überblick

Erbrechen und Übelkeit werden hauptsächlich im Vestibularorgan des Innenohrs, im Magen-Darm-Trakt und/oder zentral in der Area postrema und im Brechzentrum hervorgerufen. Dabei erfolgt die Reizweiterleitung im Vestibularorgan vorwiegend über Histamin (H_1)- und Acetylcholin (M_1)-Rezeptoren, im Magen-Darm-Trakt und ZNS v. a. über Serotonin (5-HT_3)- und Dopaminrezeptoren (D_2).

Bei Kinetose (Reiseübelkeit), die ihren Ursprung v. a. im Vestibularorgan hat, sind Antihistaminika (siehe allergische Rhinitis) und Anticholinergika (Scopolamin) indiziert. Bei den Antihistaminika werden die klassischen, ZNS-gängigen Substanzen wie **Dimenhydrinat** eingesetzt, da diese eine in diesem Falle gewünschte zusätzliche zentrale anticholinerge Wirkung besitzen.

Die Hemmung der **Serotoninrezeptoren** (5-HT_3) z. B. durch Ondansetron ist der wirksamste Ansatz bei der Prophylaxe und Therapie des **Zytostatika**- bzw. Opioid-induzierten Erbrechens (z. B. PONV = post-operative nausea and vomiting in der Anästhesie). Durch Kombination mit Glukokortikoiden (z. B. Dexamethason) kann die Wirkung gesteigert werden. Der Wirkmechanismus ist in diesem Fall nicht geklärt.

Metoclopramid (ZNS-gängig) bzw. **Domperidon** (nicht ZNS-gängig) hemmen Dopaminrezeptoren (D_2) und werden bei der Therapie von Übelkeit und Erbrechen bereits seit Langem eingesetzt. Die unterschiedliche ZNS-Gängigkeit hat kaum Auswirkungen auf die Wirksamkeit, da beide Substanzen sowohl im GI-Trakt prokinetisch und zudem an der Area postrema (außerhalb der Bluthirnschranke) antiemetisch wirken. Metoclopramid ist zudem ein 5-HT_4-Agonist, was den prokinetischen Effekt mitbedingt. Durch den 5-HT_3-Antagonismus wird eine zusätzliche antiemetische Wirkung erzielt. Bei Metoclopramid muss aufgrund der ZNS-Gängigkeit v.a. bei Kindern und älteren Patienten mit extrapyramidalen UAW gerechnet werden (vgl. Neuroleptika = ebenfalls D_2-Antagonisten!). Es soll daher nur kurzzeitig eingesetzt werden. Aufgrund des Risikos für schwerwiegende kardiale UAW sollte aber auch die Therapie mit Domperidon auf 1 Woche begrenzt werden.

Das Neuropeptid Substanz P löst durch Bindung an den Neurokinin-1 (NK-1)-Rezeptor Erbrechen aus. **Aprepitant** ist ein NK-1-Rezeptorantagonist und reduziert als antiemetische Prophylaxe bei emetogener Chemotherapie v. a. das verzögerte Erbrechen.

Merkhilfe: Transmitter, die bei Übelkeit relevant sind

ADHS - Neuro

Erklärung: A = Acetylcholin, D=Dopamin (D_2), H = Histamin (H_1), S=Serotonin (5-HT_3), Neuro = Neuropeptid (NK-1-Rezeptoren)

Erbrechen

Anticholinergika und Dopaminantagonisten

Anticholinergika:
Scopolamin (Pflaster)

Indikation* (u. a.)	Wirkung *
· Kinetosen (vestibulär ausgelöst)	· Hemmung des M_1-Rezeptors (vestibuläre Afferenzen zum Brechzentrum sind cholinerg)
UAW * (u. a.)	**KI * (u. a.)**
· anticholinerg (siehe Atropin)	· siehe Atropin

Dopaminantagonisten:

Metoclopramid	ZNS-gängig
Domperidon	**kaum ZNS-gängig**

Indikation* (u. a.)	Wirkung *
· symptomatische Therapie von Übelkeit, Erbrechen - kurze Behandlungsdauer · Prophylaxe von verzögerter Chemotherapie-induzierter, Strahlentherapie-induzierter sowie postoperativer Übelkeit und Erbrechen - Metoclopramid	· **Dopamin-Antagonismus** (D_2) im Gastrointestinaltrakt => Motilität ↑ Pylorustonus ↓, Tonus des unteren Ösophagussphinkters ↑; in der Area postrema => Antiemese · Metoclopramid zusätzlich: 5-HT_4-Agonist=> prokinetischer Effekt, 5-HT_3-Antagonist=> Antiemese
UAW * (u. a.)	**KI * (u. a.)**
· **extrapyramidale** UAW - Metoclopramid, Therapie: Biperiden · Hyperprolaktinämie · QTc ↑, ventrikuläre HRST - Domperidon	· Ileus · Metoclopramid: extrapyramidale Störungen · Domperidon: mäßige/ schwere Leberfunktionsstörung, Komedikation mit QTc--verlängernden Arzneimitteln oder starken CYP3A4--Inhibitoren

Erbrechen

Serotoninantagonisten und NK-1-Rezeptorantagonisten

Serotoninantagonisten:
Ondansetron, Granisetron
Dolasetron, Tropisetron, Palonosetron

Indikation* (u. a.)	Wirkung*
· **Zytostatika-induziertes Erbrechen** · PONV (post-operative nausea and vomiting)	· Serotonin-Antagonismus (5-HT_3-Blocker)
UAW* (u. a.)	**KI* (u. a.)**
· Diarrhoe, Obstipation · Kopfschmerzen · HRST	

NK-1-Rezeptorantagonisten:
Aprepitant, Fosaprepitant (i. v.)

Indikation* (u. a.)	Wirkung*
· Prophylaxe des akuten und verzögerten Zytostatika-induzierten Erbrechens in Kombination mit 5-HT_3-Antagonisten + Dexamethason	· Hemmung der Substanz P-Wirkung am NK-1-Rezeptor
UAW* (u. a.)	**KI* (u. a.)**
· gastrointestinale Störungen, Hepatotoxizität · Neutropenie	

Interaktionen* (u. a.)
Komedikation mit CYP3A4-Substraten

Gastroduodenale Ulzera + Refluxerkrankung

Überblick (weitere Informationen: DGVS Leitlinie, 2009 und 2014)

Reflux
Die Refluxkrankheit wird in der Regel durch den Rückfluss von Magensaft bei insuffizientem unteren Ösophagussphinkter hervorgerufen. Das medikamentöse Prinzip der Therapie beruht auf einer Reduktion der Säurebelastung.

Protonenpumpen-Inhibitoren (PPI) wie **Omeprazol** sind die effektivsten Säuresekretionshemmer. Durch irreversible **Blockade der H^+/K^+-ATPase** der Parietalzellen (= Endstrecke der Säureproduktion) führen sie zu einer ausgeprägten Säuresuppression.

Histamin (H_2)-Rezeptor-Blocker wie **Ranitidin** haben über eine Blockade der histaminvermittelten Säureproduktion eine geringere Wirkung als PPI (Histamin stimuliert neben weiteren Faktoren die Säureproduktion durch die Belegzellen).

Antazida wie Al^{3+}-Hydroxid binden bereits vorhandene Säure im Magen. Auf die eigentliche Säuresekretion haben sie keinen Effekt.

H_2-Rezeptor-Blocker und Antazida sind den PPI hinsichtlich der Säuresuppression weit unterlegen. Sie werden daher nur bei leichten und gelegentlichen Refluxbeschwerden ohne Ösophagitis eingesetzt.

Chronische Gastritis/Gastroduodenale Ulzera
Zur Prophylaxe eines gastroduodenalen Ulkus bei intensivmedizinischer Betreuung ist die Gabe eines H_2-Rezeptor-Blockers ausreichend.
Die Ulkus-Therapie beruht neben dem Weglassen schleimhautschädigender Substanzen (z.B. NSAID) auf einer Verminderung aggressiver Faktoren und einer Stärkung der protektiven Mukosabarriere. Zur antiaggressiven Therapie gehört die Säuresekretionshemmung durch **PPI** oder - wenn vorhanden - die Eradikation von Helicobacter pylori in Form einer antiinfektiösen Kombinationstherapie (Italian Triple = PPI + **Clarithromycin** + Metronidazol, French Triple = Metronidazol durch **Amoxicillin** ersetzen). Aufgrund besserer Verträglichkeit kann in Deutschland der italienischen Triple-Therapie der Vorzug gegeben werden.
Zur Stärkung der Mukosabarriere können die sogenannten Zytoprotektiva eingesetzt werden. Hierzu gehören **Sucralfat**, das eine Art Schutzfilm über der Schleimhaut bildet und das Prostaglandin-Analogon **Misoprostol**, das die Bikarbonat- und Schleimproduktion fördert.

Merkhilfe: Eradikation von Helicobacter pylori

MACHO

Erklärung: M: Metronidazol oder A: Amoxicillin plus C: Clarithromycin, um den H: Helicobacter abzutöten, dazu O: Omeprazol

Gastroduodenale Ulzera + Refluxerkrankung

Übersicht

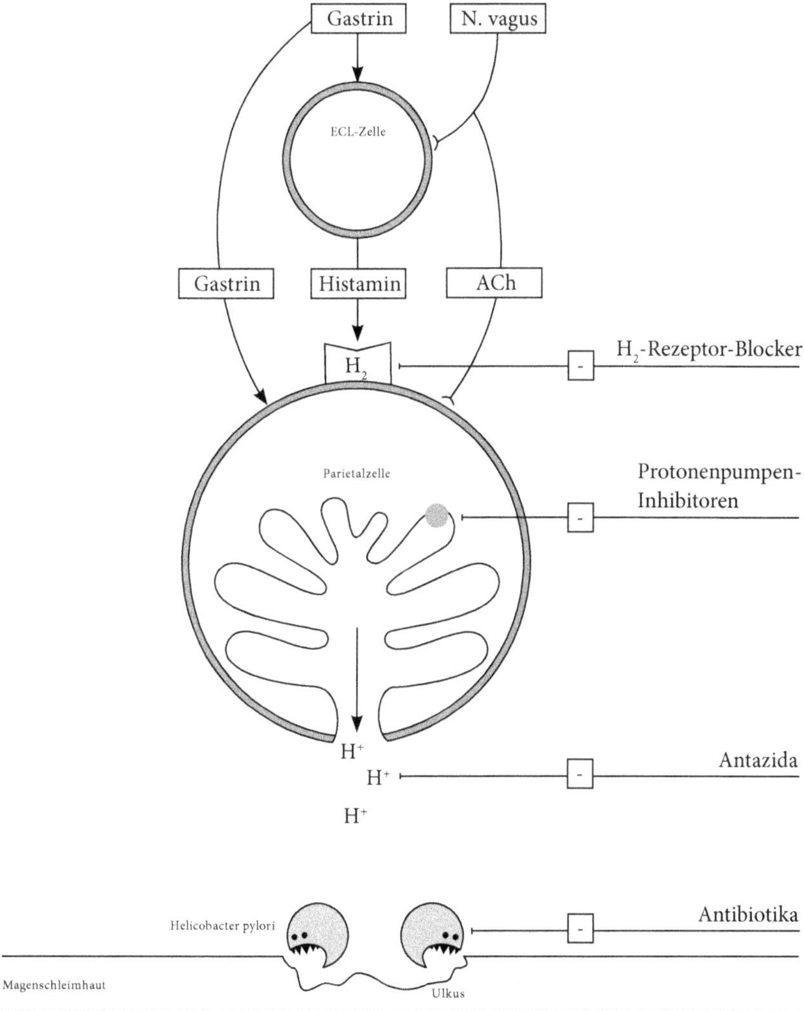

Medikamentöse Ansatzpunkte bei gastrointestinalen Ulzera und Refluxerkrankung

Gastroduodenale Ulzera + Refluxerkrankung

Protonenpumpen-Inhibitoren (PPI)

PPI:
Esomeprazol
Lansoprazol
Omeprazol
Pantoprazol
Rabeprazol

Indikation* (u. a.)

- effektivste Wirkstoffe bei Ulcus duodeni + ventriculi
- **Eradikationstherapie** (in Kombination mit Antibiotika)
- Refluxösophagitis
- **Ulkusprophylaxe** nach Risikoprofil (Einnahme von **NSAID + Glukokortikoid**, Alter, Ulcusanamnese u. a.)
- **Zollinger-Ellison-Syndrom**

Wirkung *

- **irreversible Blockade der H^+/K^+-ATPase** => Säureproduktion ↓
- enterale Resorption (magensaftresistente Form) => über Blut zu Parietalzellen => Aktivierung der Prodrugs im sauren Milieu (vor / zum Essen einnehmen)

UAW * (u. a.)

- gastrointestinale Störungen
- Hypergastrinämie
- Sehstörungen, Hörstörungen (CAVE bei zu schneller i.v.-Gabe)
- dosis-und zeitabhängige Erhöhung der Frakturrate

KI * (u. a.)

Interaktionen * (u. a.)

- Resorptionseinschränkung von u.a. Eisensalzen, Vitamin B_{12} und ASS aufgrund der pH-Anhebung
- CYP2C19 - Inhibition (z. B. durch Omeprazol) - eventuell fehlende Aktivierung des Prodrugs Clopidogrel (klinische Relevanz nach Studienlage nicht eindeutig)

Gastroduodenale Ulzera + Refluxerkrankung

H_2-Rezeptor-Blocker und Antazida

H_2-Rezeptor-Blocker:
Cimetidin
Famotidin
Ranitidin

Indikation* (u. a.)	Wirkung *
· Refluxösophagitis · 2. Wahl bei Ulcus duodeni + ventriculi · Zollinger-Ellison-Syndrom	· Histamin (H_2)-Rezeptor-Blockade => Säureproduktion ↓ (v. a. nachts => abends einnehmen)
UAW * (u. a.)	**KI * (u. a.)**
· gastrointestinale Störungen · zentralnervöse Störungen · antiandrogen (Cimetidin) · Leberenzymerhöhung · Herzrhythmusstörungen	

Antazida:
Mg^{2+}-/ Al^{3+}-Hydroxid

Indikation* (u. a.)	Wirkung *
· leichte Refluxbeschwerden (häufig in Selbstmedikation)	· alkalische Substanzen neutralisieren Magensäure
UAW * (u. a.)	**KI * (u. a.)**
· Al^{3+}-Hydroxid: Obstipation · Mg^{2+}-Hydroxid: Durchfall	

Interaktionen * (u. a.)
verminderte Resorption anderer Medikamente

Diabetes mellitus

Überblick

Hauptbefund beim Diabetes mellitus ist die chronische Hyperglykämie, die entweder durch eine gestörte Insulinproduktion und/oder eine gestörte Insulinwirkung verursacht wird.
Beim Diabetes mellitus Typ 1 kommt es durch eine β-Zellzerstörung zu einem absoluten Insulinmangel. Daher ist beim Typ 1-Diabetes eine Insulinsubstitution zwingend indiziert und lebenslang notwendig. Der individuelle Bedarf an Insulin muss dabei an das Ausmaß des Insulindefizits, die wechselnde Nahrungszufuhr und die körperliche Aktivität des Patienten angepasst werden (siehe Insulintherapie). Da die Anpassung der Insulinsubstitution durch den Patienten selbst erfolgt, ist eine intensive Patientenschulung unabdingbar für den Erfolg und die Sicherheit der Therapie. Die größte Gefahr besteht bei der Insulintherapie in der Hypoglykämie (Therapie: immer angepasst an Schwere der hypoglykämischen Entgleisung - mit Glukose und ggf. Glukagon).
Der Diabetes mellitus Typ 2 ist durch eine Insulinresistenz (Abnahme der Insulinwirkung) und Insulinsekretionsstörung charakterisiert und tritt häufig gemeinsam mit anderen klinischen Zeichen eines metabolischen Syndroms auf. Die primäre Therapie besteht daher neben einer Lebensstilmodifikation in der Verbesserung der Insulinsensitivität bzw. der Insulinsekretion.
Gemeinsame Therapieziele beim Typ 1- und Typ 2-Diabetes mellitus sind die Vermeidung von Stoffwechselentgleisungen, diabetespezifischer mikroangiopathischer (Retino-, Neuro- und Nephropathie) und anderer diabetesassoziierter Folgeschäden (beschleunigte Makroangiopathie). HbA_{1c} und Plasmaglukose sind Surrogatparameter und dienen zur Kontrolle des Glukosestoffwechsels.

Definition des Diabetes mellitus

- Nüchternblutglukose ≥ 126 mg/dl (7,0 mmol/l) im venösen Plasma oder
- oraler Glukose-Toleranz-Test-2-h-Wert ≥ 200 mg/dl (11,1 mmol/l) oder
- HbA_{1c} ≥ 6,5 %

Beachte

- Einen Nutzennachweis aus Studien bezüglich Vermeidung mikro- und/oder makrovaskulärer Komplikationen gibt es für Metformin, Glibenclamid, Gliclazid, Empagliflozin und Insulin.
- Das HbA_{1c}-Therapieziel soll individuell gemeinsam mit dem Patienten unter Berücksichtigung u.a. von Patientenpräferenz, Komorbidität und Lebensqualität vereinbart werden.
- Die individuellen Therapieziele sollten mindestens 1x jährlich evaluiert werden.
- Immer gilt: Mitbehandlung von vorhandener Fettstoffwechselstörung, arterieller Hypertonie und Adipositas!

Diabetes mellitus

Therapie des Diabetes mellitus Typ 2

(weitere Informationen: Nationale VersorgungsLeitlinie Typ-2-Diabetes, 2013)

Stufenschema der Therapie - HbA_{1c} -Zielkorridor = 6,5 % - 7,5%

Stufe 1: Basismaßnahmen

Basis der Therapie bilden Patientenschulung, Ernährungsberatung, Steigerung der körperlichen Aktivität und Raucherentwöhnung.

Stufe 2: Basismaßnahmen + Monotherapie

Individuelles HbA_{1c}-Ziel nach 3 - 6 Monaten nicht erreicht =>

1. Wahl = **Metformin** (Beachte KI und UAW)

alternativ nach DDG/DGIM:
- Insulin
- DPP-4-Inhibitor
- SGLT-2-Inhibitor
- Sulfonylharnstoff/Glinid
- (α-Glukosidashemmer Pioglitazon - siehe Text)

alternativ nach DEGAM/AkdÄ:
· mit Nutzennachweis:
- Insulin
- Glibenclamid

· ohne Nutzennachweis:
- DPP-4-Inhibitor
- α-Glukosidashemmer
- weitere Sulfonylharnstoffe/Glinid

Stufe 3: Basismaßnahmen + Insulin allein oder Zweifachkombinationstherapie

Individuelles HbA_{1c}-Ziel nach 3 - 6 Monaten nicht erreicht =>

nach DDG/DGIM:

Zweifachkombination =
· Metformin (falls keine KI, UAW) +
- Insulin oder
- DPP-4-Inhibitor oder
- GLP-1-Rezeptoragonist oder
- α-Glukosidashemmer oder
- SGLT-2-Inhibitor oder
- Sulfonylharnstoff/Glinid oder
- Pioglitazon (siehe Text)

nach DEGAM/AkdÄ:
Insulin allein oder
Zweifachkombination =
· Metformin (falls keine KI, UAW) +
- Insulin oder
- Glibenclamid oder
- DPP-4-Inhibitor

Stufe 4: Basismaßnahmen + Intensivierte Insulin- und Kombinationstherapie

Individuelles HbA_{1c}-Ziel nach 3 - 6 Monaten nicht erreicht => Insulin allein oder zusätzliche Gabe bzw. Intensivierung der Insulintherapie.

Diabetes mellitus

Orale Antidiabetika und Inkretine

Das **Biguanid Metformin** gilt als orales **Antidiabetikum der ersten Wahl bei normal- und übergewichtigen Typ 2-Diabetikern**. Da Metformin die Insulinsekretion nicht verstärkt, besteht bei Monotherapie keine Hypoglykämiegefahr. Metformin führt zu einer verbesserten Glukoseverstoffwechselung (hepatische Glukoneogenese, Glukosefreisetzung und evtl. intestinale Glukoseresorption ↓) und senkt die Insulinresistenz (Glukosestoffwechsel im Skelettmuskel ↑). Zudem sinken Insulinbedarf, Hyperinsulinämie und Appetit.
Metformin führt über eine Blockade der mitochondrialen Atmungskette zu einer Hemmung der ATP-Synthese. Kompensatorisch steigt der anaerobe Stoffwechsel. Daher kann sich unter der Therapie eine potenziell lebensbedrohliche **Laktatazidose** entwickeln. Das Risiko steigt bei Hypoxie des Gewebes. Wichtige **Kontraindikationen für Metformin** sind daher z. B. eine schwere Herz-, Leber- und **Niereninsuffizienz**, strenges Fasten, Kontrastmittel-Gabe, schwere Infektionen oder Operationen. Metformin kann mit allen anderen Antidiabetika und mit Insulin kombiniert werden.

Die **Sulfonylharnstoffe** (z. B. **Glibenclamid**) und die **Glinide** (**Sulfonylharnstoff-Analoga**, z. B. Repaglinid) steigern die Insulinfreisetzung des Pankreas durch eine Blockade ATP-gesteuerter K^+-Kanäle. Daher können alle Sulfonylharnstoffe und Glinide eine Hypoglykämie und Gewichtszunahme induzieren.

Der **Glukosidasehemmer Acarbose** hemmt im Darm die α-Glukosidase, die für den Abbau von Kohlenhydratketten verantwortlich ist. Hierdurch wird die Kohlenhydratverdauung verzögert und der postprandiale Blutglukoseanstieg vermindert (CAVE: Auftreten von Blähungen durch den bakteriellen Abbau der nicht resorbierten Kohlenhydrate im Kolon).

Glucagon-like peptide-1 (GLP-1)-Rezeptoragonisten (**Inkretinmimetika**, **GLP-1-Analoga**, z. B. Exenatide, Liraglutid) und **Dipeptidyl-Peptidase-4 (DPP-4)-Inhibitoren** (**Gliptine**, z. B. Sitagliptin) stimulieren die glukoseabhängige Insulinausschüttung. Sie wirken über eine Nachahmung (Inkretinmimetika) oder Abbauhemmung (DPP-4-Inhibitoren) des Inkretins Glucagon-like-Peptide (GLP-1), das für die physiologische, nahrungsabhängige Insulinsekretion verantwortlich ist. Positiv ist die Reduktion des Körpergewichts unter der Therapie mit Inkretinmimetika bzw. die Gewichtsneutralität der DPP-4-Inhibitoren sowie die geringe Hypoglykämiegefahr der beiden Substanzgruppen.

Die **SGLT-2-Inhibitoren** (z. B. Dapagliflozin, Empagliflozin) hemmen den renalen Natrium-Glukose-Cotransporter 2 (SGLT-2). Dadurch wird die renale Glukose-Reabsorption reduziert und die Glukoseausscheidung über den Harn steigt (CAVE: Diurese ↑ => Risiko für Dehydratation und Hypotonie ↑). Erste Daten verweisen auf eine Reduktion der Mortalität unter Empagliflozin bei Typ 2-Diabetikern mit hohem kardiovaskulären Risiko.

Diabetes mellitus

Orale Antidiabetika und Inkretine

Das **Glitazon** Pioglitazon ist ein selektiver PPAR-γ-Rezeptor-Agonist. Es wirkt als Insulinsensitizer über eine Reduktion der Insulinresistenz. Aufgrund der negativen Nutzen-Risiko-Bilanz (u.a. Flüssigkeitsretention, Risiko für Herzinsuffizienz und Harnblasen-Karzinom ↑, Steigerung der Frakturrate bei Frauen) rät das BfArM jedoch seit Juni 2011 von der weiteren Verwendung ab.

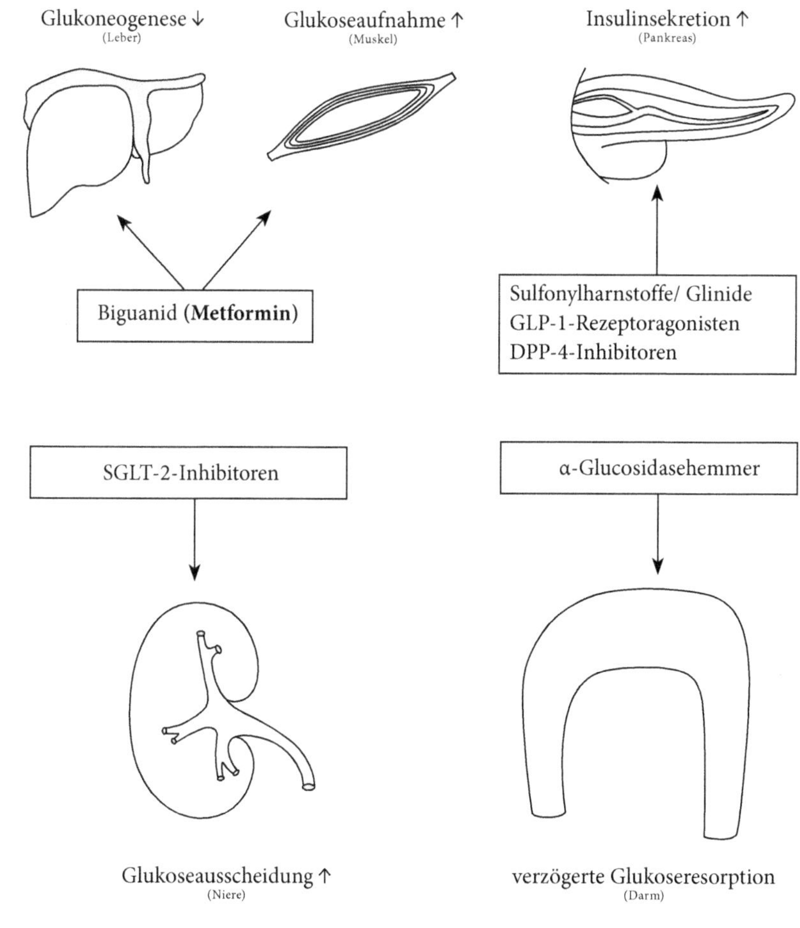

Diabetes mellitus

Biguanid

Metformin

Indikation* (u. a.)

- **Diabetes mellitus Typ 2 (Mittel der 1. Wahl)**

Wirkung *

- hepatische Glukoneogenese ↓
- Glukoseaufnahme in Muskel und Fettgewebe ↑ (Insulinresistenz ↓)
- evtl. verzögerte Glukoseresorption im Darm
- Triglyceride ↓, HDL ↑ => gut bei Hypertriglyceridämie
- keine Körpergewichtszunahme => gut bei Übergewicht
- keine Hypoglykämie

UAW * (u. a.)

- GI-Beschwerden (langsame Dosissteigerung)
- CAVE: Laktatazidose

KI * (u. a.)

- Erkrankungen mit Gewebshypoxie (Herzinsuffizienz NYHA III-IV, Myokardinfarkt, Schock, resp. Insuffizienz)
- **Niereninsuffizienz** (CrCl<45ml/min; ab <60ml/min Reduktion der Tagesmaximaldosis + intensives Monitoring), Vorsicht bei akuten Erkrankungen, die zu einer Verschlechterung der Nierenfunktion führen können wie u.a. Dehydratation, schwere Infektionen
- **größere Operation,** Intensivtherapie
- Alkoholismus
- Diabetes Typ 1
- **Kombination mit Kontrastmittel**

Interaktionen * (u. a.)

- Kombination mit Alkohol => Laktatabbau ↓
- Kombination mit **Kontrastmittel** => Laktatazidoserisiko ↑ (2 Tage zuvor und ggf. im Anschluss Pause)

Diabetes mellitus

Sulfonylharnstoffe und Sulfonylharnstoff-Analoga = Glinide

Sulfonylharnstoffe:
Glibenclamid
Gliclazid
Gliquidon, **Glimepirid**

Indikation* (u. a.)	Wirkung*
· Diabetes mellitus Typ 2	· Hemmung ATP-abhängiger K^+-Kanäle => Öffnung von Ca^{2+}-Kanälen => Insulinsekretion ↑
UAW* (u. a.)	**KI* (u. a.)**
· Gewichtszunahme · **Hypoglykämien**	· Diabetes Typ 1 · schwere Niereninsuffizienz

Glinide = Sulfonylharnstoff-Analoga:
Repaglinid
Nateglinid

Indikation* (u. a.)	Wirkung*
· Diabetes mellitus Typ 2	· Stimulation der Insulinfreisetzung (siehe Sulfonylharnstoffe), v. a. prandiale BZ-Senkung · kürzer wirksam als Sulfonylharnstoffe
UAW* (u. a.)	**KI* (u. a.)**
· Gewichtszunahme · Hypoglykämien	· Diabetes Typ 1 · schwere Niereninsuffizienz · schwere Leberinsuffizienz

GLP-1-Rezeptoragonisten und DPP-4-Inhibitoren

GLP-1-Rezeptoragonisten = Inkretinmimetika, GLP-1-Analoga:
Exenatide (s. c., 2 x tgl.), Exenatide-Depotinjektion (s.c., 1 x wöchentl.)
Liraglutid (s. c. 1 x tgl.), Albiglutid (s. c. 1 x wöchentl.), Dulaglutid (s. c. 1 x wöchentl.)

Indikation* (u. a.)	Wirkung *
· Kombinationstherapie bei Diabetes mellitus Typ 2	· Stimulation der Insulinsekretion nur bei erhöhtem Blutzuckerspiegel => BZ ↓, kein Hypoglykämierisiko · Glukagonsekretion aus Pankreas ↓ => Glukosefreisetzung (Leber) ↓ · verlangsamte Magenentleerung, Sättigungsgefühl ↑ (leichte Reduktion des Körpergewichts)
UAW * (u. a.)	**KI * (u. a.)**
· kaum Hypoglykämie · GI-Beschwerden, Pankreatitis	· Diabetes Typ 1 · Kombination mit Insulin in Abhängigkeit vom Präparat · schwere Niereninsuffizienz

DPP-4-Inhibitoren = Gliptine:
Sitagliptin, Vildagliptin, Saxagliptin

Indikation* (u. a.)	Wirkung *
· Diabetes mellitus Typ 2 · Kombinationstherapie bei Diabetes mellitus Typ 2	· Hemmung des Abbaus von GLP-1 => Stimulation der glukoseabhängigen Insulinausschüttung · gewichtsneutral
UAW * (u. a.)	**KI * (u. a.)**
· Überempfindlichkeitsreaktionen (Saxagliptin) · Pankreatitis · Hospitalisierungsrate aufgrund dek. Herzinsuffizienz ↑ (Saxagliptin)	· Diabetes Typ 1 · schwere Niereninsuffizienz in Abhängigkeit vom Präparat

Diabetes mellitus

SGLT-2-Inhibitoren und α-Glucosidasehemmer

SGLT-2-Inhibitoren:
Dapagliflozin, Empagliflozin

Indikation* (u. a.)	Wirkung*
· Diabetes mellitus Typ 2	· Hemmung des renalen SGLT-2 => Glukose-Reabsorption ↓ => renale Glukoseausscheidung ↑ => BZ ↓ · Blutdruck ↓ + Gewicht ↓ (moderat)

UAW* (u. a.)	KI* (u. a.)
· Hypoglykämie (bei Kombination mit Sulfonylharnstoffen, Insulin) · Infektionen des Genitalbereichs, Harnwegsinfektionen · Polyurie, Volumenmangel · diabetische Ketoazidose	· Diabetes Typ 1 · Niereninsuffizienz (fehlende Wirkung) · Vorsicht bei Volumenmangel, Hypotonie · Kombination mit Schleifendiuretika

α-Glucosidasehemmer:
Acarbose

Indikation* (u. a.)	Wirkung*
· Diabetes mellitus Typ 2	· Glukoseresorption (Dünndarm) ↓ => weniger BZ-Spitzen bei Nahrungsaufnahme · keine Hypoglykämien

UAW* (u. a.)	KI* (u. a.)
· häufig Meteorismus · GI-Beschwerden	· chronische Darmerkrankungen

Merkhilfe: Acarbose

A slow Car im Darm
Erklärung: A Car = Acarbose, slow = langsame Glukoseaufnahme aus dem Darm

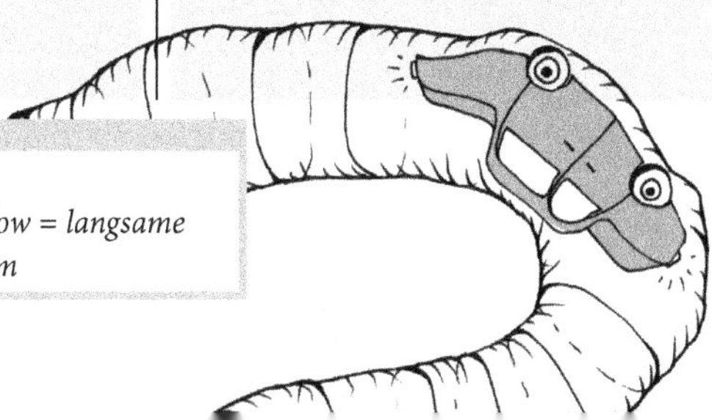

Diabetes mellitus

Insulintherapie

Konventionell

Prinzip: Der Patient spritzt täglich immer dieselbe Menge Mischinsulin, wobei die Ernährung entsprechend angepasst werden muss, da ansonsten eine Hypoglykämie droht.

- Mischinsulin = Kombination aus ca. 25 % Normal- und 75 % Verzögerungsinsulin (variable Anteile) => **vor dem Frühstück 2/3 und vor dem Abendessen 1/3**
- Vorteil: einfache Durchführung
- Nachteil: mäßige Stoffwechseleinstellung, rigide Lebensführung
- Indikation: Patienten mit schlechter Compliance; Patienten, die mit einer intensivierten Therapie nicht zurechtkommen

Intensiviert = Basis-Bolus-Prinzip

Prinzip: Der Basisbedarf wird spät abends, bei Bedarf auch morgens, mit Verzögerungsinsulin (NPH-Insulin bzw. langwirksame Insulinanaloga) abgedeckt, zu den Mahlzeiten erfolgt eine Bolusgabe von Normalinsulin bzw. sehr kurz wirkenden Insulinanaloga (**Dosierung an aktuellen BZ** und berechneten Glucosegehalt der Nahrung angepasst)

- Vorteil: höhere Flexibilität, Nachahmung des physiologischen Insulinspiegels, **verbesserte BZ-Einstellung** im Vergleich zu konventioneller Therapie
- Indikation: Therapieform der Wahl

Insulinpumpe

Prinzip: Kontinuierliche Zufuhr von Normalinsulin oder sehr kurz wirkenden Insulinanaloga für den Nüchternbedarf über die Pumpe, zu den Mahlzeiten erfolgen ebenfalls über die Pumpe Bolusinjektionen von Normalinsulin oder sehr kurz wirkenden Insulinanaloga.

- Vorteil: Nachahmung der physiologischen Zeit-Wirkungskurve des Insulins

Basal unterstützte orale Therapie (BOT)

Prinzip: Die bestehende Therapie beim Typ 2 Diabetes mit einem oralen Antidiabetikum bleibt unverändert, es wird jedoch zusätzlich einmal täglich abends ein 24h-wirksames Insulin verordnet.

Beachte

Eine IE Normalinsulin senkt den Blutzuckerspiegel in der Regel um **30 - 40 (50) mg/dl**; dies kann sich jedoch von Patient zu Patient deutlich unterscheiden.

Insulin-Purging

Absichtliche Reduktion der Insulindosis bei Typ 1-Diabetikern zur Gewichtsabnahme.

Diabetes mellitus

Insuline

Insuline	Wirkbeginn	Wirkdauer
sehr kurz und schnell wirksam = **Insulinanaloga** **Insulin aspart, Insulin lispro, Insulin glulisin**	**5-15 min**	2-3 h
kurzwirksam **Normalinsulin**	**15-30 min**	5-8 h
mittellang wirksam = Intermediärinsulin (Kopplung an schwer lösliche Substanzen) **NPH-Insulin**	45-90 min	8-12 h
langwirksam = **Insulinanaloga** **Insulin glargin** (U100, U300 + erstes Biosimilar) **Insulin detemir**	 2-4 h 2-4 h	 18 - 26 h 16 - 20 h

Indikation* (u. a.)

- Diabetes mellitus Typ 1
- Diabetes mellitus Typ 2 (s. Text)
- **Gestationsdiabetes**
- Hyperglykämie/ Ketoazidose

Wirkung *

- Förderung des Transports von Glukose + Aminosäuren in Muskel- und Fettzellen
- Förderung der Glykogen-, Lipid-, Proteinsynthese
- Hemmung von Glykogenolyse, Gluconeogenese, Proteinolyse, Lipolyse
- zelluläre Aufnahme von K^+

UAW * (u. a.)

- Hypoglykämien
- Hypokaliämie
- Gewichtszunahme
- Antikörperbildung
- Lipodystrophie des Subkutangewebes an Injektionsstelle

KI * (u. a.)

- Hypoglykämie

Interaktionen * (u. a.)

- Insulinbedarf ↑ : M. Cushing, Stress, Thiazide, Schleifendiuretika, Hyperthyreose
- Insulinbedarf ↓ : orale Antidiabetika, **Alkohol** (**Gluconeogenese** ↓), ASS, β-Blocker, Hypothyreose, Sport
- unterschiedliche Effekte: Infektionen, Operation

Hypothyreose und Struma

Überblick

Prinzipiell unterscheidet man zwischen einer primären Hypothyreose = Störung im Bereich der Schilddrüse und der (seltenen) sekundären Hypothyreose = Störung im Bereich der Hypophyse z.B. aufgrund von Neoplasien, Infarkten oder Operationen.

Primäre Hypothyreose

Die angeborene Form der Hypothyreose ist selten und wird in Deutschland in der Regel im Neugeborenenscreening erfasst (1/3000-4000). Die häufigsten Ursachen der erworbenen Hypothyreose sind die Autoimmunthyreoiditis Hashimoto (50-60 % der Fälle) und die iatrogene Hypothyreose z. B. nach Strumaresektion oder Radiojodtherapie. Physiologisch führt das im Hypothalamus gebildete TRH zu einer Stimulation der TSH-Sekretion im Hypophysenvorderlappen (HVL). TSH bewirkt dann in der Schilddrüse eine vermehrte Produktion und Freisetzung von T_3 und T_4. Laborchemische Kennzeichen der Hypothyreose sind das erhöhte TSH und eine erniedrigte Konzentration der Schilddrüsenhormone T_3 und T_4. Hierbei grenzt man die **latente Hypothyreose** = nur TSH-Erhöhung von der **manifesten Hypothreose** ab = TSH-Erhöhung UND T_3/T_4-Erniedrigung. Bei der manifesten Hypothyreose ist eine medikamentöse Substitution mit T_4 (**L-Thyroxin**) obligat. Die Normalisierung der Schilddrüsenfunktion wird anhand des Serum-TSH-Wertes kontrolliert. Eine **TSH-Suppression ist zu vermeiden**. Wegen der potenziellen kardialen UAW gilt bei der Substitutionstherapie: Je schwerer die Hypothyreose und je älter der Patient, je länger die Hypothyreose besteht und je mehr Begleiterkrankungen der Patient hat, desto niedriger muss die initiale L-Thyroxin-Dosis gewählt werden und um so langsamer soll aufdosiert werden. Da die T_4-Resorption durch Nahrung und diverse Medikamente beeinträchtigt wird, sollte L-Thyroxin nüchtern und mit ausreichendem zeitlichen Abstand zu anderen Medikamenten bzw. der Nahrung eingenommen werden.

Sekundäre Hypothyreose

Neben der Beseitigung der Ursache ist die L-Thyroxinsubstitution auch hier die Therapie der Wahl.

Struma

Die häufigste Ursache der euthyreoten Struma ist eine mangelhafte exogene Jodzufuhr. Durch den intrathyreoidalen Jodmangel werden Wachstumsfaktoren aktiviert und es kommt zur Hyperplasie der Thyreozyten. Therapie der Wahl bei einer Struma diffusa ist die Gabe von Jodid. Die Therapie der Struma nodosa wird sehr kontrovers diskutiert. Die Gabe von Jodid oder L-Thyroxin kann einen geringen Effekt auf das Volumen haben.
Liegt zusätzlich eine Autoimmunerkrankung der Schilddrüse vor oder besteht eine Hypothyreose (subklinisch oder manifest), so wird auch bei der Strumatherapie L-Thyroxin verabreicht. Die Gabe von Jodid wird hier - trotz schwacher Datenlage - nicht empfohlen.

Hypothyreose und Struma

Physiologischer Regelkreis der Schilddrüsenhormone

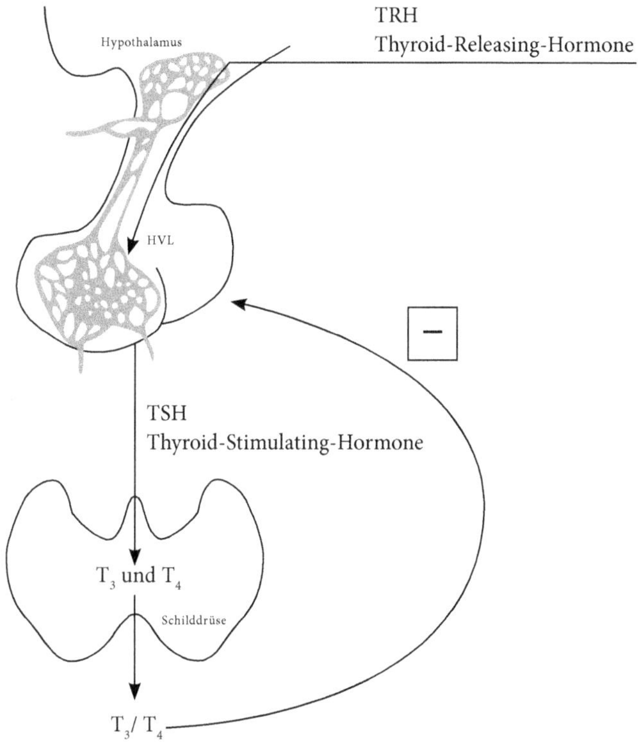

Therapie der Hypothyreose => Substitution mit L-Thyroxin (T_4)
=> Normalisierung des TSH-Spiegels anstreben (Suppression vermeiden)

Physiologischer Regelkreis der Schilddrüsenhormone

Jodid

Jodid

Indikation* (u. a.)	Wirkung *
· Strumaprophylaxe (Jodmangelgebiete) · Schwangerschaft · Strumatherapie bei Euthyreose	· geringe Dosen fördern die Hormonsynthese und -ausschüttung (= Baustein von T_3 und T_4) · sehr hohe Dosen hemmen vorübergehend die Hormon-Sekretion = **Plummerung,** vorübergehender Effekt (nie als Monotherapie)
UAW * (u. a.)	**KI * (u. a.)**
· jodinduzierte thyreotoxische Krise	· jodinduzierte (z. B. Amiodaron, KM) thyreotoxische Krise · Schilddrüsen-Autonomie, Hyperthyreose · Hashimoto-Autoimmunthyreoiditis · Jodallergie (gilt nur für jodhaltige Hautdesinfektionsmittel und Röntgenkontrastmittel) · Überempfindlichkeit gegen jodhaltige Medikamente

Interaktionen * (u. a.)

Kombination mit Lithium => Block von Jodidaufnahme und Jodeinbau

Hypothyreose und Struma

Schilddrüsenhormone

L-Thyroxin (T_4) = **Levothyroxin**

Indikation* (u. a.)	Wirkung *
· Struma bei Hypothyreose · Hypothyreose · **Athyreose**	· Hormonsubstitution · Grundumsatz und Katecholaminwirkung ↑ · physiologischer, bedarfsadaptierter Umbau zu T_3 => gleichmäßiger Blutspiegel
UAW * (u. a.)	**KI * (u. a.)**
· Tremor · Tachykardie => je schwerer die Hypothyreose und je älter der Patient und je mehr Begleiterkrankungen, desto niedriger und langsamer beginnen · iatrogene Hyperthyreose · **Gewichtsreduktion** (CAVE Abusus)	· Schilddrüsen-Autonomie, unbehandelte Hyperthyreose · ACS (Frühphase)

Interaktionen * (u. a.)

· Kombination mit Eisen, Antazida, Colestyramin, Soja => Resorption von L-Thyroxin ↓ (Einnahme 30-60 min vor Frühstück)
· erhöhte Katecholaminsensibilität

Hyperthyreose

Überblick

Die häufigsten Ursachen der primären Hyperthyreose sind der Morbus Basedow (= immunogen), die funktionelle Schilddrüsenautonomie und die Thyreoiditis de Quervain. Des Weiteren kann eine Hyperthyreose / thyreotoxische Krise durch die Gabe jodhaltiger Medikamente und Kontrastmittel oder eine überhöhte exogene Zufuhr von Schilddrüsenhormonen ausgelöst werden.
Die primäre Hyperthyreose geht mit einer TSH-Suppression und einer Konzentrationserhöhung der freien Schilddrüsenhormone T_3/T_4 einher (**latente Hyperthyreose** = nur TSH-Suppression; **manifeste Hyperthyreose** = TSH-Suppression UND T_3/T_4-Erhöhung).

Angriffspunkte der Thyreostatika

Thionamide (z. B. **Thiamazol, Propylthiouracil**) hemmen die Schilddrüsenhormonsynthese. Sie werden aktiv in die Schilddrüse aufgenommen. Dort führen sie zu einer dosisabhängigen kompetitiven Hemmung der Schilddrüsenperoxidase, die für die Oxidation von Jodid zu Jod und den Einbau von Jod in die Tyrosinreste verantwortlich ist (sog. Jodisationshemmer). Propylthiouracil hemmt zusätzlich die periphere Konversion von T_4 zu T_3. Eine Monotherapie mit Thionamiden ist Behandlung der Wahl bei Hyperthyreose. Begonnen wird mit einer hohen Initialdosis, nach Erreichen der Euthyreose = TSH im unteren Normbereich erfolgt eine Dosisreduktion auf die Erhaltungsdosis. Da Thionamide die Freisetzung bereits gebildeter Hormone nicht hemmen, gehen sie mit einer Wirklatenz von einigen Tagen einher.

Perchlorate hemmen den Jodidtransport in die Schilddrüse (Jodinationshemmer). Sie führen zu einer raschen Schilddrüsenblockade. Perchlorate werden zur Prophylaxe einer jodinduzierten Hyperthyreose bei Patienten mit Schilddrüsenautonomie und geplantem Einsatz jodhaltiger **Kontrastmittel** oder im Rahmen der thyreotoxischen Krise eingesetzt.

Prinzipiell wird beim Morbus Basedow **für ein Jahr thyreostatisch therapiert** und danach ein Auslassversuch unternommen. Bei Auftreten eines Rezidivs ist eine definitive Sanierung durch Operation oder Radiojodtherapie sinnvoll.

Hyperthyreose

Überblick

Hyperthyreose

- KEIN Jod (CAVE: Kontrastmittel, Amiodaron, Hautdesinfektionsmittel)
- Monotherapie mit Thyreostatikum bis zur Euthyreose = TSH im unteren Normbereich, dann Dosisreduktion auf Erhaltungsdosis
- Kombination von L-Thyroxin und Thionamiden möglich: stabilere Stoffwechseleinstellung, aber größere Gefahr von UAW durch höhere Thionamiddosen

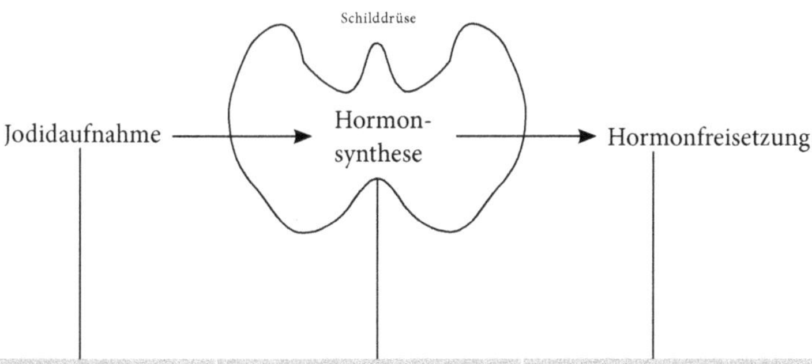

Hemmung der Jodidaufnahme (Jodination)	**Hemmung der Hormonsynthese (Jodisation)**	Hemmung der Hormonfreisetzung
Perchlorat (vor Kontrastmittelgabe)	**Thionamide**	Jodid hochdosiert (= Plummerung)

Ansatzpunkte der Thyreostatika

Thyreotoxische Krise

- Therapie intensivmedizinisch
- hochdosiert Thiamazol, ggf. zusätzlich Perchlorat
- β-Blocker (**Propranolol** - u. a. gegen Tachykardie + Konversion von T_4 zu T_3 ↓)
- Glukokortikoide (Konversion von T_4 zu T_3 ↓)
- ggf. Plasmapherese
- ggf. frühzeitige Thyreoidektomie
- Ausgleich des Flüssigkeitsverlusts, parenterale Ernährung
- bei Bedarf kühlende Maßnahmen
- wenn indiziert Therapie von Infektionen/Komplikationen

Hyperthyreose

Thionamide

Thionamide:
Carbimazol
Thiamazol = aktiver Metabolit des Carbimazols
Propylthiouracil

Indikation* (u. a.)	Wirkung *
· Hyperthyreose · thyreotoxische Krise	· **Block der Peroxidase = Jodisationshemmung => Hormonsynthese ↓** · Propylthiouracil: zusätzlich Block der peripheren Konversion von T_4 zu T_3 · Latenz bis Wirkeintritt

UAW * (u. a.)	KI * (u. a.)
· diffuse Struma bei langfristiger Induktion einer Hypothyreose · allergische Hautreaktionen · **Agranulozytose** => Angina agranulozytotica (CAVE: **Halsschmerzen mit Fieber**, auch Wo - Mo nach Therapiebeginn) · **Hepatotoxizität** · **Cholestase**	· schwere vorausgegangene Überempfindlichkeitsreaktionen (z. B. Agranulozytose) · Leberschäden durch das anzuwendende Thyreostatikum in der Vorgeschichte

Hyperthyreose

Perchlorat

(Na^+-) **Perchlorat**

Indikation* (u. a.)	Wirkung *
· heute v. a. vor **Kontrastmittelgabe** bei Hyperthyreose (Prophylaxe einer jodinduzierten Krise)	· Hemmung der Jodaufnahme = Jodinationshemmung => Hormonsynthese ↓

UAW * (u. a.)	KI * (u. a.)
· Arzneimittelfieber · Lymphadenopathie · CAVE: Agranulozytose	

Sexualhormone

Übersicht

Die Hauptquelle der Östrogene bei der prämenopausalen Frau sind die Ovarien. Während des Zyklus werden Östrogene und das Gestagen Progesteron im Ovar unter der Kontrolle der beiden in der Hypophyse gebildeten Hormone LH und FSH (luteinisierendes und follikelstimulierendes Hormon) produziert. LH und FSH werden wiederum durch die pulsatile GnRH-Ausschüttung des Hypothalamus stimuliert.
Beim Mann wird der Großteil des Androgens Testosteron unter der Stimulation von LH im Hoden gebildet. Ein kleinerer Teil der Androgene wird in der Nebennierenrinde produziert (siehe Abbildung).

Orale Kontrazeption und Schwangerschaftsabbruch
Das Prinzip der oralen Kontrazeptiva ist die Hemmung der Eireifung und Ovulation durch Ausnutzung der negativen Rückkopplung auf die LH- und FSH-Freisetzung. In den Kombinationspräparaten zur oralen Kontrazeption kommt heute als Östrogen vor allem das **Ethinylöstradiol** zum Einsatz. Als Gestagen wird z. B. **Norethisteron** genutzt. Besonders bei entsprechendem Risikoprofil und in Abhängigkeit vom enthaltenen Gestagen können orale Kontrazeptiva das Thromboserisiko erhöhen. Daher sollten nur niedrigstdosierte Kombinationspräparate („Mikropille") verordnet werden. Bei Frauen mit persistierenden HPV-Infektionen erhöht sich zudem das Risiko für zervikale Dysplasien.
Gestagene werden in Monotherapie niedrigdosiert in täglicher Anwendung als „Minipille" zur Kontrazeption sowie hochdosiert als Notfallkontrazeptivum („Pille danach") eingesetzt; hierfür ist auch der Progesteronrezeptormodulator Ulipristalazetat (keine 4-Felder-Tafel) zugelassen. Das Antigestagen Mifepriston kommt zum medizinischen Schwangerschaftsabbruch zum Einsatz.

Hormonersatztherapie in der Menopause
Die Menopause wird häufig von klimakterischen Beschwerden wie Hitzewallungen, Schweißausbrüchen, Schlafstörungen und Nervosität begleitet.
Eine Hormonersatztherapie kann v. a. die vasomotorischen Symptome (Hitzewallungen, Schweißausbrüche) bessern; bei nicht hysterektomierten Frauen erfolgt die Substitution mit einem Östrogen UND einem Gestagen, da unter Östrogenmonotherapie das Risiko für Endometrium-Karzinome steigt. Es gilt: Eingesetzt wird die geringstmögliche Dosis für die kürzestmögliche Zeit. Zum Einsatz kommt hier auch Tibolon (19-Nortestosteronderivat), das in der Leber zu Metaboliten mit androgenen, gestagenen und östrogenen Eigenschaften verstoffwechselt wird. Die Hormonersatztherapie ist eine elektive Therapie, die **unter Abwägung der Vor- und Nachteile** erfolgen sollte sowie unter Beachtung der Kontraindikationen wie z. B. Mamma-Karzinom und TVT in der Anamnese. Mögliche Indikationen sind Hitzewallungen oder eine Atrophie der Vulva-/Vaginalschleimhaut. Die Dosierung sollte dabei nach dem Prinzip „so viel wie nötig, so wenig wie möglich" erfolgen.

Sexualhormone

Physiologischer Regelkreis

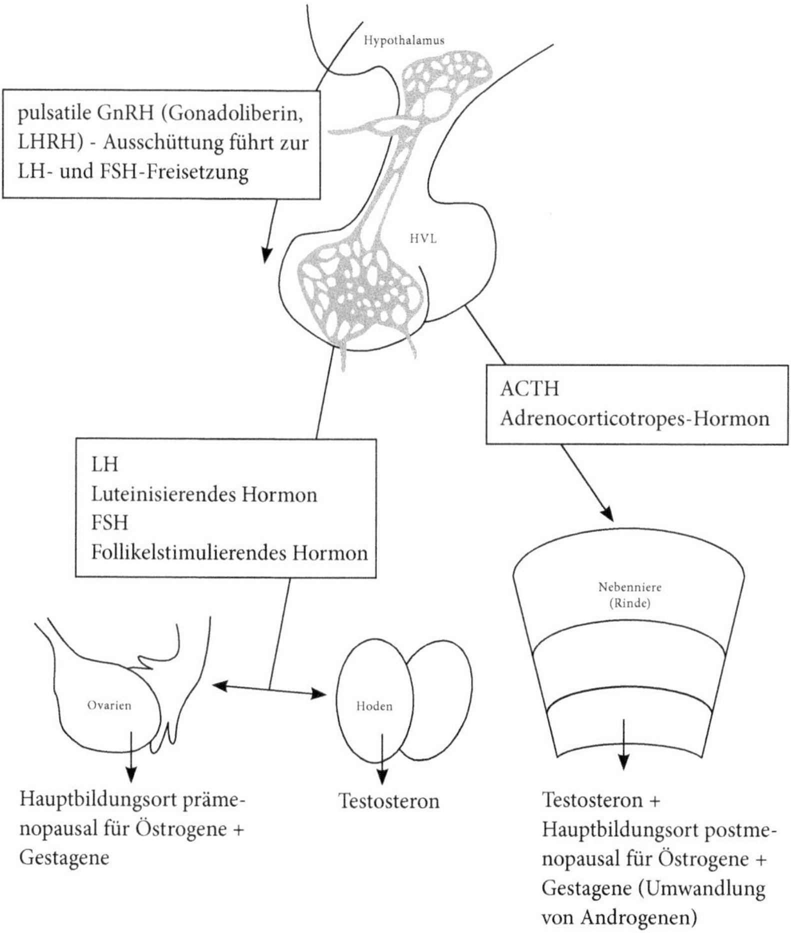

Physiologischer Regelkreis der Sexualhormone

Sexualhormone

Östrogene = Estrogene

Östrogene:
Ethinylestradiol
Estradiol

Indikation* (u. a.)

- mit Gestagen Bestandteil oraler Kontrazeptiva
- postmenopausale Substitutionstherapie
- **lokal**: vaginale Beschwerden in der Postmenopause wie Atrophie, Pruritus, **verminderte Lubrikation**

Wirkung*

- Östrogenrezeptor-Agonismus

UAW* (u. a.)

- Thromboembolien
- Ödemneigung
- Vergrößerung der Mammae
- Östrogenmonotherapie: Risiko Endometrium-Karzinom ↑
- Wachstumsbeschleunigung eines Mamma-Karzinoms möglich

KI* (u. a.)

- **Thromboembolien**
- kardiovaskuläre Erkrankungen
- östrogenabhängige Tumore

Sexualhormone

Gestagene

Gestagene:
Progesteron, Norethisteron, **Dienogest**
Levonorgestrel, Desogestrel, Medroxyprogesteronazetat

Indikation* (u. a.)	Wirkung*
· mit Östrogen Bestandteil oraler Kontrazeptiva (Dienogest wegen antiandrogener Effekte bevorzugt bei zusätzlicher **Akne**) · alleiniger Bestandteil der Mini-Pille · Substitutionstherapie · Dienogest: Monotherapie bei **Endometriose**	· Stimulation am Gestagenrezeptor

UAW* (u. a.)	KI* (u. a.)
· Gewichtszunahme · Libidoverlust · Depression · Thromboembolien	· Thromboembolien

Sexualhormone

Einsatz bei hormonsensiblen Karzinomen

Um beim hormonsensiblen Prostata- und Mamma-Karzinom die wachstumsfördernde Wirkung der Sexualhormone zu reduzieren, werden verschiedene pharmakologische Ansatzpunkte genutzt:
1. GnRH-Überstimulation: Die **GnRH-Analoga** (GnRH (Gonadoliberin)-Agonisten, LHRH-Agonisten) hemmen die LH- und FSH-Freisetzung, indem sie zu einer dauerhaften, unphysiologischen GnRH-Stimulation der Hypophyse führen. Dies zieht kurzzeitig eine Aktivierung, im Verlauf aber eine Hemmung der LH- und FSH-Freisetzung nach sich. Die Substanzen (z. B. Buserelin) werden u. a. beim Prostata-Karzinom und dem prämenopausalen Mamma-Karzinom eingesetzt. Aufgrund des initialen Anstiegs der Hormonsynthese („flare-up") wird beim Prostata-Karzinom der GnRH-Agonist zu Beginn mit einem Antiandrogen kombiniert. Beim prämenopausalen Mamma-Karzinom erfolgt die medikamentöse Ausschaltung der Ovarialfunktion dauerhaft in Kombination mit Tamoxifen.

2. GnRH-Antagonismus: Der GnRH-Rezeptor-Antagonist Degarelix (keine 4-Felder-Tafel) hemmt die hypophysäre Ausschüttung von LH und FSH. Der Wirkstoff wird eingesetzt bei der Therapie des fortgeschrittenen, hormonabhängigen Prostata-Karzinoms; zu einer initialen Steigerung der Testosteron-Ausschüttung kommt es hierbei nicht.

3. Direkte Wirkung am Sexualhormon-Rezeptor: Das steroidale Antiandrogen **Cyproteronacetat** wirkt ebenso wie die nichtsteroidalen Antiandrogene **Flutamid** und Bicalutamid direkt auf Rezeptorebene antiandrogen, wobei Cyproteronacetat auch noch antigonadotrope und gestagenartige Wirkung besitzt. Sie sind indiziert im Rahmen der hormonablativen Therapie beim fortgeschrittenen und/oder metastasierten Prostata-Karzinom sowohl als Monotherapie als auch in Kombination mit GnRH-Agonisten oder -Antagonisten („maximale Androgenblockade"). Enzalutamid hemmt auf mehreren Ebenen die Signaltransduktion des Androgenrezeptors (Bindung der Androgene, Translokation des Rezeptors in den Zellkern und dessen Bindung an die DNA) und wird beim metastasierten, kastrationsresistenten Prostata-Karzinom unter Fortführung der laufenden Therapie mit GnRH-Agonisten oder -Antagonisten eingesetzt.
Als **Östrogenrezeptor-Antagonist** ist Fulvestrant (keine 4-Felder-Tafel) beim fortgeschrittenen, hormonsensiblen Mamma-Karzinom in der Postmenopause indiziert.
Die **selektiven Estrogenrezeptor-Modulatoren** (SERM) weisen in Abhängigkeit vom Zielgewebe östrogenagonistische und –antagonistische Effekte auf. CAVE: Das Muster der östrogenen und antiöstrogenen Wirkungen unterscheidet sich in dieser Gruppe substanzspezifisch. **Tamoxifen** wirkt als Antiöstrogen antiproliferativ auf das Brustgewebe und wird daher bei der endokrinen Therapie des hormonsensiblen Mamma-Karzinoms eingesetzt. Auf das Endometrium wirkt es östrogenagonistisch.

Sexualhormone

Einsatz bei hormonsensiblen Karzinomen

4. Sexualhormon-Synthesehemmer: Abirateronazetat (keine 4-Felder-Tafel) führt als Inhibitor von CYP17A1 zu einer Hemmung der Testosteron-Synthese. Es wird in Kombination mit Prednison (Abmilderung mineralokortikoider UAW) beim metastasierten, kastrationsresistenten Prostata-Karzinom unter Fortführung der Therapie mit GnRH-Agonisten oder -Antagonisten eingesetzt.
Die Aromatase wandelt Androgene im Ovar, Fettgewebe und der Nebennierenrinde in Östrogene um; in der Postmenopause ist dies der Hauptbildungsweg für Östrogene. Die **Aromatase-Inhibitoren** (Anastrozol, Letrozol, Exemestan) kommen daher bei der Therapie des hormonsensiblen Mamma-Karzinoms der postmenopausalen Frau zum Einsatz.

GnRH-Analoga:
Buserelin
Goserelin
Leuprorelin

Indikation* (u. a.)	Wirkung*
· fortgeschrittenes, hormonsensibles Prostata-Karzinom, initial in Kombination mit einem Antiandrogen · hormonsensibles Mamma-Karzinom in der Prämenopause in Kombination mit Tamoxifen · **Endometriose** · idiopathische Pubertas praecox (Leuprorelin)	· **GnRH-Agonist** => Überstimulation der Hypophyse => im Verlauf LH/FSH ↓ => Testosteron ↓ + Östrogene ↓
UAW* (u. a.)	**KI* (u. a.)**
· Hormonproduktion ↑ zu Beginn der Therapie („flare-up“) · Symptome der Menopause bzw. wie nach Orchiektomie: u. a. Hitzewallungen, depressive Störungen, Libido/Potenz ↓, Osteoporose, Gynäkomastie bei Männern	

Sexualhormone

Antiandrogene

Cyproteronacetat

Indikation* (u. a.)	Wirkung *
· Männer: met. Prostata-Karzinom, Triebdämpfung, Feminisierung · Frauen: allein oder in Kombination mit Ethinylestradiol bei schwerer Akne, Hirsutismus, androgenetischer Alopezie als Reservemittel; parallel Kontrazeption durchführen!	· steroidales Antiandrogen · Unterdrückung der FSH- und LH-Synthese in der Hypophyse · gestagenartige Wirkung
UAW * (u. a.)	**KI * (u. a.)**
· Libidoverlust, Gynäkomastie · Hemmung der Spermatogenese · Depression · Hepatotoxizität · venöse und arterielle Thromboembolien	· Thromboembolien · Lebererkrankung · keine Verordnung als Kontrazeptivum!

Flutamid, Bicalutamid, Enzalutamid

Indikation* (u. a.)	Wirkung *
· fortgeschrittenes Prostata-Karzinom (Flutamid, Bicalutamid) · metastasiertes, kastrationsresistentes Prostata-Karzinom (Enzalutamid)	· nichtsteroidales Antiandrogen (Flutamid, Bicalutamid) · Hemmung des Androgenrezeptor-Signalwegs (Enzalutamid)
UAW * (u. a.)	**KI * (u. a.)**
· Libidoverlust, Impotenz, Gynäkomastie · GI-Beschwerden · Hepatotoxizität (v. a. Flutamid)	

Sexualhormone

Selektive Estrogenrezeptor-Modulatoren und Aromatase-Inhibitoren

Selektive Estrogenrezeptor-Modulatoren (SERM):
Tamoxifen
(**Raloxifen** siehe Osteoporose)

Indikation* (u. a.)	Wirkung*
· hormonsensibles Mamma-Karzinom (Tamoxifen)	· Tamoxifen = östrogenantagonistisch auf Brustgewebe, östrogenagonistisch am Endometrium

UAW* (u. a.)	KI* (u. a.)
· Thromboembolien · Endometriumhyperplasie (CAVE: Endometrium-Ca) · klimakterische Beschwerden · **Sehstörungen**	· Thromboembolien

Interaktionen* (u. a.)

Kombination mit starken CYP2D6-Inhibitoren => Bildung des aktiven Metaboliten ↓

Aromatase-Inhibitoren:
Anastrozol, Letrozol, Exemestan

Indikation* (u. a.)	Wirkung*
· hormonsensibles Mamma-Karzinom (postmenopausal)	· Hemmung der Aromatase => periphere Umwandlung von Androgenen in Östrogene ↓

UAW* (u. a.)	KI* (u. a.)
· klimakterische Beschwerden · Osteoporose · Knochenschmerzen, Arthralgie	

Osteoporose

Überblick (weitere Informationen: DVO Leitlinie, 2014)

Die Osteoporose ist durch die Kombination aus niedriger Knochenmasse und Verschlechterung der Knochenarchitektur gekennzeichnet. Klinische Folgen sind chronische Knochenschmerzen und eine erhöhte Frakturneigung. Das wesentliche therapeutische Ziel ist die Reduktion des Frakturrisikos durch eine Reduktion des weiteren Knochenabbaus sowie die Schmerzlinderung.

Ohne Fraktur besteht eine Indikation für eine spezifische medikamentöse Osteoporose-Therapie bei einem Frakturrisiko von >30 % bezogen auf die nächsten 10 Jahre abhängig vom Lebensalter, Geschlecht und **T-Wert** in der Knochendichtemessung (siehe Tabelle). Die angegebenen Therapiegrenzen können bei Vorliegen weiterer Risikofaktoren wie u. a. Immobilität, Nikotinkonsum oder proximale Femurfraktur eines Elternteils angehoben werden. Dabei gilt: 1 weiterer Risikofaktor => Therapiegrenze orientiert am T-Wert + 0,5 (z. B. Therapiebeginn bei einer 65jährigen Frau anstatt ab -3,0 schon ab -2,5); ≥ 2 weitere Risikofaktoren => T-Wert + 1.

Bei niedrigtraumatischer proximaler Femurfraktur, singulärer Wirbelkörperfraktur 2. oder 3. Grades, multiplen Wirbelkörperfrakturen oder einer Therapie mit oralen Glukokortikoiden > 7,5 mg Prednisolon-Äquivalent täglich > 3 Monate besteht unabhängig von Lebensalter und Geschlecht eine Therapieindikation.

Lebensalter in Jahren		T-Wert mittels DXA
Frau	Mann	Therapiegrenzen
bis 60	bis 70	< -4,0
ab 60	ab 70	-3,5 bis -4,0
ab 65	ab 75	-3,0 bis -3,5
ab 70	ab 80	-2,5 bis -3,0
> 75	> 85	-2,0 bis -2,5
T-Wert = Standardabweichung des Knochendichte-Messwerts in der DXA = duale X-Ray-Absorptiometrie vom Mittelwert einer gesunden 30-jährigen Person gleichen Geschlechts		

Die Basistherapie der Osteoporose umfasst die **Gabe von Vitamin D_3 und Kalzium**; letzteres nur, wenn keine ausreichende Aufnahme über die Nahrung gegeben ist. Die Basistherapie ist insbesondere wichtig bei Therapie mit einer antiresorptiv wirkenden Substanz aufgrund des Hypokalzämie-Risikos. Eine Supplementierung mit aktivem Vitamin D_3 (**1,25$(OH)_2$-Vitamin D** = **Calcitriol**) ist nur bei renaler Osteopathie indiziert.

Zudem wird körperliche Aktivität empfohlen.

Osteoporose

Überblick

Bei den zusätzlich eingesetzten Wirkstoffgruppen zur spezifischen medikamentösen Osteoporose-Therapie wird generell zwischen antiresorptiv und osteoanabol wirkenden Substanzen unterschieden.

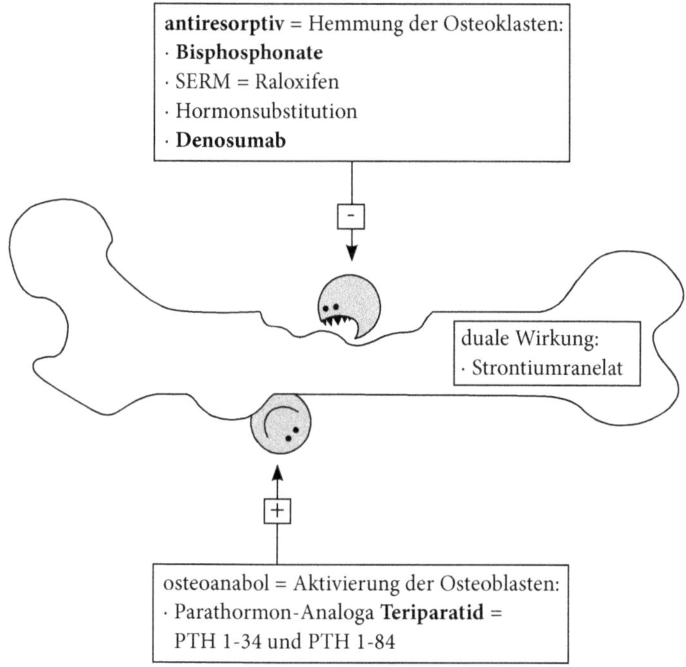

Ansatzpunkte der Osteoporosemedikamente

1. Antiresorptiv wirkende Substanzgruppen

Bisphosphonate (z. B. **Alendronat**) sind aufgrund ihrer guten Effektivität und Kostengünstigkeit die Standardtherapeutika bei der Behandlung der Osteoporose. Unterschiede zwischen den Substanzen bestehen vor allem in der Art und Häufigkeit der Verabreichung. Hauptproblem bei den oral einzunehmenden Wirkstoffen ist die sehr geringe Bioverfügbarkeit, so dass die Einnahme unbedingt nüchtern > 30min vor dem Essen mit reichlich Wasser erfolgen muss. Wegen des Risikos oropharyngealer Ulzerationen darf sich der Patient mindestens 30min nach Einnahme nicht hinlegen.

Überblick

Der **selektive Estrogenrezeptor-Modulator** (SERM) **Raloxifen** bindet an Östrogenrezeptoren und entfaltet in Abhängigkeit vom Zielgewebe östrogenagonistische (Knochenstoffwechsel) und östrogenantagonistische Wirkungen (Brustgewebe und Endometrium). Unter einer Raloxifen-Therapie kann es vor allem in den ersten Behandlungsmonaten zu Hitzewallungen kommen. Außerdem muss das erhöhte Risiko für thromboembolische Ereignisse beachtet werden.

Auch die **Hormonsubstitution** mit Östrogenen senkt bei entsprechender Indikation effektiv die Frakturrate. Sie wird allerdings nur dann durchgeführt, wenn bei den Patientinnen klimakterische Beschwerden der Haupteinnahmegrund sind (siehe Sexualhormone).

Denosumab ist ein humaner **monoklonaler Antikörper** gegen den receptor activator of nuclear factor-κB ligand (RANKL) und wirkt dadurch antiresorptiv. Es ist zugelassen zur Osteoporosetherapie bei postmenopausalen Frauen und zur Behandlung des Knochenverlustes bei Männern mit Prostata-Karzinom unter antiandrogener Therapie (s.c. alle 6 Monate). Höherdosiert wird es zudem eingesetzt zur Prävention skelettbezogener Komplikationen bei Erwachsenen mit Knochenmetastasen aufgrund solider Tumoren (s.c. alle 4 Wochen).

2. Osteoanabol wirkende Substanzgruppen

Bei den **Parathormon-Analoga Teriparatid** (= aminoterminales Fragment PTH 1-34) und PTH 1-84 handelt es sich um rekombinante humane Parathormone. Die Wirkung von PTH auf das Skelett hängt vom Muster der systemischen Exposition ab. Vorübergehende Anstiege der PTH-Spiegel nach subkutaner Injektion stimulieren zunächst v. a. die Osteoblasten-Aktivität. Da im Laufe der Therapie die Osteoklasten-Aktivierung überwiegt und sich im Tierversuch eine erhöhte Inzidenz von Osteosarkomen bei Langzeit-Anwendung zeigte, ist die maximale Therapiedauer auf 24 Monate begrenzt. Zugelassen sind sie für die Osteoporosetherapie bei der Frau (Teriparatid auch beim Mann). Der Einsatz ist bisher durch die hohen Therapiekosten beschränkt. Sie sind am ehesten indiziert bei osteoporotisch bedingten Frakturen trotz einer Therapie mit einem Bisphosphonat.

3. Dualer Wirkansatz

Strontiumranelat ist der einzige Wirkstoff mit einem dualen Wirkmechanismus: Stimulation der Osteoblasten- und Hemmung der Osteoklastenaktivität.
Aufgrund schwerwiegender UAW (u.a. Thrombembolie-Risiko ↑, kardiovaskuläres Risiko ↑, DRESS-Syndrom=drug rash with eosinophilia and systemic symptoms) empfahl das Pharmacovigilance Risk Assessment Committee (PRAC) der EMA Anfang 2014 die Zulassung ruhen zu lassen.

Osteoporose

Überblick

Einteilung der Medikamente nach Indikation

Therapie der postmenopausalen Osteoporose

- **Bisphosphonate**
- **Raloxifen** (SERM)
- Parathormon-Analoga
- **Denosumab**
- ferner: Hormonsubstitutionstherapie

Osteoporose beim Mann

- Bisphosphonate (**Alendronat**, Risedronat, **Zoledronat**)
- **Teriparatid** (PTH 1-34)

Merkhilfe: Alendronat

Allen droht ein bisschen Osteoporose

Erklärung: allen droht = Alendronat, bisschen = Bisphosphonate, Osteoporose = Indikation

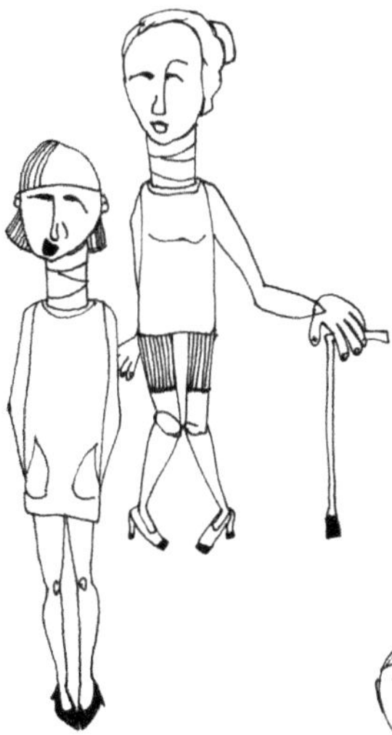

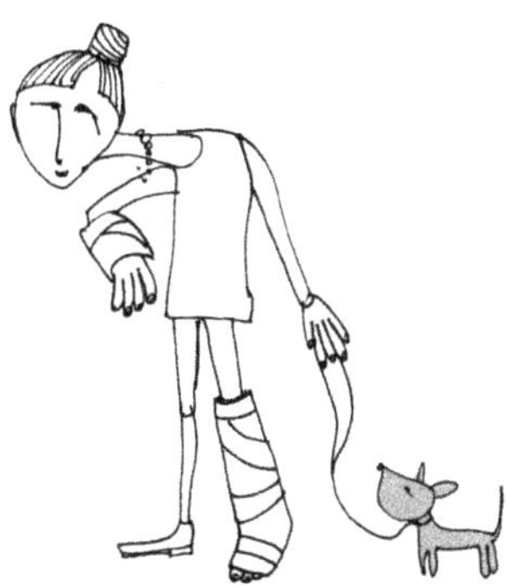

Osteoporose

Bisphosphonate

Bisphosphonate:
Alendronat, Risedronat, **Zoledronat**
Pamidronat, **Ibandronat**, Clodronat, Etidronat
(große Unterschiede in Applikationsform + Häufigkeit der Anwendung)

Indikation* (u. a.)

- **Osteoporose** (z. T. auch beim Mann und bei Glukokortikoid-Einnahme)
- **Knochenmetastasen** / tumorinduzierte Hyperkalzämie
- **Morbus Paget** (Etidronat, Pamidronat, Risedronat und Zoledronat)

Wirkung *

- Hemmung der **Osteoklasten**
- Problem: geringe Bioverfügbarkeit und zusätzliche Hemmung der Resorption durch Arzneimittel- und Nahrungsmittelinteraktionen (s. u.)

UAW * (u. a.)

- GI – inkl. ösophageale Ulzera (Tbl.) (deshalb mind. 30min nach Einnahme nicht hinlegen)
- muskuloskelettaler Schmerz
- **Osteonekrosen des Kiefers** (v. a. bei hochdosierter i. v. Applikation bei Tumorpatienten)
- akutes Nierenversagen bei i. v. Anwendung
- atypische Femurfraktur

KI * (u. a.)

- Unfähigkeit, für mind. 30min aufrecht zu stehen oder zu sitzen (Tabl.)
- Erkrankungen des Ösophagus
- Hypokalzämie

Interaktionen * (u. a.)

Kombination mit Antazida, Chinolonen, Eisen, Kalzium => Bisphosphonat-Resorption ↓ => deshalb **nüchtern einnehmen**

Osteoporose

Selektiver Estrogenrezeptor-Modulator und Denosumab

Selektiver Estrogenrezeptor-Modulator (SERM):
Raloxifen
(**Tamoxifen** siehe Sexualhormone)

Indikation* (u. a.)	Wirkung *
· **Osteoporose** (postmenopausale Frau)	· selektiver Estrogenrezeptor-Modulator = SERM => Hemmung der Osteoklasten

UAW * (u. a.)	KI * (u. a.)
· Hitzewallungen	· **thromboembolische Ereignisse**
· periphere Ödeme	· Endometrium-Karzinom
· CAVE: Thromboembolien	· ungeklärte Uterusblutungen

Denosumab (s. c.)

Indikation* (u. a.)	Wirkung *
· manifeste **Osteoporose** (postmenopausale Frau)	· humaner monoklonaler Antikörper gegen RANKL (receptor activator of nuclear factor-kappa B ligand) => Hemmung der Osteoklasten
· Prostata-Karzinom + Antiandrogene: Behandlung des Knochenverlustes	
· solide Tumore + Knochenmetastasen: Prävention von Komplikationen	

UAW * (u. a.)	KI * (u. a.)
· Gliederschmerzen	· Hypokalzämie (Ca^{2+}-Kontrollen!)
· Obstipation	
· Hautausschlag	
· diverse Infektionen	
· schwere Hypokalzämie (immer Kombination mit Ca^{2+} + Vitamin D)	
· Kieferosteonekrose	
· atypische Femurfraktur	

Osteoporose

Parathormon-Analoga und Strontiumranelat

Parathormon-Analoga:
Teriparatid = PTH 1-34, s. c.
PTH 1-84, s. c.

Indikation* (u. a.)	Wirkung *
· manifeste **Osteoporose** (postmenopausale Frau, Mann - Teriparatid)	· Fragment des endogenen humanen PTH => bei intermittierender Gabe (max. 24 Mo) - Knochenneubildung ↑
UAW * (u. a.)	**KI * (u. a.)**
· Gliederschmerzen · Osteosarkom im Tierversuch (deshalb **maximal 24 Monate**)	· Hyperkalzämie (Ca^{2+}-Kontrollen!) · **maligne Skeletterkankungen**, metabolische Knochenkrankheiten

Strontiumranelat (seit 2014 nicht mehr empfohlen)

Indikation* (u. a.)	Wirkung *
· schwere Osteoporose + hohes Frakturrisiko (postmenopausale Frau, Mann), wenn eine Osteoporosetherapie mit anderen Substanzen nicht möglich ist	dualer Wirkmechanismus · Osteoblastenaktivität + Kollagensynthese ↑ · Hemmung der Osteoklasten
UAW * (u. a.)	**KI * (u. a.)**
· Thromboembolien · kardiovaskuläres Risiko ↑ · DRESS-Syndrom	· anamnestisch + akute Thromboembolien · immobilisierte Patienten · KHK, pAVK, zerebrovaskuläre Erkrankung

Interaktionen * (u. a.)

Kombination mit Milchprodukten, kalziumhaltigen Arzneimitteln => Bioverfügbarkeit von Strontiumranelat ↓

Morbus Addison

Überblick

Als Morbus Addison wird die primäre Form der Nebennierenrindeninsuffizienz bezeichnet, die überwiegend durch eine Autoimmunadrenalitis verursacht wird. Die medikamentöse Therapie orientiert sich dabei an den hormonellen Ausfällen.

Um den Cortisol-Mangel auszugleichen, wird eine **Glukokortikoid-Supplementation**, häufig mit **Hydrocortison** (siehe Glukokortikoide/Asthma), durchgeführt. Im Gegensatz zu anderen Glukokortikoidtherapien wird dabei die Dosis so gewählt, dass nur der physiologisch notwendige Bedarf an Cortisol abgedeckt wird und kein Hypercortisolismus entsteht. Dabei kommen auch Präparate mit retardierter Hydrocortison-Freisetzung zum Einsatz. Bei einem Mangel an Aldosteron wird zusätzlich das Mineralokortikoid **Fludrocortison** gegeben.
Besteht ein Mangel des Sexualhormons Dehydroepiandrosteron (DHEA), muss dieser nicht zwingend ausgeglichen werden. Bei Männern mit gesunder Hodenfunktion werden Androgene häufig noch ausreichend gebildet. Manche Frauen, die aufgrund des Testosteronmangels an Symptomen wie genereller Leistungsminderung oder Libidomangel leiden, können jedoch von einer DHEA-Einnahme profitieren. Allerdings gibt es für diese Indikation kein zugelassenes Präparat und ein alternativ - off-label - eingesetztes Testosteronpflaster ist seit Ende 2012 in Deutschland außer Handel.

Eine Anpassung der Hormonersatztherapie muss z.B. bei Infektionen, Operationen oder starker körperlicher Aktivität erfolgen, da in diesen Fällen ein Missverhältnis von aktuellem Cortisol-Bedarf des Körpers und der Menge des zugeführten Hormons zu lebensbedrohlichen Nebennierenkrisen (Addison-Krisen) führen kann. In solchen Situationen muss die **Dosis des Glukokortikoids adäquat erhöht** werden.

Beachte

Auch bei Erbrechen oder Durchfall mit verminderter Resorption der Substitutionstabletten kann es zu akuten Krisen kommen.

Störungen des Elektrolythaushalts

Kalium

Die größte Gefahr bei Störungen im Kaliumhaushalt sind Herzrhythmusstörungen. Deshalb müssen sowohl die Hyperkaliämie als auch die Hypokaliämie sorgfältig behoben werden. Merke: Abweichungen des Kaliumspiegels müssen ernst genommen werden!

Hypokaliämie

Häufige Auslöser einer Hypokaliämie sind:

- **Erbrechen, Diarrhoe**
- Laxanzien
- Glukokortikoide
- Diuretika (insbesondere Schleifendiuretika, ferner Thiazide)
- β-Agonisten (Adrenalin, Salbutamol)
- Insulingabe
- Zufuhr kaliumfreier Flüssigkeit

Eine Hypokaliämie wird durch Kaliumsubstitution ausgeglichen. Diese sollte nach Möglichkeit oral durchgeführt werden. Dazu eignen sich die aufgrund ihres Geschmacks und der Magenreizung bei Patienten häufig eher unbeliebten Kalium-Brausetabletten. Eine i. v.-Therapie kann bis 40 mmol/l über eine periphere Vene erfolgen; aufgrund der Venenreizung müssen höhere Konzentrationen über einen zentralen Venenzugang appliziert werden. Die i. v.-Zufuhr von höheren Kaliumkonzentrationen muss zudem engmaschig überwacht und unter EKG-Kontrolle durchgeführt werden.

Hyperkaliämie

Typische Auslöser einer Hyperkaliämie sind:

- Niereninsuffizienz
- Azidose
- kaliumsparende Diuretika
- Aldosteron-Antagonisten
- ACE Hemmer, Sartane
- β-Blocker

Spätestens ab einem Kaliumspiegel von 6 mmol/l und höher muss unverzüglich therapiert werden.

Beachte

Bei Elektrolytstörungen immer auch einen kausalen Therapieansatz verfolgen.

Störungen des Elektrolythaushalts

Therapieansätze bei Hyperkaliämie

1. Infusion von kaliumfreier Flüssigkeit

2. Förderung der Ausscheidung kaliumreichen Urins mittels Schleifendiuretika. Die Kombination aus Flüssigkeitsgabe und Schleifendiuretikum wird als Durchsatztherapie bezeichnet. Voraussetzung für dieses Vorgehen ist eine erhaltene Nierenfunktion!

3. Förderung des Kaliumeinstroms in die Zellen durch Insulin-Glukose-Infusionen. Der Effekt tritt schnell ein, ist aber nur passager, da das Kalium nicht aus dem Körper eliminiert wird.

4. Austausch von Kalium und Protonen an der Zellmembran: Durch die Gabe von Natriumbikarbonat kommt es zur extrazellulären Alkalisierung. Infolgedessen „fehlen" extrazellulär Protonen, was einen Shift von Protonen aus dem Zellinneren nach extrazellulär zur Folge hat. Im Austausch werden K^+-Ionen nach intrazellulär geshiftet (siehe Abbildung). Natriumbikarbonat ist v. a. dann indiziert, wenn die Hyperkaliäme von einer Azidose begleitet wird.

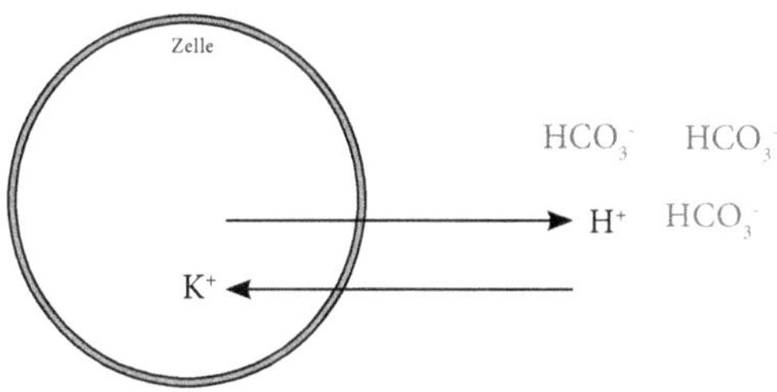

K^+- und H^+-Austausch bei therapeutischer Natriumbikarbonat-Gabe

5. Da intrazelluläres Kalium wieder aus den Zellen strömen kann, ist häufig eine langfristige Entfernung des Kaliums aus dem Körper notwendig. Austauscherharze können zu diesem Zweck oral oder rektal appliziert werden, um intestinales Kalium zu binden.

6. Ein weiterer Therapieansatz bei Hyperkaliämie ist die funktionelle Antagonisierung der Kaliumwirkung durch Kalziumsalze. Diese neutralisieren die K^+-Effekte am Myokard. Daher sollte bei bedrohlicher Hyperkaliämie bis zur Normalisierung des Kaliumspiegels Kalzium verabreicht werden (Kalziumglukonat langsam i. v., Vorsicht bei gleichzeitiger Digitalisierung => engmaschige Laborkontrollen).

Reichen die genannten Möglichkeiten zur Kaliumsenkung nicht aus, kann mit einer Hämodialyse der Kaliumspiegel effektiv abgesenkt werden.

Störungen des Elektrolythaushalts

Übersicht - Hypokaliämie / Hyperkaliämie

Therapieansatz	Vorgehen
Hypokaliämie (< 3,5 mmol/l)	
Substitution	· möglichst oral: KCl · sonst i. v. unter EKG-Kontrolle
Hyperkaliämie (>5,5 mmol/l)	
Verdünnung	· Infusion kaliumfreier Flüssigkeit
K^+-Elimination	· passager = forcierte Diurese mit Schleifendiuretika, CAVE: nur bei erhaltener Nierenfunktion! · längerfristig = **Kationenaustauscher** (oral, rektal)
K^+-Aufnahme in die Zellen	· **Insulin-Glukose**-Infusionen · **Natriumbikarbonat-Gabe** (v. a. bei Azidose)
funktionelle Antagonisierung der K^+-Effekte am Myokard	· **Kalziumsalze (**CAVE bei gleichzeitiger Digitalisierung)
bei mangelnder Effektivität der genannten Maßnahmen	· Hämodialyse

Beachte
Bei Hyperkaliämie keine K^+-haltigen Infusionslösungen verwenden!

Störungen des Elektrolythaushalts

Kalzium

Zum Ausgleich einer **Hypokalzämie** wird Kalzium oral substituiert und die Kalziumbereitstellung durch gleichzeitige Gabe von Vitamin D gefördert.

Eine **Hyperkalzämie** kann akut durch eine Verdünnungstherapie mit NaCl-Infusionen behandelt werden. Durch Einsatz von Calcitonin, Bisphosphonaten oder Glukokortikoiden wird die Bereitstellung von Ca^{2+} aus den Osteoklasten gehemmt. Schleifendiuretika führen durch ihre kalziurische Wirkung zu einer verstärkten Kalzium-Elimination über die Niere.

Therapieansatz	Vorgehen
Hypokalzämie (Gesamtkalzium < 2,2 mmol/l, freies Kalzium < 1,1 mmol/l)	
Substitution	· **Kalzium** p. o. · Kalziumglukonat i. v. (akut) - CAVE bei gleichzeitiger Digitalisierung
Kalzium-Bereitstellung	· ggf. **Vitamin D**

Hyperkalzämie (Gesamtkalzium > 2,7 mmol/l, freies Kalzium > 1,3 mmol/l)	
Verdünnung	· NaCl-Infusion
Hemmung der Osteoklasten	· Calcitonin (bei Tumorerkrankungen) · Bisphosphonate (z. B. Alendronat) · Glukokortikoide
Kalzium-Elimination	· Schleifendiuretika (z. B. Furosemid)

Hyperurikämie/ akuter Gichtanfall

Übersicht (weitere Informationen: ACR Leitlinie, 2012)

Unter einer Hyperurikämie versteht man eine asymptomatische Erhöhung des Harnsäurespiegels. Als Gicht wird eine klinisch manifeste Hyperurikämie bezeichnet. Patienten mit einer asymptomatischen Hyperurikämie bis 9 mg/dl werden rein diätetisch behandelt; bei Harnsäure-Werten > 9-10 mg/dl kann eine harnsäuresenkende Therapie erwogen werden. Bei manifester Gicht ist eine spezifische medikamentöse Therapie indiziert.

Mittel der Wahl ist ein **Urikostatikum** (**Allopurinol,** Febuxostat als Reserve). Durch Hemmung der Xanthinoxidase wird der Purinabbau blockiert. Es kommt zu einem Anstieg der Intermediärprodukte Hypoxanthin und Xanthin, die über die Niere ausgeschieden werden können. Außerdem hemmt Hypoxanthin über einen Feedback-Mechanismus das Schlüsselenzym der de-novo-Purinbiosynthese, so dass die endogene Harnsäuresynthese abnimmt. Zu Therapiebeginn kann es aufgrund einer Freisetzung von Harnsäure aus dem Gewebe zu Gichtanfällen kommen (erwäge prophylaktische Gabe von NSAID während der ersten 4 Behandlungswochen). Eine Therapie mit Allopurinol kann auch im akuten Gichtanfall niedrigdosiert begonnen werden (off-label), sofern gleichzeitig eine antiphlogistische Therapie erfolgt.

Die **Urikosurika** Benzbromaron und Probenecid steigern in höherer Dosierung die renale Harnsäureausscheidung. Beide Substanzen müssen wegen des Risikos der intratubulären Harnsäureausfällung einschleichend dosiert werden. Zu Therapiebeginn kann es ähnlich wie beim Allopurinol zum Auslösen eines Gichtanfalls kommen, da die Urikosurika in geringer Dosierung die tubuläre Harnsäuresekretion hemmen. Wichtig ist eine ausreichende Flüssigkeitszufuhr und eine Harnalkalisierung, da es unter einer Therapie mit Urikosurika durch die erhöhte tubuläre Harnsäurekonzentration zu einer Ausfällung im Tubulussystem kommen kann.

Weitere Substanzen: Colchicin (keine 4-Felder-Tafel) kann nach einem akuten Gichtanfall niedrigdosiert zur kurzzeitigen Anfallsprophylaxe (max. 6 Mo) indiziert sein (off-label). Colchicin ist ein Spindelgift und verhindert u.a. die Phagozytose von Uratkristallen. Es hat eine geringe therapeutische Breite (UAW u.a. schwere Magen-Darm-Störungen). **Rasburicase** ist ein rekombinantes Uratoxidase-Enzym, das die Harnsäure in das besser wasserlösliche Allantoin umwandelt. Rasburicase ist ein Reservemittel, das zur Prophylaxe und Therapie von akuten Hyperurikämien bei Chemotherapie-induziertem **Tumorlysesyndrom** eingesetzt wird.

Intervalltherapie der Hyperurikämie

- Diät: purinarme Kost
- medikamentöse Therapie: Allopurinol (Mittel der Wahl), Benzbromaron, Febuxostat (Reserve)
- Prophylaxe eines Nierenversagens bei hohem Tumorzerfall: Rasburicase

Hyperurikämie/ akuter Gichtanfall

Übersicht

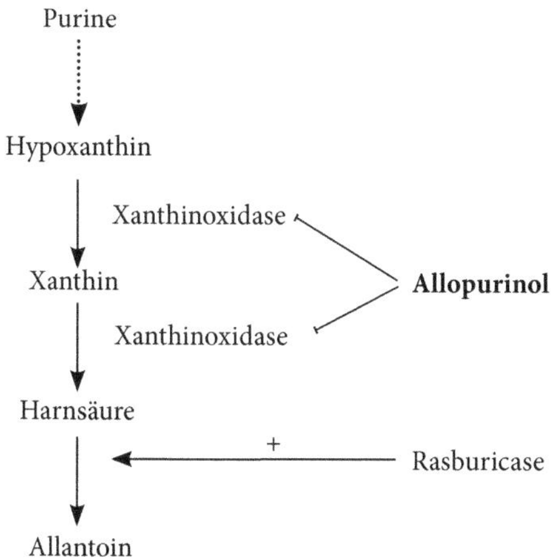

Harnsäurestoffwechsel

Therapie des akuten Gichtanfalls

- **NSAID** (Indometacin, Diclofenac, Ibuprofen) oder Coxib oder Glukokortikoide (Prednisolon) oder Colchicin (in Deutschland eher Reserve)
- der IL-1 AK Canakinumab (keine 4-Felder-Tafel) ist indiziert bei häufigen Gichtanfällen (mind. 3 in den letzten 12 Mo) bei unzureichendem Ansprechen auf NSAID und Colchicin oder KI
- Harnalkalisierung zur besseren Ausscheidung der Harnsäure: **Kalium-Natrium-Hydrogenzitrat** (Natriumbikarbonat auch möglich) bewirkt einen Anstieg des Urin-pH-Wertes => Dissoziationsgrad ↑ => Harnsäure-Löslichkeit ↑; zusätzlich > 2 Liter Flüssigkeit/d

EXTRA - **Orale Chemolitholyse** bei Harnsäurekonkrementen

Bei Harnsäurekonkrementen ohne komplizierende Faktoren (z.B. Harnstauungsniere) sollte die orale Chemolitholyse invasiven Maßnahmen vorgezogen werden. Hierzu werden zur permanenten Harnalkalisierung (pH-Bereich: 7,0 - 7,2) entweder **Alkalizitrate** (kontraindiziert bei Niereninsuffizienz) oder **Natriumbicarbonat** eingesetzt, wobei eine suffiziente Diurese wichtig ist. Bei großen Konkrementen kann zur Vergrößerung der Steinoberfläche eine vorherige Desintegration (z.B. mittels ESWL) sinnvoll sein.

Hyperurikämie/ akuter Gichtanfall

Urikostatika

Allopurinol
Febuxostat

Indikation* (u. a.)	Wirkung*
· **Hyperurikämie** · sekundäre Hyperurikämie (Chemotherapie / Radiatio bei Tumoren) · Hyperurikämie bei Erkrankungen, die bereits zu Uratablagerungen geführt haben (Febuxostat)	· Hemmung der Xanthinoxidase => **Harnsäurebildung** ↓, Ausscheidung von Hypoxanthin und Xanthin ↑ · negativer Feedback-Mechanismus von Hypoxanthin => Hemmung der Purinsynthese
UAW* (u. a.)	**KI* (u. a.)**
· CAVE: generalisierte Überempfindlichkeitsreaktionen (Risiko assoziiert mit HLA-B*5801-Allel) · Gichtanfall zu Beginn der Therapie (Alloharnsäure als Abbauprodukt konkurriert um Ausscheidung mit Harnsäure) · Febuxostat: kardiovaskuläre Komplikationen, TSH-Erhöhung, Hepatotoxizität	s. Interaktionen

Interaktionen* (u. a.)

· **Kombination mit Azathioprin** und 6-Mercaptopurin => Abbau von Azathioprin und 6-Mercaptopurin ↓ (Dosisreduktion)

Hyperurikämie/ akuter Gichtanfall

Urikosurika

Benzbromaron
Probenecid

Indikation* (u. a.)	Wirkung *
· Hyperurikämie · sekundäre Hyperurikämie (Chemotherapie / Radiatio bei Tumoren)	· Hemmung der tubulären Harnsäure-Rückresorption => renale Harnsäureausscheidung ↑
UAW * (u. a.)	**KI * (u. a.)**
· intratubuläre Harnsäureausfällung => einschleichend dosieren + ausreichende Flüssigkeitszufuhr · Hemmung der tubulären Harnsäuresekretion => Auslösen eines Gichtanfalls zu Therapiebeginn möglich	· Uratsteine der Niere · Niereninsuffizienz

Malignome

Überblick - klassische Zytostatika

Die Anti-Tumor-Therapie ist insgesamt sehr komplex. Dabei gibt es prinzipiell **kurative Therapien** mit dem Ziel der Heilung des Patienten sowie **palliative Therapieansätze** mit dem Ziel, das Tumorwachstum zu limitieren, Symptome zu lindern und die Lebensqualität des Patienten zu verbessern.
Die unterschiedlichen Behandlungsschemata richten sich u. a. nach Tumorart, Grading und Staging und sind einem ständigen Wandel unterworfen. Eine ausführliche Darstellung der eingesetzten Substanzen und v. a. auch der Therapieschemata ist im Rahmen dieses Buches nach Ansicht der Autoren nicht sinnvoll, jedoch sollen die Grundzüge und Problematiken der Therapie erläutert werden:

Die medikamentöse Therapie maligner Erkrankungen kann entweder allein oder in Kombination mit anderen Verfahren erfolgen. In Abhängigkeit von der Krankheitssituation unterscheidet man folgende Strategien:

1. **Neoadjuvante Therapie** = vor einer Operation mit dem Ziel der Reduktion der Tumormasse zur besseren Durchführbarkeit der nachfolgenden operativen Therapie und
2. **Adjuvante Therapie** = nach vollständiger Remission eines Tumors durch Operation oder andere Therapien mit dem Ziel der Verhinderung eines Rezidives.
3. **Simultane Therapie** = zeitlich überlappende Kombination mit anderen Therapieverfahren - meist Strahlentherapie.

Bei der medikamentösen Therapie werden seit langem die klassischen **Zytostatika** eingesetzt. Diese wirken als Proliferationshemmer besonders gut auf sich schnell teilende Tumorzellen, wobei die Zellproliferation hierbei auf mehreren Ebenen gestört werden kann:

- **direkte DNA-Schädigung**: **Alkylanzien** (z. B. **Cyclophosphamid**, **Temozolomid**) und Platinverbindungen (z. B. **Cisplatin**, Carboplatin) führen zu einer Quervernetzung der DNA-Stränge; interkalierende Substanzen (**Doxorubicin, Bleomycin**) können sich zwischen zwei DNA-Basenpaaren einlagern. In beiden Fällen ist die Trennung der DNA-Stränge erschwert und die Replikation gehemmt.
- **Antimetabolite**: Die Folsäureantagonisten **Methotrexat (MTX)** und Pemetrexed führen zu einer verminderten Thymin- und Purinsynthese. Das Pyrimidinanalogon 5-Fluorouracil = 5-FU (Vorstufe **Capecitabin**) hemmt die DNA-Synthese, indem es als „falscher Baustein" in den Nukleinsäurestoffwechsel eingeschleust wird.
- **Mitosehemmer**: Die sog. Spindelgifte hemmen die Ausbildung des für die Zellteilung essenziellen Spindelapparates aus Mikrotubuli. Hierzu gehören die Vinca-Alkaloide **Vinblastin** und **Vincristin** sowie die Taxane (z. B. **Paclitaxel**).

Eine neuere Entwicklung in der Malignomtherapie sind zielgerichtete Therapieansätze, monoklonale Antikörper und small molecules, die weiter unten beschrieben werden.

Malignome

Einteilung häufig eingesetzter klassischer Zytostatika

klassische Zytostatika		
Direkte DNA-Schädigung		
Alkylanzien	**Cyclophosphamid**	**Temozolomid**
Platinverbindungen	**Cisplatin**	Carboplatin
Interkalierende Substanzen	**Doxorubicin**	**Bleomycin**
Antimetabolite		
Folsäureantagonisten	**MTX**	Pemetrexed
Pyrimidinanaloga	**Capecitabin** (Vorstufe von 5-Fluorouracil)	**Gemcitabin**
Mitosehemmer		
Vinca-Alkaloide	**Vinblastin**	**Vincristin**
Taxane	**Paclitaxel**	**Docetaxel**

Beachte

Einige der aufgeführten Substanzen mit zytostatischem Effekt werden auch als Immunsuppressiva eingesetzt z. B. Cyclophosphamid, MTX.

Malignome

Überblick - UAW

Im Gegensatz zu den zielgerichteten Therapieansätzen ergibt sich die Indikation für den Einsatz der einzelnen klassischen Zytostatika nur selten aus ihrem Wirkmechanismus, da die Proliferationshemmung unspezifisch ist.
Dies erklärt auch die z. T. schwerwiegenden **allgemeinen UAW**, die aus einer Hemmung gesunder Zellen resultieren. Das bedeutet jedoch nicht, dass monoklonale Antikörper und small molecules nicht auch schwerwiegende UAW haben können.
Bei den Chemotherapeutika manifestieren sich **akute UAW** v. a. an schnell proliferierenden Geweben: GI-Trakt (v. a. Diarrhoe), Haut und Hautanhangsgebilde (Schleimhautentzündungen, verzögerte Wundheilung, Alopezie), **blutbildendes System** (Leukopenie, Immunsuppression mit Infektionsrisiko, Thrombopenie mit Blutungsneigung, Anämie), Keimzellen (erbgutschädigende Wirkung, Oligo- und Azoospermie, Amenorrhoe), Hyperurikämie durch Zelluntergang (Gefahr des akuten Nierenversagens). Zudem treten Übelkeit und Erbrechen durch eine Reizung der Area postrema auf. In Kombination mit einer Anorexie spricht man auch vom ANE-Syndrom = Anorexie-Nausea-Emesis-Syndrom. Einige klassische Chemotherapeutika, monoklonale Antikörper und small molecules können als besondere UAW ein „Hand-Fuß-Syndrom“ auslösen, eine mit schmerzhafter Schwellung und Rötung einhergehende erythematöse Hautveränderung an den Handflächen und Fußsohlen. Die Genese ist bisher ungeklärt.
Späte, irreversible UAW betreffen v. a. Herz, Nervensystem (v.a. Polyneuropathie), Lunge und Fortpflanzungsorgane. Auch Sekundärneoplasien zählen zu diesen späten UAW.

Supportive Therapie und Prophylaxe der UAW

- Übelkeit/Erbrechen: Glukokortikoide, Serotoninantagonisten, Aprepitant (siehe Kapitel Übelkeit/Erbrechen)
- Knochenmetastasen + Hyperkalzämie: Bisphosphonate (siehe Kapitel Osteoporose)
- Hämatotoxizität: Granulozyten-colony stimulating factor (G-CSF), ggf. Erythropoetin
- Hyperurikämie: **Rasburicase** - Oxidation von Harnsäure in das besser wasserlösliche Allantoin
- „Hand-Fuß-Syndrom“: Analgetika, Kortikosteroide, Vitamin B_6 oder 10 % uridinhaltige Cremes

Beachte

In den nachfolgenden Darstellungen der Einzelsubstanzen sind aufgrund der Vielzahl der möglichen UAW nur die besonders charakteristischen bzw. die im Staatsexamen abgefragten aufgeführt.

Malignome

Alkylanzien

Cyclophosphamid

Indikation* (u. a.)	Wirkung*
· **Lymphome (CHOP-Schema)** · Mamma-Karzinom · off-label: **Wegener Granulomatose, Sklerodermie, Lupus erythematodes** · Knochentumore	· Alkylanz => Quervernetzung der DNA-Stränge
UAW* (u. a.)	**KI* (u. a.)**
· **hämorrhagische Zystitis:** Prophylaxe mit Mesna + Flüssigkeitszufuhr ↑ =>toxische Abbauprodukte in der Harnblase ↓ · siehe allgemeine UAW der Zytostatika	· schwere Infektionen · Leukopenie · Thrombopenie

Temozolomid (oral)

Indikation* (u. a.)	Wirkung*
· **Glioblastom**	· **Alkylanz** => Quervernetzung der DNA-Stränge
UAW* (u. a.)	**KI* (u. a.)**
· siehe allgemeine UAW der Zytostatika	· schwere Infektionen · Leukopenie · Thrombopenie

Platinverbindungen

Cisplatin
Carboplatin
Oxaliplatin

Indikation* (u. a.)	Wirkung*
· Hodentumore (Cisplatin) · **Lungenkarzinom (Cisplatin**, Carboplatin) · **Ovarial-Karzinom (Carboplatin)** · Pleuramesotheliom (Cisplatin) · Colon-Karzinom (Oxaliplatin) · **Zervix-Karzinom** (**Cisplatin**, Carboplatin)	· Platinverbindungen => Quervernetzung („crosslinks") der DNA-Stänge

UAW* (u. a.)	KI* (u. a.)
· Nephrotoxizität · Ototoxizität · Neurotoxizität · siehe allgemeine UAW der Zytostatika	· schwere Infektionen · Leuko-/ Thrombopenie · Niereninsuffizienz

Interaktionen* (u. a.)

Kombination mit Aminoglykosiden, Schleifendiuretika => Toxizität ↑

Malignome

Interkalierende Substanzen

Anthrazykline: **Doxorubicin, Daunorubicin**, **Idarubicin**
Glykopeptid: **Bleomycin**

Indikation* (u. a.)	Wirkung *
· B-Non-Hodgkin-Lymphome (Doxorubicin im **CHOP-Schema)** · Hodentumore (Bleomycin) · Morbus Hodgkin (Bleomycin) · AML (Daunorubicin, Idarubicin)	· DNA-Interkalierung, Hemmung der Topoisomerase II => Hemmung der Transkription, DNA-Strangbrüche

UAW * (u. a.)	KI * (u. a.)
· Bleomycin: **Lungenfibrose** · Doxorubicin, **Daunorubicin**: **Kardiotoxizität** · siehe allgemeine UAW der Zytostatika	· Bleomycin: Lungenerkrankungen · Doxorubicin: kardiale Erkrankungen · schwere Infektionen · Leuko-/ Thrombopenie

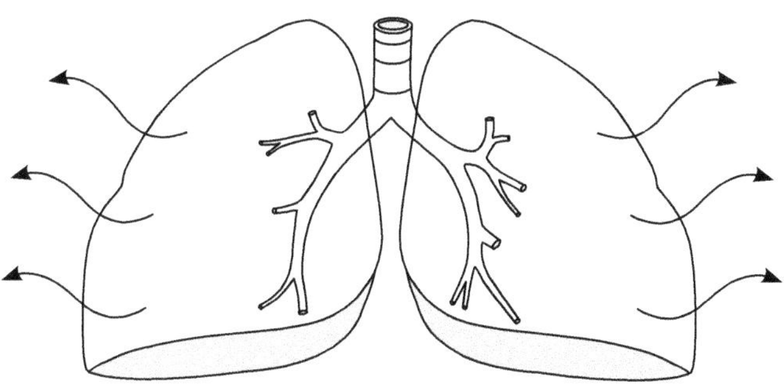

Merkhilfe: Bleomycin

Die gebleote Lunge
Erklärung: UAW von Bleomycin: Lungenfibrose

Malignome

Antimetabolite

Folsäureantagonist:
Methotrexat (MTX)

Indikation* (u. a.)	Wirkung*
· nicht-onkologische Anwendungen (1 x wöchentlich!) - Autoimmunerkrankungen (**rheumatoide Arthritis, Psoriasis**, M. Wegener) · onkologische Anwendungsgebiete (Dosierung nach KOF) - u. a. ALL, Non-Hodgkin-Lymphom, Osteosarkom	· **Folsäureantagonist** => kompetitive Hemmung des Enzyms Dihydrofolat-Reduktase => Inhibition der DNA-Synthese (Synthese von Thymidin und Purin gehemmt)
UAW* (u. a.)	**KI* (u. a.)**
· Mukositis · Nephrotoxizität · Hepatotoxizität · siehe allgemeine UAW der Zytostatika · **Rescue-Therapie: Folinsäure** (Leucovorin, aktive Form der Folsäure) => **UAW ↓**	· schwere Infektionen · Leuko-/ Thrombopenie · Niereninsuffizienz · Leberinsuffizienz

Interaktionen* (u. a.)

Kombination mit organischen Säuren: NSAID, Penicillinen, Sulfonamiden => Ausscheidung ↓ => MTX-Toxizität ↑

Malignome

Antimetabolite

Folsäureantagonist:
Pemetrexed

Indikation* (u. a.)	Wirkung *
· Pleuramesotheliom (inoperabel) · nicht-kleinzelliges Lungenkarzinom	· Folsäureantagonist => Synthese von Thymidin und Purin gehemmt
UAW * (u. a.)	**KI * (u. a.)**
· obligate Prämedikation: Dexamethason, Folsäure, Vitamin B_{12} · siehe allgemeine UAW der Zytostatika	· schwere Infektionen · Leuko-/ Thrombopenie

Pyrimidinanaloga:
5-Fluorouracil
Capecitabin (oral)
Gemcitabin

Indikation* (u. a.)	Wirkung *
· **kolorektales Karzinom (Capecitabin bei Metastasierung)** · Mamma-Karzinom · **Pankreas-Karzinom** (Gemcitabin)	· Pyrimidinanalogon => Einbau falscher Bausteine in die DNA
UAW * (u. a.)	**KI * (u. a.)**
· Mukositis, Hand-Fuß-Syndrom · siehe allgemeine UAW der Zytostatika	· schwere Infektionen · Leuko-/ Thrombopenie

Malignome

Mitosehemmer (Spindelgifte)

Merkhilfe: Vinblastin/-cristin

WIN A NEURON
Erklärung: Win = Vinblastin/-cristin, Neuron = Neuropathie (UAW)

Vinca-Alkaloide:
Vinblastin
Vincristin
Vinorelbin

Indikation* (u. a.)	Wirkung *
· Lymphome (Vincristin im **CHOP-Schema)** · Mamma-Karzinom, nicht-kleinzelliges Lungenkarzinom (Vinorelbin)	· **Mitosehemmstoff** => Hemmung der Ausbildung des Spindelapparates

UAW * (u. a.)	KI * (u. a.)
· **Polyneuropathie** · Nekrose bei Paravasat · siehe allgemeine UAW der Zytostatika	· schwere Infektionen · Leuko-/ Thrombopenie

Taxane:
Paclitaxel
Docetaxel

Indikation* (u. a.)	Wirkung *
· **Mamma-Karzinom** · **Ovarial-Karzinom (Paclitaxel)** · nicht-kleinzelliges Lungenkarzinom	· **Mitosehemmstoff** => Hemmung der Ausbildung des Spindelapparates

UAW * (u. a.)	KI * (u. a.)
· **Polyneuropathie** · **allergische Reaktionen** (Prämedikation Dexamethason) · siehe allgemeine UAW der Zytostatika	· Neuropathie · schwere Infektionen · Leuko-/ Thrombopenie

Malignome

Weitere klassische Zytostatika

Substanz	Wirkmechanismus	Indikation/Besonderheit
Melphalan	· **Alkylanz**	· **Multiples Myelom** (oral, i. v.)
Mitomycin	· Alkylanz	· **oberflächliches Harnblasen-Karzinom** · **intravesikale Anwendung**
Dacarbazin	· Alkylanz	· metastasiertes malignes Melanom, Kombinations-Chemotherapie bei Hodgkin-Lymphom u.a. · **stark emetogen**
Procarbazin	· Alkylanz	· u.a. Kombinations-Chemotherapie bei Hodgkin-Lymphom
Irinotecan	· Topoisomerase I-Hemmer	· **met. kolorektales Karzinom**
Hydroxycarbamid = Hydroxyurea	· Blockade der DNA-Synthese (**Zytoreduktion**)	· **myeloproliferative Erkrankungen** · **CML** (Reserve)
Thalidomid, Lenalidomid	· antiinflammatorisch, immunmodulatorisch, antiangiogen	· **Multiples Myelom** · Erythema nodosum leprosum (Thalidomid) · stark teratogen => spezielle Rezeptformulare = T-Rezept
Mitotan	· nicht bekannt	· **symptomatische Behandlung bei NNR-Karzinom**

Malignome

Überblick - zielgerichtete Therapieansätze

Eine neuere Entwicklung in der Malignomtherapie sind **zielgerichtete Therapieansätze = targeted therapy**. Im Gegensatz zur klassischen Chemotherapie, die sich relativ unspezifisch gegen sich schnell teilende Krebszellen richtet, blockieren diese neuen Medikamente das Wachstum durch Interaktion mit tumorspezifischen Rezeptoren, Botenstoffen oder Signalwegen, die für die Karzinogenese bzw. das Tumorwachstum essentiell sind. Da gesunde Zellen von diesen Interaktionen in der Regel weniger betroffen sind, erhofft man sich eine geringere Rate an UAW und eine bessere Verträglichkeit. Immer mehr richten sich diese Therapien gegen spezifische Moleküle, die nur Subgruppen der verschiedenen Tumore besitzen, so dass eine molekulare Charakterisierung der Tumorzellen für die Therapieplanung zur Voraussetzung wird. Trotz der teilweise noch beachtlich hohen Kosten gehören zielgerichtete Therapieansätze aktuell bereits bei vielen Tumorarten zur Standardtherapie.

Aufgrund der Vielzahl der zielgerichteten Therapieansätze und der entsprechenden Wirkstoffvertreter haben wir im Folgenden versucht, eine grobe Strukturierung anhand ausgewählter Beispiele vorzunehmen.
Als zielgerichtete Therapie binden die **monoklonalen Antikörper** (Namensendung: -mab = monoclonal antibody) spezifisch an zelluläre Zielstrukturen (Epitope) auf Tumorzellen oder an tumorspezifische Botenstoffe (Liganden). Ein häufig eingesetzter Vertreter ist bei lymphatischen Erkrankungen **Rituximab**, der sich gegen den CD20-Rezeptor der B-Lymphozyten richtet. Er ist indiziert im Rahmen einer kombinierten Chemo-Immuntherapie (**R-CHOP Schema** bei B-Non-Hodgkin-Lymphomen). **Trastuzumab** ist gegen **HER2/neu** Onkoprotein gerichtet und wird bei Mamma-Karzinomen eingesetzt, die diesen Rezeptor überexprimieren. Einen weiteren Angriffspunkt stellt die Hemmung des Tumorwachstums durch **Angiogenesehemmer** (Verminderung der Bildung neuer Tumorgefäße) wie **Bevacizumab** dar, das den Vascular endothelial growth factor (VEGF) hemmt. Zudem kommen Antikörper zum Einsatz, die als Immun-Checkpoint-Inhibitoren bezeichnet werden und letztlich zu einer T-Zell-Aktivierung führen. Der erste Vertreter war Ipilimumab, das die Wirkung von CTLA-4 (Cytotoxic T-Lymphocyte Antigen-4) blockiert und für die Therapie des fortgeschrittenen Melanoms zugelassen ist. Als nächste Generation ist u.a. Nivolumab als Antikörper gegen den programmed-death-1 (PD-1)-Rezeptor zur Therapie des fortgeschrittenen Melanoms und Plattenepithelkarzinoms der Lunge zugelassen.

Eine weitere zielgerichtete Therapieoption sind **Antikörper-Wirkstoff-Konjugate**. Zwei Beispiele hierfür sind Brentuximab-Vedotin (keine 4-Felder-Tafel), ein Konjugat aus einem anti-CD30-Antikörper und einem Zytostatikum, das beim Morbus Hodgkin eingesetzt wird und Trastuzumab-Emtansin (keine 4-Felder-Tafel), das beim HER2-positiven fortgeschrittenen Mamma-Karzinom eine Therapieoption darstellt.

Malignome

Einteilung der zielgerichteten Therapieansätze

Außerdem zur zielgerichteten Therapie werden die sogenannten **small molecules** (Namensendung: –mib oder –nib) gerechnet, die gezielt mit verschiedenen Stoffwechselprozessen von Krebszellen interagieren und inzwischen bei einer Vielzahl von Krebserkrankungen zum Einsatz kommen. Dazu zählen verschiedene **Tyrosinkinase-Inhibitoren** wie z. B. **Imatinib** (Ansatzpunkt bcr-abl), das sehr erfolgreich bei der Chronisch Myeloischen Leukämie (CML) eingesetzt wird oder auch Erlotinib (Ansatzpunkt EGF-R), was beim nicht-kleinzelligen Lungenkarzinom Anwendung findet. Zwei weitere Beispiele für small molecules sind der **Serin/Threonin-Kinase-Inhibitor** Vemurafenib, der zugelassen ist bei Patienten mit BRAF-V600E Mutation-positivem Melanom sowie der **Proteasom-Inhibitor Bortezomib,** welcher inzwischen einen festen Bestandteil der Therapie des Multiplen Myeloms darstellt.

zielgerichtete Therapieansätze		
monoklonale Antikörper u. a.		
gegen Epitope auf Tumorzellen	**Rituximab** (auch Immunsuppressivum)	**Trastuzumab**
gegen endogene Botenstoffe	Bevacizumab	
Immun-Checkpoint-Inhibitoren	Ipilimumab	Nivolumab
Antikörper-Wirkstoff-Konjugate u. a.		
Antikörper + Zytostatikum	Brentuximab-Vedotin	Trastuzumab-Emtansin
small molecules u. a.		
Tyrosinkinase-Inhibitoren	**Imatinib**	Erlotinib
Serin/Threonin-Kinase-Inhibitoren	Vemurafenib	
Proteasom-Inhibitoren	**Bortezomib**	

Monoklonale Antikörper

Rituximab

Indikation* (u. a.)	Wirkung *
· B-Zell-Lymphome (meist in Komb. mit Chemotherapie, z.B. R-CHOP-Schema) · rheumatoide Arthritis (Reserve)	· Antikörper gegen CD20 => Depletion von B-Zellen
UAW * (u. a.)	**KI * (u. a.)**
· Immunsuppression · Infusionsreaktionen, schwere allergische Hautreaktionen · progressive multifokale Leukenzephalopathie	· schwere Infektionen · Herzinsuffizienz, schwere Herzerkrankung

Trastuzumab

Indikation* (u. a.)	Wirkung *
· Mamma-Karzinom mit HER2/neu - Überexpression	· Antikörper gegen HER2/neu (epidermal growth factor receptor 2)
UAW * (u. a.)	**KI * (u. a.)**
· **Herzinsuffizienz** · „Hand-Fuß-Syndrom“	· Herzinsuffizienz · Kombination mit Anthrazyklinen

Malignome

Monoklonale Antikörper

Bevacizumab

Indikation* (u. a.)	Wirkung *
· metastasiertes kolorektales-, Mamma-, Ovarial-, Lungen-, Nieren-Karzinom · altersabhängige Makuladegeneration (off-label)	· Antikörper gegen VEGF => Tumor-Neoangiogenese ↓
UAW * (u. a.)	**KI * (u. a.)**
· Wundheilungsstörungen, Magen-Darm-Perforation, Fistelbildung, nekrotisierende Fasziitis · Thromboembolie, Hypertonie · „Hand-Fuß-Syndrom“	· pulmonale Blutungen, Hämoptysen · unbehandelte ZNS-Metastasen

Ipilimumab

Indikation* (u. a.)	Wirkung *
· metastasiertes / inoperables Melanom	· Antikörper gegen CTLA-4 => T-Zell-Aktivierung u.a. => T-Zellvermittelte Immunantwort ↑
UAW * (u. a.)	**KI * (u. a.)**
· sog. immune related Adverse Events (irAE): u.a. Colitis, Endokrinopathie, Hepatitis, Pneumonitis, Fatigue	

Nivolumab, Pembrolizumab

Indikation* (u. a.)	Wirkung *
· Plattenepithelkarzinom Lunge nach 1. Chemoth., fortgeschrittenes Melanom	· Antikörper gegen PD-1-Rezeptor => T-Zell-Aktivierung u.a. => T-Zellvermittelte Immunantwort ↑
UAW * (u. a.)	**KI * (u. a.)**
· sog. immune related Adverse Events	

Malignome

Tyrosinkinase-Inhibitoren

Imatinib

Indikation* (u. a.)	Wirkung *
· CML (bcr-abl positiv, Philadelphia-Chromosom) · gastrointestinaler Stromatumor (c-Kit positiv)	· Tyrosinkinase-Inhibition => Wirkung auf bcr-abl-Kinase, Rezeptor für Stammzellfaktor (c-Kit), PDGF-Rezeptor
UAW * (u. a.)	**KI * (u. a.)**
· Hämatotoxizität · Kopfschmerzen · Myalgie	

Erlotinib

Indikation* (u. a.)	Wirkung *
· metastasiertes nicht-kleinzelliges Lungenkarzinom (EGF-Rezeptor-positiv) · metastasiertes Pankreas-Karzinom	· Tyrosinkinase-Inhibition => Wirkung auf EGF-Rezeptor
UAW * (u. a.)	**KI * (u. a.)**
· Diarrhoe · Hautausschlag · Keratitis, Konjunktivitis	

Malignome

Serin/Threonin-Kinase-Inhibitoren und Proteasom-Inhibitoren

Serin/Threonin-Kinase-Inhibitor:
Vemurafenib

Indikation* (u. a.)	Wirkung*
· inoperables/ metastasiertes malignes Melanom mit BRAF-V600E Mutation	· Hemmung der BRAF-Serin/Threonin-Kinase

UAW* (u. a.)	KI* (u. a.)
· kutanes Plattenepithelkarzinom · ophthalmologische + dermatologische Reaktionen · QT-Zeit ↑	

Proteasom-Inhibitor:
Bortezomib

Indikation* (u. a.)	Wirkung*
· **Multiples Myelom**	· Proteasom-Inhibition => Apoptose

UAW* (u. a.)	KI* (u. a.)
· Hämatotoxizität · Anorexie-Nausea-Emesis-Syndrom · Polyneuropathie · Kopfschmerz	

Therapie mit Immunsuppressiva

Überblick

Durch die immunsuppressive Therapie soll die unerwünschte, fehlgeleitete Aktivierung und/oder Proliferation der immunkompetenten Zellen unterdrückt werden. Aufgrund der hohen Komplexität des Immunsystems ist eine spezifische Unterdrückung der krankmachenden Lymphozytenklone bislang nicht möglich. Durch die unselektive Wirkung der Medikamente auf das Immunsystem wird auch die physiologische Immunreaktion gehemmt. Folgen sind eine verminderte Infektionsabwehr mit Infektionsanfälligkeit; die Induktion maligner Tumore wird diskutiert.

Bei den Immunsuppressiva werden zytotoxische und aktivierungshemmende Substanzen unterschieden. **Zytotoxische Immunsuppressiva** (Cyclophosphamid, Azathioprin, **MTX,** Leflunomid) führen zu einer ungezielten Proliferationshemmung aller immunkompetenten Zellen. **Aktivierungshemmende Substanzen** wie Glukokortikoide, Calcineurin-Inhibitoren, mTOR-Inhibitoren und die eingesetzten Antikörper hemmen die Lymphozyten-Aktivierung. Therapeutische Einsatzgebiete sind die Prophylaxe von Transplantatabstoßungen und die Therapie von Autoimmunerkrankungen (siehe unten).

Einteilung nach Wirkansatz:

1. Hemmung der Proliferation von Immunzellen durch DNA-Synthesehemmung: Die zytostatisch wirksamen Immunsuppressiva hemmen die Proliferation von Immunzellen (siehe Zytostatika). Bei der immunsuppressiven Therapie werden sie in erheblich niedrigeren Dosierungen verabreicht als in der Tumortherapie. In diese Gruppe gehören Cyclophosphamid, MTX, Azathioprin und Leflunomid (die letzten beiden werden nur als Immunsuppressiva eingesetzt). Mycophenolsäure (Prodrug **Mycophenolatmofetil**) hemmt die Inosinmonophosphatdehydrogenase, die für die DNA-Synthese in B- und T-Lymphozyten notwendig ist; es wird in Kombination mit Ciclosporin und Glukokortikoiden zur Prävention akuter Transplantatabstoßungsreaktionen eingesetzt.

2. Modulation der Transkription in Lymphozyten durch Bindung an den Glukokortikoidrezeptor = **Glukokortikoide** (siehe Asthmatherapie), Calcineurin-Inhibition = **Ciclosporin, Tacrolimus** sowie mTOR-Inhibition = Sirolimus, Everolimus, Temsirolimus.

3. Immunsuppression durch **TNF α-Inhibitoren**: TNF α gehört zu den wichtigsten inflammatorisch wirksamen Botenstoffen und ist als solcher an der Pathogenese der meisten entzündlichen Erkrankungen beteiligt. Pharmakologisch kann die Wirkung durch TNF α-Antikörper wie z. B. **Infliximab** aufgehoben werden. CAVE: TNF α-Inhibitoren und die verschiedenen Rezeptor-Blocker werden auch als **Biologika** bezeichnet.

Therapie mit Immunsuppressiva

Überblick

4. Hemmung der Lymphozyten-Aktivierung durch Blockade von Rezeptoren: Die Wirkung von IL-2 kann durch den monoklonalen Antikörper Basiliximab aufgehoben werden. Anakinra hemmt als IL-1-Rezeptorantagonist die Wirkung dieses Interleukins. Tocilizumab ist ein monoklonaler Antikörper gegen den IL-6 Rezeptor. Abatacept ist ein CTLA-4 Rezeptorkonstrukt und inhibiert CD28. Der monoklonale Antikörper Rituximab (siehe Malignome) richtet sich gegen den CD20-Rezeptor auf den B-Lymphozyten.

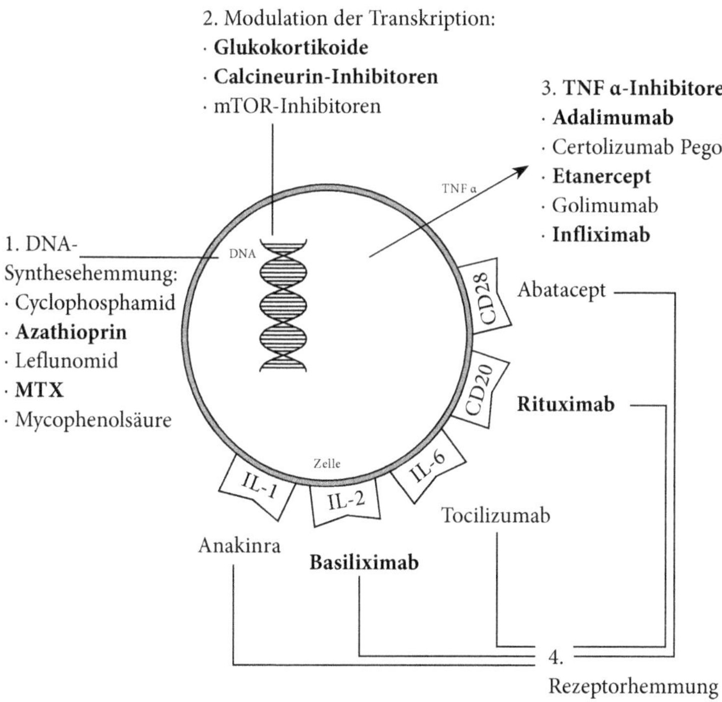

Ansatzpunkte der Immunsuppressiva

weitere Hemmer der T-Lymphozyten (genauer Wirkmechanismus nicht geklärt)

- (Hydroxy-) Chloroquin
- Sulfasalazin und das Sulfasalazin-Spaltprodukt Mesalazin

Therapie mit Immunsuppressiva

Purinanalogon und Leflunomid

Purinanalogon:
Azathioprin

Indikation* (u. a.)	Wirkung*
· **Morbus Crohn** / Colitis ulcerosa · Prävention einer Transplantat-Abstoßung · **Autoimmunerkrankungen**	· Umwandlung in 6-Mercaptopurin => Purinanalogon => Einbau falscher Bausteine in die DNA
UAW* (u. a.)	**KI* (u. a.)**
· Hepatotoxizität · siehe generelle UAW der Zytostatika	· schwere Infektionen · Leuko-/ Thrombopenie

Interaktionen* (u. a.)

Azathioprin wird von Xanthin-Oxidase abgebaut => Abbau verzögert in Kombination mit Allopurinol => Toxizität ↑

Leflunomid

Indikation* (u. a.)	Wirkung*
· rheumatoide Arthritis = immunsuppressiv eingesetzt als DMARD · Psoriasis-Arthritis	· Prodrug, aktiver Metabolit = Teriflunomid (A771726) => de-novo-Pyrimidinsynthese ↓ => T-Zellproliferation ↓ · lange HWZ (+ enterohepatischer Kreislauf => Auswaschmaßnahmen mit Colestyramin möglich)
UAW* (u. a.)	**KI* (u. a.)**
· Hautreaktionen · Hepatotoxizität · siehe generelle UAW der Zytostatika	· Leberinsuffizienz

Therapie mit Immunsuppressiva

Calcineurin-Inhibitoren

Calcineurin-Inhibitoren:
Ciclosporin (Cyclosporin A)
Pimecrolimus (nur topisch)
Tacrolimus

Indikation* (u. a.)	Wirkung *
· **Prävention einer Transplantat-Abstoßung**	· Calcineurininhibition => T-Zell-Aktivierung ↓
· rheumatoide Arthritis (Ciclosporin)	
· nephrotisches Syndrom (Ciclosporin)	
· atopische Dermatitis (Tacrolimus+Pimecrolimus topisch)	
· **Psoriasis vulgaris** (Ciclosporin)	

UAW * (u. a.)	KI * (u. a.)
· Immunsuppression	· unkontrollierte Infektionen
· Nephrotoxizität (eher Ciclosporin)	· **Kombination mit PUVA (Ciclosporin)**
· **Hyperlipidämie, Hyperurikämie, Hyperglykämie** (eher Tacrolimus)	
· **Hepatotoxizität** (eher Ciclosporin)	
· Blutdruckerhöhung (eher Ciclosporin)	
· Risiko maligner Tumore ↑	

Interaktionen * (u. a.)

CYP3A4-Substrate => niedrige Wirkspiegel bei Kombination mit Induktoren => Organabstoßung nach Transplantation

Therapie mit Immunsuppressiva

mTOR-Inhibitoren

mTOR-Inhibitoren:
Everolimus
Sirolimus
Temsirolimus

Indikation* (u. a.)	Wirkung *
· Prävention einer Transplantat-Abstoßung (Kombinationstherapie) · Nierenzell-Karzinom (Everolimus, Temsirolimus) · Beschichtung von Koronarstents (Everolimus, Sirolimus)	· Inhibition von mTOR => T-Zell-Aktivierung ↓
UAW * (u. a.)	**KI * (u. a.)**
· Hämatotoxizität · Immunsuppression · Hyperlipidämie	· Leber-/Lungentransplantation (Sirolimus)

Therapie mit Immunsuppressiva

TNF α-Inhibitoren

TNF α-Inhibitoren:
Adalimumab, Certolizumab Pegol
Etanercept, Golimumab, **Infliximab**

Indikation* (u. a.)	Wirkung *
· rheumatoide Arthritis (therapierefraktär, alle) · **M. Bechterew/** axiale Spondyloarthritis, **Psoriasis-Arthritis**, Crohn/Colitis (z. B. Infliximab)	· **TNF α-Antikörper** · löslicher TNF α-Rezeptor, der TNF α wegfängt (Etanercept)

UAW * (u. a.)	KI * (u. a.)
· Immunsuppression => **Reaktivierung einer Tuberkulose** · Verschlechterung einer Herzinsuffizienz · erstmaliges Auftreten oder Verschlechterung einer **Multiplen Sklerose** · Autoimmunerkrankungen	· **Herzinsuffizienz** (NYHA III/IV) · aktive **Tuberkulose** (bei latenter Tbc begleitende Therapie mit INH über 9 Monate, Beginn 4 Wochen vor Gabe des TNF α-Inhibitors) · schwere Infektionen

Beachte

Aufgrund der Immunsuppression, die bei der Therapie mit TNF α-Inhibitoren und den anderen Biologika resultiert, gelten schwere aktive Infektionen als KI für ihren Einsatz.

Weitere Biologika

Wirkstoff	Wirkung (u. a.)	Indikation (u. a.)	UAW * (u. a.)
Anakinra	· Hemmung des IL-1-Rezeptors => T-Zell-Aktivierung↓	· rheumatoide Arthritis	· Immunsuppression
Tocilizumab	· monoklonaler Antikörper gegen IL-6-Rezeptor	· rheumatoide Arthritis	· Immunsuppression, Leukopenie · Hyperlipoproteinämie · Transaminasenerhöhung
Abatacept	· CTLA-4-Rezeptorkonstrukt => CD28-Inhibition => T-Zell-Aktivierung↓	· rheumatoide Arthritis	· Immunsuppression, Leukopenie · Basalzellkarzinom
Basiliximab	· monoklonaler Antikörper gegen IL-2-Rezeptor =>T-Zell-Aktivierung↓	· Prävention einer akuten Abstoßung nach Nierentransplantation (Kombinationstherapie)	· Immunsuppression · **Bildung von Autoantikörpern**
Belimumab	· monoklonaler Antikörper gegen BAFF (= B-Zell aktivierender Faktor)	· systemischer Lupus erythematodes (Zusatztherapie)	· Infusionsreaktionen · Immunsuppression · gastrointestinale Beschwerden
Ustekinumab	· monoklonaler Antikörper gegen IL-12 und -23	· Psoriasis vulgaris · Psoriasis-Arthritis	· Immunsuppression · fragliche Kanzerogenität

Therapie mit Immunsuppressiva

Weitere Medikamente

(Hydroxy-) **Chloroquin**

Indikation* (u. a.)	Wirkung *
· rheumatoide Arthritis · Malaria (Prophylaxe + Therapie) · **Lupus erythematodes** · **Porphyria cutanea tarda**	· T-Zellstimulation ↓ · Wirkung erst nach Monaten beurteilbar
UAW * (u. a.)	**KI * (u. a.)**
· **Corneatrübung, Retinopathie** · GI-Störungen	· Retinopathie/Makulopathie · G-6-PD-Mangel

Sulfasalazin = Salazosulfapyridin
Mesalazin

Indikation* (u. a.)	Wirkung *
· rheumatoide Arthritis (Sulfasalazin) · Colitis ulcerosa (Mesalazin)	· Sulfasalazin => bakterielle Aufspaltung im Kolon => Sulfapyridin + 5-Amino-salicylsäure (= 5-ASA = Mesalazin) · Mesalazin auch als Einzelsubstanz
UAW * (u. a.)	**KI * (u. a.)**
· GI-Beschwerden · allergische Reaktionen	· Sulfonamidallergie

Interaktionen * (u. a.)

Kombination mit Antibiotika => Sulfasalazin-Aufspaltung ↓ => Wirkung ↓

Rheumatoide Arthritis

Überblick (weitere Informationen: DGRh-Leitlinie, 2011)

Die rheumatoide Arthritis (RA) ist eine systemische Autoimmunerkrankung, bei der es durch die zugrunde liegende Entzündungsreaktion zu den bekannten Symptomen Schmerz, Morgensteifigkeit, Überwärmung und Schwellungen in den symmetrisch betroffenen Gelenken kommt. Unbehandelt drohen als Folge der progredienten Synovialitis irreversible Schäden und damit ein Funktionsverlust der betroffenen Gelenke. Oberstes Ziel der medikamentösen Therapie ist es, durch eine frühe, aggressive antientzündliche Therapie eine Remission zu erreichen und somit irreparablen Gelenkschäden vorzubeugen („hit hard and early").

Während des akuten Schubs werden NSAID und Steroide zur raschen Symptomkontrolle und Reduktion der Entzündungsaktivität eingesetzt. Die Therapiedauer der Glukokortikoide sollte auf einige Wochen bis wenige Monate begrenzt werden. Ist ein kompletter Verzicht auf Kortikoide in der Dauertherapie nicht möglich, wird die niedrigstmögliche Tagesdosis angestrebt (möglichst < 7,5 mg Prednisolonäquivalent).
Da die RA häufig chronisch progredient verläuft, muss direkt nach Diagnosestellung mit einer konsequenten Langzeittherapie mit den sogenannten disease modifying antirheumatic drugs = DMARD = **Basistherapeutika** begonnen werden. Die hier verwendeten Immunsuppressiva können in zwei Gruppen unterteilt werden:

1. **Klassische** (synthetische) **DMARD**
Eingesetzt werden heute v. a. der Antimetabolit **Methotrexat** (MTX), der Pyrimidinsynthesehemmer **Leflunomid** sowie die Substanzen mit unklarem Wirkmechanismus **Sulfasalazin** und (Hydroxy)-**Chloroquin**. Die Wirkung der klassischen DMARD setzt mit einer zeitlichen Verzögerung von 4-12 Wochen ein.

2. **Antikörperbasierte DMARD = Biologicals**
Hierzu zählen die TNF α-Inhibitoren (z. B. Infliximab) sowie Tocilizumab und Abatacept. Es sind hocheffektive Medikamente, die im Vergleich zu den klassischen Basistherapeutika innerhalb weniger Tage wirken. Bei unzureichendem Ansprechen auf TNF α-Inhibitoren kann Rituximab zum Einsatz kommen. Der IL-1-Rezeptorantagonist Anakinra hat dagegen aufgrund einer geringeren klinischen Wirksamkeit nur eine untergeordnete Bedeutung.
Die wichtigste UAW der Biologicals ist die erhöhte Anfälligkeit für Infektionen. So kann es z. B. unter einer Therapie mit TNF α-Inhibitoren zur Reaktivierung einer latenten Tuberkulose kommen. Vor Therapiebeginn ist daher der **Ausschluss einer aktiven oder latenten Tuberkulose** obligat. Voraussetzung für den Einsatz von antikörperbasierten DMARD ist ein inadäquates Ansprechen nach 6 Monaten auf 2 klassische Basistherapeutika, darunter MTX, alleine oder in Kombination.

Rheumatoide Arthritis

Überblick

Die Auswahl des geeigneten Wirkstoffs erfolgt adaptiert an die Krankheitsaktivität nach einem festen Stufenschema:

Therapiebeginn

- klassisches **DMARD - bevorzugt MTX**, bei mildem Verlauf Chloroquin/ Sulfasalazin
- + Glukokortikoide und NSAID

inadäquates Ansprechen nach 3 Monaten

- Wechsel des klassischen DMARD in Monotherapie oder Kombination klassischer DMARDs (MTX, Chloroquin, Sulfasalazin, Leflunomid)

inadäquates Ansprechen nach weiteren 3 Monaten

- Kombination klassisches DMARD + antikörperbasiertes DMARD (z. B. Infliximab) oder antikörperbasiertes DMARD in Monotherapie

Beachte

- Ist eine **intraartikuläre Steroidgabe** indiziert, wird diese in der Regel mit Triamcinolon vorgenommen.
- Der Erfolg der antirheumatischen Therapie sollte im Verlauf regelmäßig überprüft (z.B. mittels Disease Activity Score 28 = DAS28) und die medikamentöse Therapie ggf. angepasst werden.

Morbus Crohn + Colitis ulcerosa

Überblick (weitere Informationen: DGVS Leitlinien, 2014)

Der Morbus Crohn verläuft typischerweise in Schüben in Form einer diskontinuierlichen, segmentalen Entzündung, die alle Wandschichten des gesamten Gastrointestinaltrakts betreffen kann. Klinisch stehen Durchfälle und Abdominalschmerzen (v. a. im rechten Unterbauch), Fistelbildung, Abszesse und Stenosen im Vordergrund. Zusätzlich können in unterschiedlichem Ausmaß extraintestinale Manifestationen v. a. an Haut, Augen und Gelenken hinzukommen.

Die Colitis ulcerosa ist durch eine Entzündung gekennzeichnet, die sich kontinuierlich von distal nach proximal ausbreitet und zu Schleimhautulzerationen führt (nur Mukosa und Submukosa betroffen). Anders als der M. Crohn ist diese Erkrankung in der Regel auf das Kolon beschränkt. Klinisch stehen krampfartige, blutig-schleimige Durchfälle im Vordergrund. Es gibt eine Assoziation mit dem Auftreten einer primär sklerosierenden Cholangitis (PSC). Andere extraintestinale Symptome können – wenn auch seltener – wie beim M. Crohn auftreten. Schwerwiegende Komplikationen sind das toxische Megakolon und das langfristig erhöhte Risiko für kolorektale Karzinome. Die Colitis ulcerosa ist im Gegensatz zum Morbus Crohn durch eine Proktokolektomie heilbar.

Bei der Therapie der chronisch-entzündlichen Darmerkrankungen werden die Phasen der Remissionsinduktion (Symptomreduktion oder Symptombeseitigung) und der Remissionserhaltung unterschieden:

Morbus Crohn
Remissionsinduktion: Bei milder Entzündungsaktivität und vorwiegend ileozökalem Befall ohne extraintestinale Symptome sind **topische Steroide** (z. B. **Budesonid**) erfolgreich; bei ausgedehntem Befall werden Steroide systemisch verabreicht.
Steroidrefraktäre Schübe (keine komplette Remission unter hochdosierter Glukokortikoidtherapie) werden mit Azathioprin oder TNF α-Antikörpern (Infliximab, Adalimumab) therapiert. Alternativ kommen Methotrexat (MTX), Ciclosporin und Tacrolimus in Frage. Bei **Fisteln** werden **Metronidazol** oder Ciprofloxacin eingesetzt.

Remissionserhaltung: Steroide sind für die remissionserhaltende Therapie ungeeignet und sollten durch Azathioprin ersetzt werden.

Morbus Crohn + Colitis ulcerosa

Überblick

Colitis ulcerosa

Remissionsinduktion: Bei distalem Befall ist die topische Gabe von 5-Aminosalicylsäure (5-ASA = Mesalazin), ggf. mit topischen Kortikoiden indiziert. Bei ausgedehnter gering bis mittelgradiger Colitis wird Mesalazin oral eingesetzt, ggf. sind zusätzlich systemische Steroide erforderlich. Ein schwerer oder fulminanter Schub wird mit hochdosierten Kortikoiden i. v. therapiert. Tritt hierunter keine Besserung ein, so werden Azathioprin bzw. TNF α-Antikörper eingesetzt. Als Reservemedikamente kommen MTX, Ciclosporin und Tacrolimus in Frage.

Die Remissionserhaltung wird langfristig mit Mesalazin durchgeführt. Bei Remissionsinduktion mit Azathioprin ist dieses zusätzlich zur Remissionserhaltung fortzuführen.

	Morbus Crohn	Colitis ulcerosa
leichter Schub	Glukokortikoide - nach Lokalisation topisch / systemisch	**Mesalazin** ggf. + **Glukokortikoide** - nach Lokalisation topisch / systemisch
schwerer Schub	Glukokortikoide höherdosiert systemisch	Mesalazin und höherdosierte Glukokortikoide systemisch (+ ggf. topisch)
Steroid-resistenz	1. Azathioprin 2. Infliximab, Adalimumab 3. MTX, Ciclosporin, Tacrolimus	1. Azathioprin 2. Infliximab, Adalimumab 3. MTX, Ciclosporin, Tacrolimus
Remissions-Erhaltung	Azathioprin häufig notwendig	Mesalazin ggf. Azathioprin

Reserve: Wenn sich andere Wirkstoffe zur Remissionsinduktion als unwirksam oder nicht länger wirksam erwiesen haben bzw. von dem Patienten nicht vertragen werden, wird der humanisierte monoklonale α4β7-Integrin-Antikörper Vedolizumab (keine 4-Felder-Tafel) sowohl bei der Behandlung der Colitis ulcerosa als auch eines Morbus Crohn eingesetzt (CAVE: Kontrolle auf Infektionen, eine latente Tuberkulose muss vor Therapiebeginn behandelt werden).

Schmerztherapie

Überblick

Die Therapie von akuten und chronischen Schmerzen wird in Deutschland leider nach wie vor häufig insuffizient durchgeführt. Besonders bei chronischen Schmerzzuständen ist es wichtig, die Ursache zu erkennen, um diese adäquat und in der Regel interdisziplinär zu behandeln. Hierzu muss gemeinsam mit dem Patienten ein realistisches, individuelles Ziel erarbeitet werden.
Medikamentös stehen eine Vielzahl von Nicht-Opioidanalgetika sowie von niedrigpotenten und hochpotenten Opioiden zur Verfügung.

Bei chronischen Schmerzen sollte immer auch eine Kombination der Schmerzmedikamente mit Koanalgetika und Adjuvanzien in Betracht gezogen werden.
Koanalgetika wie einige **trizyklische Antidepressiva** und Antikonvulsiva verstärken die schmerzlindernde Wirkung der Analgetika. Bei schmerzhaften Muskelspasmen kommen zudem Wirkstoffe wie Baclofen, **Tizanidin**, **Tolperison** (nur bei Spastizität nach Schlaganfall; CAVE: anaphylaktische Reaktionen) und Benzodiazepine (nur Kurzzeittherapie!) zum Einsatz. Aufgrund schwerwiegender Hautschäden ruht seit August 2013 die Zulassung für das vorwiegend als Muskelrelaxans eingesetzte Benzodiazepin Tetrazepam. Bisphosphonate können durch osteolytische Metastasen bedingte Knochenschmerzen vermindern.
Adjuvanzien wie Laxanzien, Antiemetika und Protonenpumpen-Inhibitoren reduzieren die Nebenwirkungen der Analgetika.

Das **WHO-Stufenschema** wurde ursprünglich zur Behandlung von Tumorschmerzen erstellt, es wird heute auch zur Therapie anderer chronischer Schmerzarten eingesetzt.

WHO-Stufenschema bei chronischen Schmerzen	
Stufe 1	Nicht-Opioidanalgetikum
Stufe 2	Nicht-Opioidanalgetikum + niedrigpotentes Opioid
Stufe 3	**Nicht-Opioidanalgetikum** **+ hochpotentes Opioid**

Schmerztherapie

Nicht-Opioidanalgetika

Nicht-Opioidanalgetika wirken analgetisch (schmerzhemmend), antipyretisch (fiebersenkend) und zum Teil auch antiphlogistisch (entzündungshemmend). Mit Ausnahme von Metamizol beruht die Wirkung der Nicht-Opioidanalgetika auf einer Hemmung der Cyclooxygenase (COX). Die COX ist an der Synthese von Prostaglandinen, Thromboxan, Leukotrienen und Prostacyclin aus Arachidonsäure beteiligt. Für die analgetische, antipyretische und antiphlogistische Wirkung der COX-Hemmer ist die verminderte Prostaglandinproduktion verantwortlich. Ebenso lassen sich viele UAW auf die verminderte Prostaglandinsynthese zurückführen.

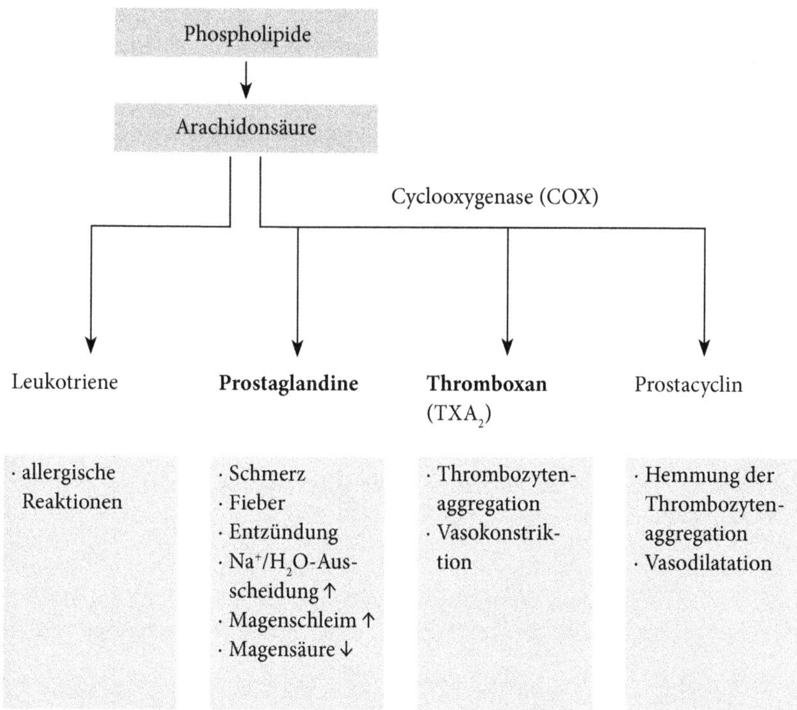

Arachidonsäure-Stoffwechsel

Schmerztherapie

Nicht-Opioidanalgetika

Bei den verschiedenen Nicht-Opioidanalgetika unterscheidet man Substanzen ohne antiphlogistische Wirkung (Paracetamol, Metamizol) von den Wirkstoffen mit antiphlogistischer Wirkung. Die zweite Gruppe wird aufgrund ihrer Beeinflussung der unterschiedlichen COX-Isoformen erneut unterteilt:

Nicht-Opioidanalgetika mit antiphlogistischer Wirkung, die eher unselektiv auf die COX wirken, werden als **NSAID** = nicht-steroidale antiinflammatorische Drogen bzw. als NSAR = nicht-steroidale Antirheumatika bezeichnet (u. a. Diclofenac, Ibuprofen und Naproxen). Da ASS erst in höheren Dosierungen antiphlogistisch wirkt, wird es häufig nicht den klassischen NSAID zugeordnet. Außerdem führt ASS als einzige Substanz zu einer **irreversiblen Hemmung der COX** führt. Da Thrombozyten keinen Zellkern besitzen, können sie die COX-1 nicht nachbilden und verlieren damit ihre Aggregationsfähigkeit irreversibel.

Nicht-Opioidanalgetika mit antiphlogistischer Wirkung, die selektiv die COX-2 inhibieren, werden als **COX-2-Inhibitoren** bzw. Coxibe als eine eigene Gruppe zusammengefasst. Grund für die Entwicklung dieser selektiven Inhibitoren war folgender:

Die COX-1 ist ein ubiquitär vorkommendes Enzym, das an verschiedenen physiologischen Prozessen (Magenschleimhautprotektion, Bronchodilatation, Nierendurchblutung, Thrombozytenaggregation) beteiligt ist. Bei der COX-2 handelt es sich um ein teilweise induzierbares Enzym, das unter Einwirkung von Entzündungsmediatoren exprimiert wird und an der Schmerzentstehung, Entzündungsreaktion und Fieberentwicklung beteiligt ist. Die unerwünschten Wirkungen der NSAID werden teilweise durch die COX-1-Hemmung ausgelöst. Die Coxibe wurden daher unter der Vorstellung entwickelt, eine Substanzgruppe mit hoher analgetischer, antiphlogistischer und antipyretischer Potenz, aber wenigen UAW zu finden. Dieser Vorteil macht sich im Hinblick auf die gastrointestinalen UAW teilweise bemerkbar, da durch die fehlende COX-1-Hemmung die für den Magenschutz wichtigen Prostaglandine weiterhin gebildet werden. Da die COX-2 aber essenziell für die Wundheilung ist, stellen vorbestehende Magen-Darm-Läsionen auch für Coxibe eine Kontraindikation dar.

Zudem erhöht sich das kardiovaskuläre Risiko mit dem Ausmaß der COX-2-Selektivität. Grund hierfür ist eine im Vergleich zum Thromboxan (COX-1) verminderte Produktion des Prostacyclins (COX-2). Je nach Präferenz der COX-2-Hemmung überwiegen somit die vasokonstriktorischen und aggregationsfördernden Effekte (siehe Abb.). Das kardiovaskuläre Risiko ist in der Langzeitbehandlung ausgeprägter als in der Kurzzeittherapie (bis 7 Tage) und scheint unter Naproxen am geringsten zu sein (CNT Collaboration, Lancet, 2013).

Einen Überblick über die wichtigsten UAW, Kontraindikationen und Interaktionen der COX-Hemmer gibt die Tabelle weiter unten.

Schmerztherapie

Nicht-Opioidanalgetika

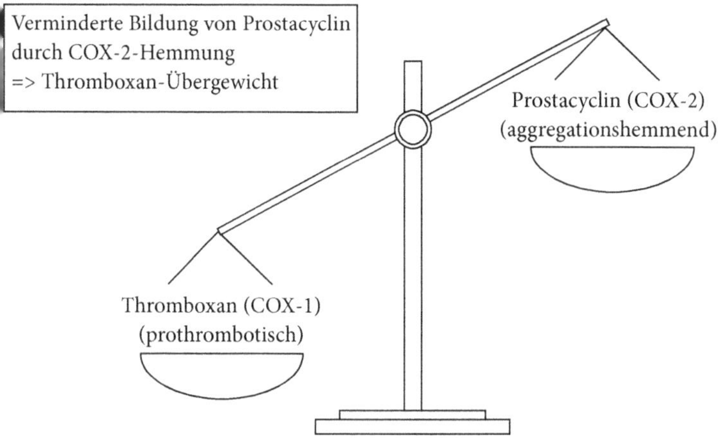

NSAID + Coxibe - kardiovaskuläres Risiko

Nicht-Opioidanalgetika ohne antiphlogistische Wirkung - Paracetamol, Metamizol: Durch fehlende bzw. nur schwache periphere COX-Hemmung wirken diese Substanzen nicht antiphlogistisch. Daher treten die typischen COX-abhängigen UAW bei diesen Wirkstoffen nicht auf. Beim Abbau von **Paracetamol** entstehen jedoch reaktive Metabolite, die potenziell hepatotoxisch wirken. Die Folge ist eine dosisabhängige Leberzellnekrose mit der Gefahr des Leberversagens (Antidot ACC). Die wichtigsten UAW von **Metamizol** sind die Agranulozytose und die Gefahr eines starken Blutdruckabfalls. Eine Besonderheit von Metamizol ist die spasmolytische Wirkung.

Weitere Nicht-Opioidanalgetika:
Flupirtin ist zugelassen zur kurzfristigen Schmerztherapie, wenn eine Behandlung mit anderen Analgetika kontraindiziert ist. Es öffnet neuronale K^+-Kanäle (Selective Neuronal Potassium Channel Opener) und wirkt dadurch als indirekter NMDA-Rezeptor-Antagonist. Als häufige UAW gelten u.a. Schwindel, Müdigkeit und gastrointestinale Störungen. Aufgrund der **Hepatotoxizität** müssen die Transaminasen wöchentlich kontrolliert werden; die Anwendung ist auf 2 Wochen begrenzt.
Hochdosiertes Capsaicin (TRPV1-Agonist) ist als Pflaster zur lokalen Therapie peripherer neuropathischer Schmerzen zugelassen ebenso wie Lidocainpflaster 5% (siehe Lokalanästhestika). Ziconotid kann bei schwersten chronischen Schmerzen über einen intrathekalen Katheter gegeben werden (Reserveoption).
Pregabalin siehe Epilepsie

Schmerztherapie

NSAID

Allgemeine Informationen zu den NSAID	
	allgemeine UAW der NSAID (u. a.)
Magen	Schleimproduktion ↓ => **Ulkusgefahr** ↑ => Kombination mit **PPI** bei Risikofaktoren
Niere	Vasokonstriktion => **Senkung der glomerulären Filtrationsrate, Na^{+}+ H_2O-Retention => Blutdruck** ↑, Gefahr **akutes Nierenversagen,** Verstärkung einer Herzinsuffizienz
Lunge	Bronchokonstriktion, **pseudoallergisches Asthma**
Herz	kardiovaskuläre Ereignisse (außer ASS niedrigdosiert) abhängig von COX-2-Hemmung, v.a. Coxibe, Diclofenac hochdosiert
ZNS	Kopfschmerzen, Schwindel
Uterus	Wehenhemmung
Fetus	Konstriktion des Ductus arteriosus Botalli

	allgemeine KI (u. a.)
Niere	schwere Nierenfunktionsstörung
Magen	Ulkus ventriculi/duodeni, **entzündliche Darmerkrankungen**
Herz	**manifeste kardiovaskuläre Erkrankungen** (außer ASS)

	allgemeine Interaktionen (u. a.)
Antihypertensiva	**Wirkung** ↓
Diuretika	**Wirkung** ↓
Lithium	**Ausscheidung** ↓
Glukokortikoide	GI-Beschwerden, Ulkusgefahr ↑
Methotrexat	**Plasmaspiegel** ↑
Ciclosporin	Nephrotoxizität ↑

Schmerztherapie

NSAID = NSAR

NSAID:
Ibuprofen, Diclofenac, Aceclofenac, **Indometacin, Naproxen, (Piroxicam)**

Indikation* (u. a.)	Wirkung *
· **Schmerztherapie** · rheumatoide Arthritis, entzündlich aktivierte **Arthrosen** · akuter Gichtanfall · Verschluss eines persistierenden Ductus arteriosus Botalli (Ibuprofen; Indometacin - off-label)	· Hemmung der COX => analgetisch, antipyretisch, antiphlogistisch
UAW * (u. a.)	**KI * (u. a.)**
· siehe allgemeine UAW	· siehe allgemeine KI · z.B. Diclofenac: - KHK - pAVK - Herzinsuffizienz - zerebrovaskuläre Erkrankung

Acetylsalicylsäure siehe Thrombozytenaggregationshemmung

Selektive COX-2-Hemmer = Coxibe

Selektive COX-2-Hemmer:
Celecoxib, Etoricoxib, Parecoxib (i. v.)

Indikation* (u. a.)	Wirkung*
· Arthrose · rheumatoide Arthritis · ankylosierende Spondylitis (**Morbus Bechterew**) · Schmerztherapie	· selektive Hemmung der COX-2 · keine Thrombozytenaggregationshemmung
UAW* (u. a.)	**KI* (u. a.)**
· Wundheilung von GI-Erosionen und Ulcera ↓ · **kardiovaskuläre Ereignisse ↑** · Blutdruck-Anstieg · Verschlechterung einer Niereninsuffizienz	· Herzinsuffizienz (NYHA II – IV) · KHK · zerebrovaskuläre Erkrankungen · aktive peptische Ulzera

Schmerztherapie

Nicht-Opioidanalgetika ohne antiphlogistische Wirkung

Paracetamol

Indikation* (u. a.)	Wirkung *
· Schmerztherapie · Fiebersenkung	· vermutlich COX-Hemmung/ Aktivierung von TRPV1- und 5-HT_3-Rezeptoren im ZNS · analgetisch, antipyretisch
UAW * (u. a.)	**KI * (u. a.)**
· **Hepatotoxizität** bei Überdosierung - Antidot: **ACC** - siehe Intoxikationen	· **Leberinsuffizienz**

Metamizol

Indikation* (u. a.)	Wirkung *
· starke Schmerzen postoperativ · Koliken der Gallen- und Harnwege	· Wirkmechanismus nicht geklärt · stark analgetisch und antipyretisch · **spasmolytisch**
UAW * (u. a.)	**KI * (u. a.)**
· **Agranulozytose** · **Hypotension** - Schock (v. a. bei schneller i. v. -Gabe) · **anaphylaktische Reaktionen**	· hepatische Porphyrie · Glukose-6-P-Dehydrogenase-Mangel

Interaktionen * (u. a.)

Kombination mit Clozapin, Thyreostatika => Agranulozytose-Risiko ↑

Schmerztherapie

Opioidanalgetika (weitere Informationen: LONTS Leitlinie, 2009)

Die meisten Opioide wirken agonistisch an drei unterschiedlichen Opioidrezeptoren μ (mü), δ (delta) und κ (kappa). Über diese Rezeptoren werden neben der Analgesie die zentralen und peripheren Opioidwirkungen vermittelt.

- zentral: Analgesie, Atemdepression, Miosis, Euphorie, Abhängigkeits- und Toleranzentwicklung
- peripher: Tonussteigerung der glatten Muskulatur im Bereich des Gastrointestinal- und Urogenitaltrakts

Der wichtigste Rezeptor ist der μ-Opioidrezeptor (MOP), da über ihn die stärkste Analgesie vermittelt wird. Allerdings gehen auch die meisten UAW auf eine Stimulation dieses Rezeptors zurück (siehe Tabelle).

Die wichtigsten Indikationen für den Einsatz von Opioiden sind die Therapie mäßiger bis starker Schmerzen (WHO-Stufenschema 2: Tilidin, Tramadol, Pethidin) und stärkster Schmerzen (WHO-Stufenschema 3: Morphin, Oxycodon, Hydromorphon, Buprenorphin), der Einsatz in der Narkose (z. B. Fentanyl, Sufentanil), die Substitutionstherapie bei Heroinentzug (z. B. Levomethadon) und der starke Hustenreiz (Dihydrocodein/Codein). Die Applikation von Opioiden kann p. o., i. v., s. c., transdermal, nasal, buccal und intrathekal erfolgen.

Bei akuten, starken Schmerzen (z. B. postoperativer Schmerz) ist das Ziel die schnellstmögliche, effektive Schmerzreduktion des Belastungs- und Ruheschmerzes zur Vermeidung der Schmerzchronifizierung. Hier wird oft die Stufe 2 des WHO-Schemas übersprungen.
In der **Langzeitschmerztherapie** bieten sich **orale Retardpräparate** an. Diese sollten in **festen Zeitintervallen** verabreicht werden, um ein Wiederauftreten von Schmerzen zu verhindern. Bei adäquater Dosierung, einem festen Einnahmeschema und Lungengesunden besteht ein sehr geringes Risiko für eine Atemdepression und Abhängigkeit. Eine Langzeitanwendung von Opioiden kann bei neuropathischen Schmerzen (z. B. diabetische periphere Polyneuropathie), Gelenkschmerzen (Arthrose, rheumatoide Arthritis) und Rückenschmerzen indiziert sein, um das körperliche Funktionsniveau zu verbessern. Die Dosierung soll individuell gestaltet sein und angepasst werden, bis das beste Verhältnis zwischen der Beeinträchtigung durch UAW, verbesserter körperlicher Funktionsfähigkeit und für den Patienten akzeptabler Schmerzlinderung erreicht ist. Eine Therapieüberprüfung sollte mindestens alle 3 Monate erfolgen.

Zur Abschwächung der UAW sollten in der Opioid-Langzeittherapie **immer Laxanzien** gegen die **Obstipation** verabreicht werden (siehe Kapitel Obstipation). Besonders initial sind zudem **Antiemetika** notwendig.

Schmerztherapie

Opioidanalgetika

μ	κ	δ
Analgesie (stark)	Analgesie (mittelstark)	Analgesie (schwach)
Sedierung	Sedierung	
Euphorie		
Obstipation		Obstipation
Atemdepression		Atemdepression

Allgemein (Agonisten)

Indikation* (u. a.)

- **Schmerztherapie, Analgesie bei Narkose**
- **Substitutionstherapie**
- **starker Hustenreiz**

Wirkung *

- Analgesie (zentral und peripher)
- Sedierung (ZNS)
- Atemdepression (ZNS)
- antitussive Wirkung (Dämpfung im Hustenzentrum = medullär)

UAW * (u. a.)

- Histaminfreisetzung => Juckreiz, **Blutdruckabfall**, Asthmaanfall
- Erbrechen, Übelkeit: Reizung von Chemorezeptoren in der Area postrema (Abnahme durch Toleranz)
- **Obstipation** (kaum Toleranzentwicklung => Laxanzien)
- **Miosis**
- **Harnverhalt**
- **Abhängigkeit** (CAVE Suchtanamnese), **Toleranz**

Trias bei Intoxikation: **Miosis, Atemdepression, Koma**

KI * (u. a.)

- Gallen- und Nierenkoliken (außer Pethidin)
- Lungenerkrankungen
- Dosisänderungen bei Leber- und Niereninsuffizienz (z. B. Morphin)
- CAVE: bei erhöhtem Hirndruck

Interaktionen * (u. a.)

- Kombination mit Sedativa (z. B. Benzodiazepine), Anästhetika => Atemdepression ↑
- Kombination mit Tranylcypromin => Gefahr für Serotonin-Syndrom ↑ (=KI)

Schmerztherapie

Opioidanalgetika

Opioide werden in Abhängigkeit von ihrer Wirkung auf die drei Opioidrezeptoren und anhand ihrer analgetischen Potenz eingeteilt:

1. Reine Agonisten am μ-Rezeptor
Sie besitzen eine hohe Affinitat und eine hohe intrinsische Aktivität am Rezeptor, d. h. sie binden fest und haben eine hohe Wirksamkeit. **Morphin** ist das Referenz-Opioid, seine analgetische Potenz wird mit 1 festgelegt. Die analgetische Potenz der anderen Opioide wird in Relation dazu eingestuft. Man unterscheidet hierbei zwischen niedrig- und hochpotenten Opioiden. Analgetische Potenz, Indikationen und Besonderheiten der einzelnen Substanzen sind der Tabelle (s. u.) zu entnehmen.

2. Partialagonisten
Der Partialagonist **Buprenorphin** besitzt zwar eine hohe Affinität zum μ-Rezeptor, seine intrinsische Aktivität ist aber geringer als bei reinen Agonisten. So ist die analgetische Potenz zwar hoch, die maximal erreichbare Analgesie aber geringer als bei Morphin (= Ceilingeffekt: ist eine bestimmte Analgesie erreicht, folgt keine weitere Zunahme der Wirkung bei Dosiserhöhung). Wenn ein Partialagonist nach einem reinen Agonisten gegeben wird, kommt es zu einer Konkurrenz um den μ-Rezeptor, was aufgrund der geringeren intrinsischen Aktivität zu Entzugssymptomen führen kann.
Durch die hohe Affinität von Buprenorphin am μ-Rezeptor lassen sich diese Substanzen nur durch eine sehr hohe Dosis des Opioid-Antagonisten Naloxon verdrängen. Sowohl erwünschte als auch unerwünschte Wirkungen können daher deutlich schwerer antagonisiert werden.

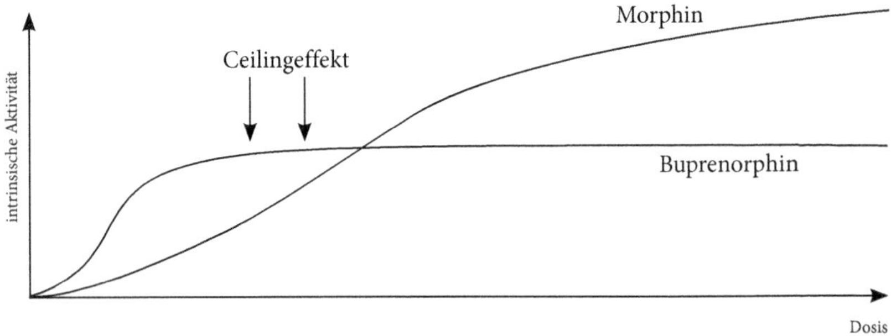

Dosis-Wirkungskurve von Buprenorphin im Vergleich zu Morphin

3. Gemischter Agonist-Antagonist
Nalbuphin wirkt agonistisch am κ-Rezeptor (Analgesie und Sedierung) und antagonistisch am μ-Rezeptor.

4. Antagonisten
Durch einen kompetitiven Antagonismus an allen Opioidrezeptoren kann **Naloxon** die Wirkung der Agonisten aufheben. Es kann daher bei einer Opioidüberdosierung (z. B. Heroin = Diacetylmorphin) eingesetzt werden. CAVE: Durch plötzliche Aufhebung der Opioidwirkungen kommt es bei Abhängigen zu einer voll ausgeprägten Entzugsymptomatik.

Interessant ist die Arzneimittelkombination aus dem reinen μ-Rezeptor-Agonisten Tilidin mit dem Opioid-Antagonisten Naloxon. Der Zusatz von Naloxon soll einem Abusus vorbeugen. Nach oraler Gabe wird Naloxon aufgrund eines hohen First-pass-Effekts inaktiviert und die analgetische Wirkung von Tilidin kann sich entfalten. Wird das Kombinationspräparat missbräuchlich intravenös zugeführt, antagonisiert Naloxon die Wirkung von Tilidin im ZNS.
Naloxon ist außerdem in Kombination mit Oxycodon erhältlich. In diesem Fall soll der Antagonist einer opioid-induzierten Obstipation entgegenwirken.

Beachte

Neben einer agonistischen Wirkung am μ-Rezeptor haben einige Opioide zusätzliche Wirkungen:
- **Tramadol: Serotonin-und Noradrenalin-Rückaufnahme-Inhibition** (CAVE Serotonin–Syndrom v. a. bei Kombination mit Antidepressiva, siehe Unipolare Depression)
- Tapentadol: Noradrenalin-Rückaufnahme-Inhibition
- Methadon und Levomethadon: NMDA-Rezeptor-Antagonismus

Schmerztherapie

Opioidanalgetika

Rezeptortyp	analgetische Potenz	Indikation * (u. a.) / Besonderheiten
reine Agonisten µ-Rezeptor: Affinität / hohe intrinsische Aktivität		
niedrigpotent:		
Pethidin	0,1	da **gering spasmogen** auch Einsatz bei Kolik
Tramadol	0,1	UAW: häufig Übelkeit **Zusatzwirkung: Serotonin-und Noradrenalin-Rückaufnahme-Inhibition**
Codein	0,1	stark antitussiv wirksam, CAVE: CYP2D6-ultrarapid-Metabolisierer
Tilidin (+ **Naloxon** in Kombinationspräparat)	0,1	i. v. keine Opiatwirkung, p. o.: starker First-pass-Effekt für Naloxon, Tilidin kann wirken
Tapentadol	0,5	Zusatzwirkung: Noradrenalin-Rückaufnahme-Inhibition
hochpotent:		
Piritramid	0,7	
Morphin	1	
Oxycodon	1,5	
Methadon, **Levomethadon**	2	**Substitution** (**lange Halbwertszeit** und **hohe orale Bioverfügbarkeit**), CAVE: QT-Zeit ↑, Zusatzwirkung: NMDA-Rezeptor-Antagonist
Hydromorphon	7,5-8	geeignet zur i.v.-Pumpentherapie
Fentanyl	100	i. v., **Pflaster**, Nasenspray, Lutscher CAVE: Serotonin-Syndrom bei Kombination mit serotonerg wirkenden Arzneimitteln
Sufentanil	1000	Anwendung in der Anästhesie

Schmerztherapie

Opioidanalgetika

Rezeptortyp	analgetische Potenz	Indikation * (u. a.)/ Besonderheiten
Partialagonist: μ: hohe Affinität aber geringe max. erreichbare Analgesie (Ceilingeffekt)		
Buprenorphin	70-100	auch als Pflaster, lange Wirksamkeit
gemischter Agonist-Antagonist κ: Agonismus (hohe Affinität und intrinsische Aktivität) μ :Antagonismus		
Nalbuphin	0,5	starke Schmerzen z. B. postoperativ
Antagonisten kompetitiver Antagonismus an allen Rezeptoren		
Naloxon	0	Opioidüberdosierung - rasche Aufhebung der Opioidwirkungen (höhere Dosis bei Buprenorphin erforderlich)
Naltrexon		Unterstützung der Abstinenz bei Opioid- und Alkoholabhängigkeit

Beachte

Fentanyl-Nasenspray, -Buccaltabletten und -Lutscher sind nur zugelassen bei Tumorpatienten zur Behandlung von **Durchbruchschmerzen**, welche die Lebensqualität massiv beeinträchtigen (> 60 % aller Tumorpatienten mit fortgeschrittener Krebserkrankung)! Diese Präparate dürfen erst ab einer oralen Morphindosis von 60 mg eingesetzt werden. Fentanyl-Pflaster sind indiziert bei starken Schmerzen mit stabilem Opioidbedarf. Die erste Einstellung auf ein Pflaster erfolgt NACH Dosistitration mit einem niedrig dosierten, nicht retardierten oralen Opioid.

Opioidanalgetika / BtM-Verordnung

BtM-Verordnung
Die meisten niedrigpotenten Opioide (z. B. Tramadol) können auf normalen Rezepten verordnet werden, während hochpotente Opioide wie Morphin der Betäubungsmittelverschreibungsverordnung (BtMVV) unterliegen. Seit Januar 2013 unterliegen zudem alle Tilidin+Naloxon-Präparate mit schneller Wirkstofffreisetzung der BtMVV. Die BtM-Rezeptformulare erhält der Arzt vom BfArM (Bundesamt für Arzneimittel und Medizinprodukte) in dreifacher Ausfertigung. Teil I + II dienen zur Vorlage in der Apotheke, Teil III muss vom Arzt mindestens 3 Jahre aufbewahrt werden. Seit 2013 gibt es fälschungssichere BtM-Rezepte, bei denen unter UVA-Licht das Rezept seine Farbe ändert und die Rezeptnummer grün fluoresziert. Die Rezepte werden weitgehend an das Muster 16 (Kassenrezept) angepasst und tragen eine deutlich sichtbare, fortlaufende Rezeptnummer, nach der auch der verschreibende Arzt zugeordnet wird.

Die Gültigkeitsdauer eines BtM-Rezeptes beträgt 7 Tage. Es sind **Verschreibungshöchstmengen** festgelegt, allerdings darf der verordnende Arzt sowohl die Höchstmenge als auch den Verschreibungszeitraum von 30 Tagen überschreiten (z. B. für Urlaubsaufenthalte). In diesem Fall muss eine **Rezeptkennzeichnung mit A** erfolgen.

BtM-Rezeptformulare

- vom BfArM
- Teil I + II zur Vorlage in der Apotheke
- Teil III zur Aufbewahrung durch den Arzt (mindestens 3 Jahre)

Druck

- Ausstellungsdatum
- Name + Anschrift des Patienten
- Name + Anschrift + Telefonnummer + Berufsbezeichnung des Arztes
- Wirkstoff + Menge + Einnahmeanweisung

Handschriftlich

- **Unterschrift**

Opioidanalgetika / BtM-Verordnung

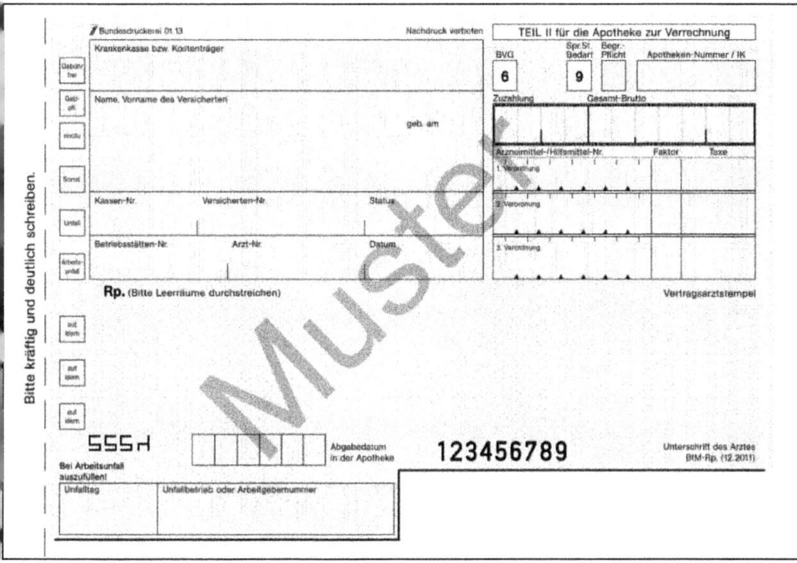

Bundesdruckerei 01.13

Nachdruck verboten

TEIL II für die Apotheke zur Verrechnung

Krankenkasse bzw. Kostenträger

BVG 6

Spr.St. Bedarf 9

Begr.-Pflicht

Apotheken-Nummer / IK

Name, Vorname des Versicherten

geb. am

Zuzahlung

Gesamt-Brutto

Arzneimittel-/Hilfsmittel-Nr.

Faktor

Taxe

1. Verordnung

2. Verordnung

3. Verordnung

Kassen-Nr.

Versicherten-Nr.

Status

Betriebsstätten-Nr.

Arzt-Nr.

Datum

Rp. (Bitte Leerräume durchstreichen)

Vertragsarztstempel

Muster

Bitte kräftig und deutlich schreiben.

5554

Abgabedatum in der Apotheke

123456789

Unterschrift des Arztes

BtM-Rp. (12.2011)

Bei Arbeitsunfall auszufüllen!

Unfalltag

Unfallbetrieb oder Arbeitgebernummer

BtM-Rezept (Muster des BfArM, http://www.bfarm.de/DE/Bundesopiumstelle/Betaeubungsmittel/btm-rezept)/

Narkose

Überblick

Grundsätzlich muss unterschieden werden, ob ein Patient lediglich sediert werden (z. B. Kardioversion, Gastroskopie), eine Teilnarkose oder eine Vollnarkose erhalten soll.

Sedierung
Bei der Sedierung sollte die Atmung erhalten bleiben. Zur Anwendung kommen Ketamin, Benzodiazepine oder Propofol in niedriger Dosierung.

Vollnarkose
Eine Vollnarkose besteht aus mehreren Komponenten.

- Schlafinduktion (Hypnosis): Injektionsanästhetika (z. B. Propofol) oder Inhalationsanästhetika (z. B. Sevofluran)
- Analgesie: Opiate/ Ketamin
- Muskelrelaxation bei Intubation und/oder Notwendigkeit von chirurgischer Seite: meist nicht-depolarisierende Muskelrelaxanzien (z. B. Rocuronium).

Teilnarkose
Eine Teilnarkose (z. B. axillärer Block, Spinalanästhesie) wird mit Hilfe von Lokalanästhetika (z. B. Prilocain) durchgeführt. Sie wird als alleinige Narkoseform z. B. bei Operationen an den Extremitäten oder in Kombination mit einer Vollnarkose zur Schmerztherapie eingesetzt (z. B. Periduralkatheter bei Sectio).

Beachte

- Sedierende Medikamente verstärken sich gegenseitig, d. h. auch die atemdepressive Wirkung wird verstärkt.
- Die einzigen Injektions- und Inhalationsanästhetika, die **zusätzlich analgetisch** wirken, sind **Ketamin** und Lachgas.

Narkose

Überblick

Sedierung	
meist erhaltener Atemantrieb	· **Ketamin**, **Benzodiazepine**, Propofol niedrigdosiert
Vollnarkose (bestehend aus mehreren Komponenten)	
Schlafinduktion (Hypnosis)	· i. v.: **Etomidat**, **Propofol**, **Thiopental** · Inhalation: Desfluran, Isofluran, Enfluran, Sevofluran
Schmerztherapie (**Analgesie**)	· Opioide, **Ketamin**
Muskelrelaxation	· nicht-depolarisierend: Rocuronium, Mivacurium, Cis-Atracurium · depolarisierend: Suxamethonium
Teilnarkose	
Leitungsanästhesie, **rückenmarksnahe Anästhesie**, Lokalanästhesie	· Mepivacain, **Prilocain**, Ropivacain, **Bupivacain**

Anästhesie und Narkose

Injektionsanästhetika

In der Regel erfolgt die Einleitung zur Vollnarkose heute mit einem Injektionsanästhetikum, da hierdurch schnell eine adäquate Narkosetiefe erreicht wird. Im weiteren Verlauf kann eine Narkose entweder mit Injektionsanästhetika fortgeführt oder auf ein volatiles Anästhetikum umgestellt werden. Um eine Analgesie zu erreichen, müssen diese Substanzen i.d.R. mit Opioiden kombiniert werden.

Die Injektionsanästhetika werden dank guter Steuerbarkeit häufig genutzt. Insbesondere **Propofol** erfreut sich nicht zuletzt aufgrund des angenehmen Einschlafens, Aufwachens und der **geringen Rate an Übelkeit** und postoperativem Erbrechen (PONV) großer Beliebtheit. Es wird gerne zur Aufrechterhaltung der Narkose in Kombination mit einem Opiat als TIVA (total intravenous anaesthesia) verwendet. Da Propofol allerdings genau wie die Barbiturate negativ inotrop wirkt, ist bei kardiovaskulär vorerkrankten Patienten Vorsicht geboten. In diesen Fällen kommt zur Narkoseeinleitung **Etomidat** (nicht zur Durchführung einer TIVA) zum Einsatz. Aufgrund der vorübergehenden Hemmung der Cortisolsynthese in den Nebennieren ist es jedoch fast gänzlich aus dem klinischen Alltag verschwunden.
Des Weiteren kann Propofol in niedriger Dosierung auch zur Sedierung genutzt werden.

Ketamin nimmt unter den Injektionsanästhetika eine besondere Stellung ein. Durch den **Antagonismus am NMDA-Rezeptor** (Glutamatrezeptor) ruft es eine dissoziative Anästhesie hervor. Der Patient ist sich seiner Situation nicht mehr bewusst, kann jedoch bei niedriger Dosierung noch angesprochen und zur Mitarbeit aufgefordert werden. Auch bleibt die Spontanatmung lange erhalten, was Ketamin zusammen mit seiner **analgetischen Wirkung** zu einem sehr beliebten Mittel in der Notfallmedizin macht. Eine weitere Eigenschaft der Substanz ist die Hemmung der Wiederaufnahme von Katecholaminen, was ebenfalls in Notfallsituationen von Vorteil sein kann, da es zur **Sympathikusaktivierung** kommt.
Da die Substanz v.a. in höheren Dosierungen einen Anstieg des intrakraniellen Drucks verursachen kann, sollte der Einsatz in Notfallsituationen durch einen erfahrenen Anwender erfolgen.

Beachte

Bei Gabe von Ketamin kann es zu optischen und akustischen Halluzinationen kommen => vermindert bei Kombination mit Benzodiazepinen!

Ketamin

Ketamin

Indikation* (u. a.)	Wirkung*
· **akute schmerzhafte Eingriffe, Notfallrettung**	· Antagonismus am **NMDA-Rezeptor** (Glutamatrezeptor) => dissoziative Anästhesie = „bewusstlos mit offenen Augen" · Hemmung der peripheren Wiederaufnahme von Katecholaminen => **Blutdruck** ↑ und Herzfrequenz ↑, Bronchodilatation · geringe Dosis: **Analgesie** · mittlere Dosis: Sedierung + **Analgesie** · hohe Dosis: Anästhesie
UAW* (u. a.)	**KI* (u. a.)**
· Albträume, Halluzinationen (weniger bei Kombination mit Benzodiazepinen) · gesteigerte Reflexe im Larynx/Pharynx · Herzfrequenz und **Blutdruck** ↑ (bei ca. 25 %) · Atemdepression (bei hoher Dosierung) · Hypersekretion, Hypersalivation · Anisokorie · intrakranieller Druck ↑ (bei Spontanatmung + in höheren Dosierungen)	· psychiatrische Erkrankungen · stark erhöhter Blutdruck · schwere KHK (relativ) · pulmonale Hypertonie, CAVE: Rechtsherzdekompensation

Propofol und Etomidat

Propofol

Indikation* (u. a.)	Wirkung *
· Sedierung · Vollnarkose	· **Wirkung über $GABA_A$-Rezeptor** · hypnotisch (angenehmes Einschlafen/ Aufwachen) · bevorzugt bei PONV-Neigung
UAW * (u. a.)	**KI * (u. a.)**
· Atemdepression · negativ inotrop · **Injektionsschmerz** (häufig) · Propofol-Infusions-Syndrom bei Gabe über mehrere Tage	· CAVE: Trägersubstanz auf Sojabasis => **bakterielle Kontamination**, daher sofortige Applikation, Infusion aus einem Infusionssystem darf 12 h nicht überschreiten

Etomidat

Indikation* (u. a.)	Wirkung *
· Narkoseeinleitung (nicht zur Durchführung einer TIVA geeignet) · **kardiovaskulär vorerkrankte Patienten** (geringe Kreislaufbeeinflussung)	· Wirkung über $GABA_A$-Rezeptor · hypnotisch
UAW * (u. a.)	**KI * (u. a.)**
· Atemdepression · HRST, Hypertonie · Injektionsschmerz · Dyskinesie, Myoklonien · Hyperhidrosis, Speichelfluss · **Nebennierenrindeninsuffizienz** (auch nach Einmalgabe, vorübergehend)	· intraarterielle Injektion · CAVE: Präparate mit Trägersubstanz auf Sojabasis => **bakterielle Kontamination**, daher sofortige Applikation, Infusion aus einem Infusionssystem darf 12 h nicht überschreiten

Anästhesie und Narkose

Barbiturate

Barbiturate:
Thiopental
Phenobarbital

Indikation* (u. a.)	Wirkung*
· **Narkoseeinleitung (Thiopental)** · **Therapie des Status epilepticus** · fokale und generalisierte Epilepsien (Phenobarbital, fernere Wahl)	· niedrige Dosierung: Verstärkung der GABA-Wirkung, CAVE: in hoher Dosierung: eigene GABAerge Wirkung => stärker atemdepressiv als Benzodiazepine · Erhöhung der Anfallsschwelle
UAW* (u. a.)	**KI* (u. a.)**
· Sedierung, Atemdepression · negativ inotrop (Blutdruck ↓) · Abhängigkeitsrisiko · psychiatrische Störungen · Hepatotoxizität · Injektionsschmerz · **Gewebeschädigung bei Paravasat/** intraarterieller Injektion (CAVE: stark alkalische Lösung; **nach intraarterieller Injektion ggf. Gabe von Kochsalzlösung + Lidocain 1%**)	· Porphyrie · intraarterielle Injektion

Interaktionen* (u. a.)

ausgeprägte CYP-Induktion

Anästhesie und Narkose

Inhalationsanästhetika

Inhalationsanästhetika = volatile Anästhetika werden durch Verdampfer (Vapore) der Atemluft beigemischt. Sie wirken vorwiegend hypnotisch. Zudem besitzen sie eine leicht muskelrelaxierende Wirkung. Ihre Potenz wird mit dem MAC (minimale alveoläre Konzentration) angegeben. Diese bezieht sich auf die Konzentration des Inhalationsanästhetikums, bei der es zum Ausbleiben einer Abwehrreaktion auf einen Schmerzreiz (z. B. Hautschnitt) bei 50 % der Patienten kommt (kleiner Wert = hohe Potenz!). Ein volatiles Anästhetikum ist umso potenter, je höher dessen Lipophilie ist (Meyer-Overton-Regel).
Die Zeit zum Anfluten und zur Elimination eines Inhalationsanästhetikums hängt von seinem Blut/Gas-Verteilungskoeffizienten ab. Ist dieser hoch, wird viel Gas im Blut gespeichert und es kommt zu einem langsameren Ausgleich zwischen zerebralem Partialdruck und alveolärem Partialdruck. Das heißt, je kleiner der Blut/Gas-Verteilungskoeffizient ist, desto schneller wirkt ein Inhalationsanästhetikum und desto schneller wird es auch wieder abgeatmet.

	MAC in Volumen-% (unter reinem Sauerstoff)	Blut/Gas-Verteilungskoeffizient
Desfluran	6-7	**0,42**
Isofluran	1,15	1,43
Enfluran	1,7	1,8
Sevofluran	2,05	0,69

Die gut zu steuernden volatilen Anästhetika werden hauptsächlich im Rahmen von balancierten Anästhesien verwendet (nach Narkoseeinleitung). Hierbei nutzt man die hypnotische Wirkung der Inhalationsanästhetika und kombiniert diese mit analgetisch wirksamen Opioiden, welche i. v. verabreicht werden. Bei Kindern erfolgt zudem ggf. die Narkoseeinleitung mit Sevofluran, wenn z. B. kein venöser Zugang gelegt werden kann. Hierbei muss jedoch beachtet werden, dass es i. d. R. während der Ein- und Ausleitung der Narkose zu einer ausgeprägteren Exzitation kommt als z. B. bei einer Narkoseeinleitung mit Propofol.

Beachte

Inhalationsanästhetika können bei genetischer Prädisposition eine Maligne Hyperthermie auslösen.

Anästhesie und Narkose

Inhalationsanästhetika

Desfluran
Isofluran
Enfluran
Sevofluran

Merkhilfe: Inhalationsanästhetika

DIES Inhalationsanästhetikum
Erklärung: Anfangsbuchstaben der vier o. g. Inhalationsanästhetika: D = Desfluran, I = Isofluran, E = Enfluran, S = Sevofluran

Indikation* (u. a.)

- Vollnarkose
- balancierte Anästhesie (Inhalationsanästhetikum + Opioid i. v.)

Wirkung*

- hypnotisch, leicht muskelrelaxierend
- Vorteil: gute Steuerbarkeit – schnelles An- und Abfluten
- Nachteil: Exzitation

UAW* (u. a.)

- ZNS: Atemdepression, intrakranieller Druck ↑ (Desfluran, Isofluran)
- PONV (post-operative nausea and vomiting)
- Schleimhautreizung (Desfluran, Isofluran)
- Blutdruckabfall (negativ inotrop, Vasodilatation), CAVE: Desfluran ggf. Sympathikus-Stimulation
- Lunge: Bronchodilatation (Isofluran)
- Niere: Bildung von Compound A + Fluoridionen (Sevofluran) - bei Ratten nephrotoxisch
- Maligne Hyperthermie

KI* (u. a.)

- intrakranieller Druck ↑ (Desfluran, Isofluran)
- Maligne Hyperthermie

Anästhesie und Narkose

Stickstoffmonoxid (N_2O) = „Lachgas“

„Lachgas“ (N_2O) ist im Gegensatz zu den Inhalationsanästhetika, die als gelöste Teilchen volatil vorliegen, ein wirkliches Gas. In therapeutisch angewandten Dosierungen wirkt es gut analgetisch. Da es aber nur eine schwache hypnotische Wirkung besitzt, kann es nicht als alleiniges Hypnotikum eingesetzt werden. Außerdem liegt der MAC-Wert über 100, es müsste also mit 100 % Lachgas beatmet werden. Dadurch würde dem Körper kein neuer Sauerstoff über die Lunge zugeführt.

Problematisch ist bei Stickstoffmonoxid die negative Wirkung auf den Vitamin B_{12}-Stoffwechsel, wodurch es u. a. zu Störungen im Folsäurestoffwechsel kommen kann. Deshalb ist bei Vegetariern/Veganern oder Alkoholikern besondere Vorsicht geboten.

Des Weiteren muss die Diffusion von Stickstoffmonoxid in luftgefüllte Räume beachtet werden. Ein Ileus oder Pneumothorax stellen deswegen Kontraindikationen für den Einsatz dar. Auch der Cuff-Druck des Tubus muss kontrolliert werden, da es auch hier zu einer Druckerhöhung kommt.

Anästhesie und Narkose

Stickstoffmonoxid (N_2O) = „Lachgas“

Stickstoffmonoxid = N_2O

Indikation* (u. a.)	Wirkung*
· Analgesie während der Narkose · nur in Kombination mit potenterem Hypnotikum für Vollnarkose geeignet (für den alleinigen Einsatz benötigte Konzentration nicht erreichbar)	· gut analgetisch wirksam, schwach hypnotisch
UAW* (u. a.)	**KI* (u. a.)**
· Vitamin B_{12} ↓ · Diffusion in luftgefüllte Räume	· Ileus · Pneumothorax · Innenohreingriffe · Gasplombe im Auge

Anästhesie

Lokalanästhetika

Für die Lokalanästhesie stehen viele Medikamente zur Verfügung, die alle über eine Na^+-Kanal-Blockade **von intrazellulär** die Fortleitung des Aktionspotentials an der Nervenzelle unterbrechen. Die Wirkung der Lokalanästhetika ist dabei pH-abhängig, da nur der als freie Base (= nicht protoniert = lipophil) vorliegende Anteil in die Zellen diffundieren kann. **Im Entzündungsgewebe** sind Lokalanästhetika **nicht gut wirksam**, da sie hier durch das saure Milieu protoniert werden. Als nunmehr hydrophile Substanzen können sie die Nervenzelle nicht penetrieren.

Sie werden sowohl zur alleinigen Lokalanästhesie (ggf. mit Sedierung) oder - in der modernen Anästhesie immer häufiger - als Kombinationsanästhesie zur Schmerztherapie und Sympathikolyse während und nach der Operation eingesetzt. Hierzu wird präoperativ (wacher Patient) ein Katheter in der Nähe der Nerven platziert. Der Patient muss hierzu wach sein, um im Fall einer intravenösen Fehlinjektion auf Intoxikationssymptome hinweisen zu können und um eine Nervenirritation frühzeitig zu bemerken. Während und nach der Narkose kann das Lokalanästhetikum z. B. mit Hilfe einer Pumpe appliziert werden.

Soll ein schnelles Abdiffundieren der Lokalanästhetika verhindert werden, so können sie mit Vasokonstriktoren (Adrenalin, Noradrenalin) kombiniert werden. Diese Zusätze dürfen jedoch **niemals im Gebiet von Endarterien** angewandt werden.

Zu den wichtigsten UAW zählen Allergien (**bei Substanzen vom Amidtyp selten**), die **Met-Hb-Bildung bei Prilocain** und das Auftreten von zentralnervösen und kardialen Symptomen bei akzidenteller intravasaler Applikation.

Lokalanästhetika-**Intoxikation**

- Ursache: intravasale Gabe, Überdosierung
- Symptome: **periorales Kribbeln**, **Ohrensausen**, Schwindel, Herzstillstand, **HRST**, Bewusstlosigkeit, epileptische Anfälle
- CAVE: Bei REA muss sehr lange reanimiert werden! (v. a. bei Bupivacain)
- in einigen Fallberichten konnte gezeigt werden, dass die Gabe einer Lipidlösung die Toxizität der Lokalanästhetika aufhebt (Volk et al., 2009)

Anästhesie

Lokalanästhetika

Amid-Typp:	Ester-Typ:
Articain	(Cocain)
Bupivacain	**Procain**
Lidocain	Tetracain
Mepivacain	
Prilocain	
Ropivacain	

Indikation* (u. a.)

- **Lokalanästhesie**, Leitungsanästhesie
- lokale Injektionstherapie bei neuronalen Schmerzen
- rückenmarksnahe Anästhesie: **Periduralanästhesie**, Spinalanästhesie

Wirkung*

- Na^+-Kanal-Blockade an Nervenzelle (von intrazellulär) => Fortleitung des Aktionspotentials ↓
- pH-abhängige Wirkung: Base kann diffundieren => **in entzündeten Geweben nicht gut wirksam**

UAW* (u. a.)

- **Prilocain: Met-Hb Bildung**
- Allergie (v.a. Ester-Typ)
- Intoxikation (siehe oben)

KI* (u. a.)

- neurologische Erkrankungen mit sensorischen und motorischen Defiziten
- Infektion im Bereich der Einstichstelle
- Allergie auf Lokalanästhetika
- dekompensierte Herzinsuffizienz
- AV-Block II-III

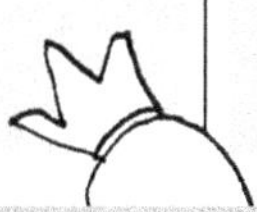

Merkhilfe: Prilocain

Der Prinz hat blaues Blut

Erklärung: Prinz = Prilocain, blaues Blut = Met-Hb-Bildung

Muskelrelaxanzien

Nicht-depolarisierende Muskelrelaxanzien

Die nicht-depolarisierenden Muskelrelaxanzien wirken über eine kompetitive Hemmung der nikotinergen Rezeptoren. Sie führen ohne initiale Depolarisation (also ohne Muskelzuckungen) zu einer Muskelrelaxation.

Diese Hemmung kann durch Cholinesterase (ChE)-Hemmer wie z. B. Pyridostigmin antagonisiert werden: Durch Abbauhemmung von ACh steigt der ACh-Spiegel und das Muskelrelaxanz wird vom nikotinergen Rezeptor verdrängt. Für das kurzwirksame Mivacurium gilt dies jedoch nur bedingt, der Mechanismus ist allerdings nicht bekannt.
Zudem ist Sugammadex zur Aufhebung der durch Rocuronium oder Vecuronium induzierten neuromuskulären Blockade zugelassen. Es handelt sich um ein Molekül mit einer hydrophilen Außen- und einer lipophilen Innenseite, welches mit Rocuronium bzw. Vecuronium einen Komplex im Plasma bildet (Enkapsulierung). Dadurch reduziert sich die Menge des Muskelrelaxans an der motorischen Endplatte und der neuromuskuläre Block kann vollständig innerhalb von ca. 2 min aufgehoben werden. Bei den anderen Muskelrelaxantien hat Sugammadex keine Wirkung.

Depolarisierende Muskelrelaxanzien

Depolarisierende Muskelrelaxanzien führen ähnlich wie Acetylcholin an der motorischen Endplatte zu einer Depolarisation. Da diese Substanzen nur sehr langsam inaktiviert werden, kommt es zu einer langandauernden Depolarisierung des postsynaptischen Acetylcholinrezeptors (Depolarisationsblock) an der quergestreiften Muskulatur. Durch die anfängliche Depolarisation kommt es initial zu Muskelzuckungen; mit Eintreten des Depolarisationsblocks setzt die Muskelrelaxation ein. Der einzige derzeit angewandte depolarisierende Wirkstoff ist **Suxamethonium**. Durch die mögliche Auslösung von Herzrhythmusstörungen (Ausschüttung intrazellulären Kaliums => keine wiederholte Gabe) und die fehlende Möglichkeit einer Antagonisierung sind die Indikationen für Suxamethonium eingeschränkt. Die Hauptanwendung liegt in der **Blitzeinleitung** (sog. Ileuseinleitung). Hierunter wird eine OP-Einleitung bei nicht nüchternen Patienten verstanden, bei denen die Gefahr von Erbrechen und Aspiration von Mageninhalt besteht. Der Vorteil von Suxamethonium liegt in seinem schnellen Wirkeintritt von ca. 60 Sekunden (vgl. Cis-Atracurium: 3-5 min), wodurch das Zeitfenster zwischen Beginn der Muskelrelaxation und Intubation gering gehalten werden kann.

Beachte

Muskelrelaxanzien dürfen nur in Kombination mit einer Narkose gegeben werden und ihre Wirksamkeit muss abgeklungen sein, bevor ein Patient erwacht.

Narkose

Muskelrelaxanzien

Nicht-depolarisierend:
Atracurium, Cis-Atracurium, Mivacurium, Rocuronium, Vecuronium

Indikation* (u. a.)	Wirkung *
· Intubation (nur in Kombination mit Narkose)	· nicht-depolarisierend = kompetitive Hemmung der nikotinergen Rezeptoren ohne Auslösung eines Aktionspotentials · durch ChE-Hemmer - z. B. Pyridostigmin – antagonisierbar
UAW * (u. a.)	**KI * (u. a.)**
· gering vagolytisch · Histaminliberation (v.a. Mivacurium)	· relative KI: Myasthenia gravis

Interaktionen * (u. a.)

Kombination mit u.a. Clindamycin, Vancomycin, Diuretika (Thiazide, Schleifendiuretika, Azetazolamid) => neuromuskuläre Blockade ↑

Depolarisierend:
Succinylcholin = Suxamethonium

Indikation* (u. a.)	Wirkung *
· **Blitzeinleitung** = sog. Ileuseinleitung (nur in Kombination mit Narkose)	· depolarisierend · nicht antagonisierbar
UAW * (u. a.)	**KI * (u. a.)**
· Muskelkater · **Maligne Hyperthermie** · sehr lange Wirkung bei Pseudo-ChE-Mangel (CAVE: Leberschaden) · Ausschüttung intrazellulären Kaliums (Gefahr von HRST)	· wiederholte Gabe (K^+ ↑) · K^+ > 5,5mmol/l (CAVE bei immobilisierten Patienten) · postjunktionale neuromuskuläre Erkrankungen (bei Myasthenia gravis kann Succinylcholin ggf. angewandt werden) - CAVE: bei Kindern häufig noch unerkannt · Maligne Hyperthermie

Maligne Hyperthermie

Überblick

Die Maligne Hyperthermie (MH) ist eine gefürchtete UAW von Inhalationsanästhetika und Suxamethonium.

Pathogenetisch kommt es auf dem Boden eines defekten Ca^{2+}-Kanals zu einem massenhaften Kalzium-Austritt aus dem sarkoplasmatischen Retikulum der Skelettmuskulatur. Klinisch ist die MH durch eine starke Muskelkontraktion und damit verbundenem erhöhten Sauerstoffverbrauch, Überwärmung und CO_2-Anstieg gekennzeichnet. Im Verlauf entwickelt sich eine anaerobe Stoffwechsellage, so dass es zu einem vermehrten Anfall saurer Metabolite (Laktat) kommt.

Initial macht sich die MH durch Tachykardie, Herzrhythmusstörungen, ein ansteigendes CO_2 und Rigor bemerkbar. Durch die starke Belastung der Muskelzellen kommt es zu einer Rhabdomyolyse mit Anstieg der CK. Die Hyperthermie führt schließlich zur Denaturierung von Eiweißen. Unbehandelt kommt es zum Kreislaufversagen des Patienten.
Therapeutisch müssen die Patienten mit 100 % Sauerstoff beatmet werden. Falls die MH durch Inhalationsanästhetika ausgelöst wurde, muss auf Injektionsanästhetika umgestiegen und das Schlauchsystem gewechselt werden. Auch alle anderen Triggersubstanzen müssen sofort abgesetzt werden. Medikamentös ist **Dantrolen** das Mittel der Wahl. Es führt über eine Blockade der Ca^{2+}-Freisetzung aus dem sarkoplasmatischen Retikulum zu einer Muskelrelaxation. Weitere wichtige Maßnahmen sind Kühlung, Azidosebehandlung (auf Serumkalium achten => Gefahr der Hyperkaliämie durch H^+-Einstrom in die Zellen) und die Gabe von β-Blockern gegen die Tachykardie und HRST. Entwickelt sich ein Organversagen, ist eine symptomatische organbezogene Therapie notwendig.

Maligne Hyperthermie

Überblick

Auslöser	· Inhalationsanästhetika · **Suxamethonium**
Mechanismus	· Kalzium tritt aus dem sarkoplasmatischen Retikulum (Ca^{2+}-Kanal-Defekt) => Muskelkontraktion => Sauerstoffverbrauch (+ Temperatur ↑) => anaerober Stoffwechsel ↑ (Laktat ↑)
Symptome	· Tachykardie (ggf. HRST) · CO_2 ↑ (exspiratorisch und im Blut) · Rigor, Rhabdomyolyse (CK ↑) · Hyperthermie · Kreislaufversagen
Therapie	· Beatmung mit 100 % Sauerstoff · **Dantrolen** i. v. · Kühlung · Azidosebehandlung (CAVE: Kalium) · β-Blocker · symptomatische Therapie des Organversagens

Merkhilfe: Dantrolen

Dann trollen sich die CAs ins endoplasmatische Retikulum

Erklärung: Dann trollen = Dantrolen, Ca^{2+} wird wieder ins endoplasmatische Retikulum geshiftet

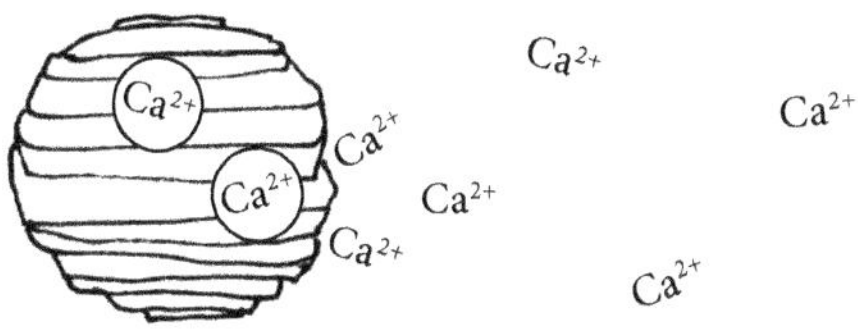

Schlafstörungen

Überblick (weitere Informationen: DGSM Leitlinie, 2010)

Der nicht erholsame Schlaf und Schlafstörungen sind gekennzeichnet durch Insomnie (Ein- und/oder Durchschlafstörungen) und/oder Hypersomnie (Tagesschläfrigkeit). Darüber hinaus gibt es eine Vielzahl mit dem Schlaf assoziierter Erkrankungen wie Parasomnien und schlafbezogene Bewegungs- oder Atemstörungen (Schlafapnoe, Restless-Legs-Syndrom). Der erste Schritt der Behandlung ist eine ausführliche Beratung über schlafhygienische Maßnahmen. Zudem sollte auf Substanzen verzichtet werden, die die Schlaf-Wach-Regulation beeinträchtigen (z. B. Kaffee, Alkohol, Psychostimulanzien, diverse Medikamente u. a. SSRI, Diuretika). Bei sekundären Schlafstörungen besteht die Therapie - wenn möglich - in der Ursachenbeseitigung bzw. der Behandlung der Grunderkrankung.
Die wichtigsten verschreibungspflichtigen Wirkstoffe zur Behandlung von Insomnien sind Benzodiazepine und Benzodiazepin-ähnliche (Z)-Substanzen. Sie besitzen im Vergleich zu den obsoleten Barbituraten eine größere therapeutische Breite und weisen weniger Arzneimittelinteraktionen auf. Benzodiazepine und Z-Substanzen binden an spezifische Bindungsstellen am $GABA_A$-Rezeptor. Hierdurch wird der GABAerge Effekt verstärkt. Wichtigste UAW ist die Abhängigkeitsentwicklung bei längerfristiger Einnahme. Sie soll bei Z-Substanzen weniger stark ausgeprägt sein. Abhängig von der Eliminationsgeschwindigkeit unterscheidet man kurz-, mittellang- und langwirkende Benzodiazepine. Kurzwirkende Benzodiazepine sind bei Einschlafstörungen, mittellang wirksame Substanzen bei Durchschlafstörungen indiziert. Langwirkende Benzodiazepine sollten wegen Nachwirkungen am Folgetag („hangover“ mit Einschränkungen der Aufmerksamkeit, Konzentrationsfähigkeit und Reaktionsgeschwindigkeit) nicht zur Therapie von Schlafstörungen eingesetzt werden.
Auch sedierende Antidepressiva sind zur Behandlung der Insomnie bei depressiver Störung geeignet (z.T. off-label). Ebenso werden einige niedrigpotente Neuroleptika insbesondere bei Schlafstörungen geriatrischer Patienten eingesetzt. Zudem existiert eine Vielzahl weiterer Schlafmittel, darunter L-Tryptophan, Chloralhydrat, Antihistaminika (Diphenhydramin), Melatonin und Phytotherapeutika (**Baldrian**, Melisse, **Hopfen**).

Beachte

- **5 K-Regel** bei der Verschreibung von Benzodiazepinen oder Z-Substanzen: **K**leinstmögliche Dosierung, **K**ürzestmögliche Behandlungszeit (max. 4-6 Wochen), **K**lare Indikation, **K**ontraindikationen beachten, **K**einesfalls abrupt absetzen (**Entzugserscheinungen**: u.a. Schlafstörungen, Erregung, **Delir**).
- Flunitrazepam unterliegt als einziges Benzodiazepin seit Ende 2011 der BtMVV.
- Die Zulassung für das vornehmlich als Muskelrelaxans eingesetzte Tetrazepam ruht seit August 2013 aufgrund seltener, aber schwerwiegender Hautreaktionen.

Schlafstörungen

Benzodiazepine

Midazolam, Triazolam u. a. = EINschlafmittel = kurzwirksam, HWZ = 1,5-5h
Lormetazepam, **Lorazepam** u. a. = DURCHschlafmittel = mittellang, HWZ = 5-18h
Diazepam u. a. = langwirksam, HWZ = 20 - 40h (aktive Metabolite bis 80h)

Indikation* (u. a.)

- **Angst**, Erregungszustände (**Kurzzeittherapie**)
- **Schlafstörungen** (Kurzzeittherapie)
- Muskelspasmen (Kurzzeittherapie)
- Akuttherapie **epileptischer Anfälle**
- **Prämedikation** bei Narkose

Wirkung*

- Bindung an zentrale $GABA_A$-Rezeptoren => Öffnung von Chlorid-Kanälen ↑ => inhibitorische Wirkung von GABA↑
- anxiolytisch – **antikonvulsiv** – zentral **muskelrelaxierend** – sedativ/hypnotisch
- CAVE: einige Substanzen haben aktive Metabolite: Verlängerung der Wirkung, Kumulationsgefahr

UAW* (u. a.)

- **Abhängigkeit** mit **Entzug** (daher ausschleichen)
- **Rebound-Insomnie**, „hangover“
- Beeinträchtigung der Verkehrstüchtigkeit
- **Sturzgefahr**
- anterograde Amnesie
- paradoxe Erregung (alte Patienten + Kinder)
- Floppy-Infant-Syndrom
- substanzabhängig - HWZ ↑ (Alter, Niereninsuffizienz)

KI* (u. a.)

- **Myasthenia gravis**
- Schlafapnoe-Syndrom
- schwere respiratorische Insuffizienz
- Alkohol-, Medikamenten-, Drogenabhängigkeit

Interaktionen* (u. a.)

Kombination mit Alkohol, Barbituraten, Opioiden => Atemdepression ↑

Schlafstörungen

Benzodiazepin-ähnliche Substanzen = Z-Substanzen

Z-Substanzen:
Zaleplon
Zolpidem
Zopiclon

Indikation* (u. a.)	Wirkung*
· Schlafstörungen (Kurzzeittherapie)	· Bindung an zentrale $GABA_A$-Rezeptoren => Öffnung von Chlorid-Kanälen ↑ => inhibitorische Wirkung von GABA↑
UAW* (u. a.)	**KI* (u. a.)**
· s. Benzodiazepine	· s. Benzodiazepine

Intoxikation mit Benzodiazepinen und Z-Substanzen

- Flumazenil i. v. = kompetitiver Antagonist
- CAVE: kurze Wirkdauer (2h)

Schlafstörungen

Chloralhydrat und L-Tryptophan

Chloralhydrat

Indikation* (u. a.)	Wirkung *
· Schlafstörungen (Kurzzeittherapie, Reserve)	· sedativ, hypnotisch
UAW * (u. a.)	**KI * (u. a.)**
· Hepatotoxizität (Bildung von Trichloressigsäure) · Kardiotoxizität · Toleranz	· schwere Leber- und Nierenschäden · schwere Herz- und Kreislaufinsuffizienz

L-Tryptophan

Indikation* (u. a.)	Wirkung *
· Förderung der Schlafbereitschaft (Kurzzeittherapie)	· Vorstufe von Serotonin => schlafanstoßend
UAW * (u. a.)	**KI * (u. a.)**
· Blutdrucksenkung · Lichtempfindlichkeit	

Interaktionen * (u. a.)

Kombination mit MAO-Hemmern bzw. SSRI => Risiko für Serotonin-Syndrom ↑

Schizophrenie

Überblick (weitere Informationen: DGPPN Leitlinie, 2006)

Behandlungsziel bei der Schizophrenie ist es, Krankheitssymptome weitgehend zu unterdrücken und dem Patienten eine selbstbestimmte Lebensführung zu ermöglichen. Dies erfolgt durch eine Kombination aus Pharmakotherapie und psychotherapeutischen Ansätzen.

Neuroleptika = Antipsychotika sind zentral dämpfende Pharmaka mit antipsychotischer Wirkung. Zu Beginn der Therapie steht ihre zentral dämpfende Wirkung im Vordergrund (psychomotorische Dämpfung, Sedation, vegetative Symptome). Der eigentliche gewünschte antipsychotische Effekt (Reduktion der paranoiden Inhalte und der Halluzinationen) tritt erst mit einer Latenz von Tagen bis einigen Wochen auf. Bei den Neuroleptika unterscheidet man zwischen den klassischen und atypischen Neuroleptika.
Sie werden außer bei psychiatrischen Indikationen auch bei chronischen Schmerzen als Koanalgetika, als Antiemetika und Sedativa (v. a. die niedrigpotenten Neuroleptika) eingesetzt.

Die wichtigsten UAW der Neuroleptika sind die **extrapyramidal-motorischen Störungen** (EPMS: Frühdyskinesie-Parkinsonoid-**Akathisie**-Spätdyskinesie). Gefürchtet ist v. a. die teilweise irreversible Spätdyskinesie. Die EPMS treten besonders bei den hochpotenten, klassischen Neuroleptika auf. Bei den Atypika sind sie seltener.
Zur Therapie der Frühdyskinesien sollte **Biperiden** eingesetzt werden. Zudem können eine Dosisreduktion des verabreichten Neuroleptikums oder der Wechsel auf ein atypisches Neuroleptikum ein Sistieren der Symptomatik bewirken. Wird bereits ein atypisches Neuroleptikum eingesetzt, erfolgt ein Wechsel auf ein anderes Atypikum. Bei Spätdyskinesien sollte eine Umstellung auf **Clozapin** erwogen werden, da für dieses Atypikum keine/sehr selten Spätdyskinesien beschrieben sind. Auch das atypische Neuroleptikum **Tiaprid** kann zu einer Symptomreduktion führen (siehe Ticstörungen).
Alle Wirkstoffe können zu einer QT-Zeit-Verlängerung und zu einer Senkung der Krampfschwelle führen.
Eine seltene, aber lebensbedrohliche UAW, die zu Therapiebeginn oder nach Dosissteigerung auftreten kann, ist das **Maligne Neuroleptische Syndrom**, das mit **Rhabdomyolyse**, hohem **Fieber** und **vegetativer Entgleisung** einhergeht (Therapie siehe auch Maligne Hyperthermie).

Schizophrenie

Überblick

Bei der Erstdiagnose einer Schizophrenie ist heute die Monotherapie mit einem atypischen Neuroleptikum die Therapie der Wahl (Ausnahme: Clozapin). Zu Beginn der Therapie empfiehlt sich häufig die Kombination mit einem Benzodiazepin, um Erregung, Angst und/oder Aggressivität zu dämpfen. Bei Therapieresistenz (= Versagen von 2 verschiedenen Neuroleptika, davon mindestens ein Atypikum in ausreichender Dosierung und über jeweils mindestens 6–8 Wochen) ist Clozapin indiziert. Eine Erhaltungstherapie nach der akuten, ersten Phase wird über 1 Jahr in der niedrigstmöglichen Dosierung durchgeführt. Nach einem ersten Rezidiv sollte eine antipsychotische Medikation kontinuierlich für 2 - 5 Jahre erfolgen; das Absetzen erfolgt jeweils schrittweise.
Ein Problem der Dauertherapie ist die Non-Compliance, hier können Depotformen der Substanzen hilfreich sein.

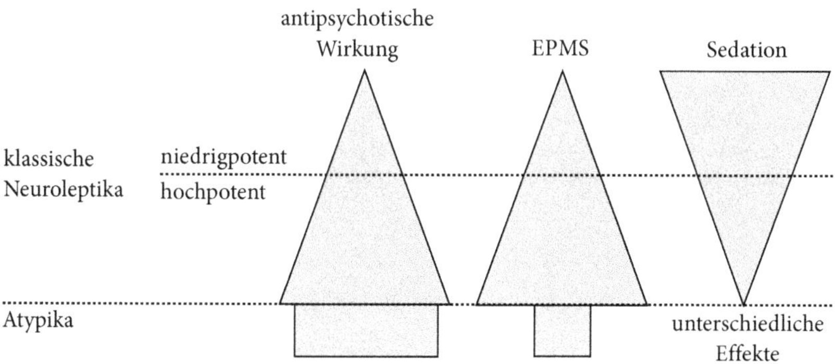

Zusammenhang antipsychotische Wirkung - EPMS - Sedation

Je stärker die antipsychotische Wirkung, um so häufiger EPMS und desto geringer die Sedation

Ausnahme

atypische Neuroleptika - seltener EPMS, unterschiedlich sedierend

Klassische Neuroleptika

Klassische Neuroleptika entfalten ihre antipsychotische Wirkung über die Blockade von D_2-Rezeptoren im mesokortikalen und mesolimbischen Dopaminsystem.

Abhängig von ihrer antipsychotischen Potenz werden sie in niedrig- und hochpotente Neuroleptika unterteilt. Die hochpotenten Neuroleptika (u. a. Haloperidol, Fluphenazin) wirken stark antipsychotisch und führen häufig zu EPMS. Die niedrigpotenten Neuroleptika (u. a. **Levomepromazin**, **Promethazin**) haben dagegen eine **ausgeprägte sedierende Wirkung** und führen häufig zu vegetativen UAW.

Einige UAW können anhand der Wirkung auf verschiedene Rezeptortypen erklärt werden:

- Dopamin-Rezeptoren: EPMS (nigrostriatales Dopaminsystem), Prolaktinanstieg mit Fertilitätsstörungen, Amenorrhoe, Potenz- und Libidostörungen (tuberoinfundibuläres Dopaminsystem)

- $5\text{-}HT_{2A}$-Rezeptoren: Appetitsteigerung mit Gewichtszunahme

- M-Rezeptoren: anticholinerge UAW wie u. a. Akkommodationsstörungen, Mundtrockenheit, Obstipation, Miktionsstörungen und zentralnervöse Störungen

- α_1-Rezeptoren: Blutdrucksenkung, Reflextachykardie, orthostatische Dysregulation

- H_1-Rezeptoren: Sedation, Benommenheit, Gewichtszunahme

Beachte

Die niedrigpotenten Substanzen **Melperon** und Pipamperon besitzen **kaum anticholinerge** UAW, daher werden sie oft zur Behandlung z. B. von akuten Erregungszuständen bei älteren Patienten eingesetzt.

Schizophrenie

Klassische Neuroleptika

niedrigpotent u. a.: **Melperon, Pipamperon, Levomepromazin, Promethazin, Chlorprothixen**

hochpotent u. a.: **Haloperidol** (-decanoat = Depot), Fluphenazin (-decanoat = Depot), Flupentixol (-decanoat = Depot), **Fluspirilen** (Depot), **Benperidol**

Indikation* (u. a.)	Wirkung*
· schizophrene Störung, Psychose · akute Manie · niedrigpotente Neuroleptika v. a. bei **Erregungs-** und Verwirrtheitszuständen, **Schlafstörungen** (v.a. geriatrische und psychiatrische Patienten)	D_2-Blockade · antipsychotische Wirkung · extrapyramidal-motorische Störungen · Hyperprolaktinämie · antiemetisch · zudem: Blockade von 5-HT_{2A}-, M-, α_1-, H_1-Rezeptoren (unterschiedliche Affinität der einzelnen Wirkstoffe)

UAW* (u. a.)	KI* (u. a.)
· **EPMS**: Frühdyskinesien, Parkinsonoid, **Akathisie**, Spätdyskinesie · Sedation · **Gewichtszunahme** · Gynäkomastie, Galaktorrhoe, Libidoverlust, Impotenz (wegen Prolaktin ↑) · **Hypotonie**, Reflextachykardie · **HRST,** z. T. erhebliche **QT-Zeit** ↑ · **anticholinerg** · Hämatotoxizität · epileptische Anfälle · **Malignes Neuroleptisches Syndrom**	· Morbus Parkinson · anamnestisch Malignes Neuroleptisches Syndrom

Interaktionen* (u. a.)

· Kombination mit Sedativa, Antihypertensiva, Anticholinergika - additive Wirkung
· Kombination mit QT-Zeit-verlängernden Arzneimitteln => Gefahr für Long-QT-Syndrom ↑

Atypische Neuroleptika = Atypika

Auch die atypischen Neuroleptika entfalten ihre Hauptwirkung über eine Blockade des D_2-Rezeptors im ZNS. Da ihre Affinität zu den Dopaminrezeptoren im nigrostriatalen Dopaminsystem aber geringer ist als bei den klassischen Neuroleptika, führen sie seltener zu EPMS. Neben der D_2-Blockade hemmen die atypischen Neuroleptika weitere Rezeptoren.

Problematisch bei einigen Atypika sind die **metabolischen UAW**, die zu einer erheblichen **Gewichtszunahme**, erhöhten Cholesterin-und Triglyceridspiegeln und zu einer **diabetogenen Stoffwechsellage** führen können. Wie bei den niedrigpotenten klassischen Neuroleptika kann es zu einer Sedierung kommen, die aber bei den einzelnen Substanzen unterschiedlich stark ausgeprägt ist.

Da unter **Clozapin** ein erhöhtes **Agranulozytoserisiko** besteht, sind Blutbild-Kontrollen obligat. Clozapin darf erst nach dem Versagen von 2 verschiedenen Neuroleptika - davon mindestens ein Atypikum - verabreicht werden.

Beachte

- Vorteil der Atypika ist die **geringere Häufigkeit von EPMS**.
- Das atypische Neuroleptikum Risperidon ist zugelassen für die Behandlung von Agitiertheit/Aggressivität bei Demenzerkrankung. Die Gabe von Antipsychotika bei Patienten mit Demenz erhöht jedoch das Risiko für Mortalität und zerebrovaskuläre Ereignisse. Daher sollte eine Behandlung nur mit der geringst möglichen Dosis und nur kurzzeitig erfolgen.

Schizophrenie

Atypische Neuroleptika = Atypika

Aripiprazol, **Olanzapin, Risperidon**, Paliperidon = 9-Hydroxyrisperidon (auch als Depotpräparate) - **Clozapin, Quetiapin**, Amisulprid, Ziprasidon

Indikation* (u. a.)	Wirkung*
· schizophrene Störung, Psychose (nicht Clozapin)	· Blockade von D-, 5-HT_{2A}-, M-, α_1-, H_1-Rezeptoren (unterschiedliche Affinität der einzelnen Wirkstoffe)
· therapieresistente Schizophrenie (Clozapin)	· teilweise agonistisch an 5-HT_{1A}-Rezeptoren
· Halluzinationen bei **Morbus Parkinson (Clozapin)**	
· akute Manie + Phasenprophylaxe bei bipolaren Störungen (z.B. **Olanzapin**)	
· **Fremd- und Eigenaggressivität** bei Alzheimer-Demenz (Risperidon)	

UAW* (u. a.)	KI* (u. a.)
· **Agranulozytose** (v. a. Clozapin => regelmäßige Blutbildkontrollen obligat)	· Blutbildungsstörungen (v. a. Clozapin)
· **seltener EPMS** (daher atypisch)	· Myokardinfarkt
· Gynäkomastie, Galaktorrhoe, Libidoverlust, Impotenz (durch Prolaktin ↑)	· nicht kompensierte Herzinsuffizienz
· metabolisch: **Gewichtszunahme**, Cholesterin-und Triglyceridspiegel ↑, Verschlechterung + Neuauftreten eines **Diabetes mellitus**	· HRST (v. a. Ziprasidon)
· epileptische Anfälle	
· **Malignes Neuroleptisches Syndrom**	
· HRST, z. T. erhebliche QT-Zeit ↑	
· Kardiotoxizität (Clozapin)	
· intraop. Floppy-Iris-Syndrom (Risperidon, Paliperidon)	

Interaktionen* (u. a.)

Komed. mit QT-Zeit-verlängernden Arzneimitteln => Gefahr für Long-QT-Syndrom ↑

Unipolare Depression

Überblick (weitere Informationen: Nationale VersorgungsLeitlinie Unipolare Depression, 2009)

Die depressive Störung ist durch drei Hauptsymptome (gedrückte Stimmung, Interessenverlust/Freudlosigkeit, erhöhte Ermüdbarkeit/Antriebsmangel) und verschiedene Zusatzsymptome (u. a. Konzentrationsschwäche, Suizidgedanken/Suizidhandlungen, Schlafstörungen, Appetitlosigkeit) gekennzeichnet. Diese Symptome müssen definitionsgemäß über einen Zeitraum von mindestens 2 Wochen vorliegen. Die Anzahl der Haupt- und Zusatzsymptome bestimmt den Schweregrad der Störung, wobei zwischen leichter, mittelgradiger und schwerer Depression unterschieden wird. Bei einer leichten Depression kann je nach Wunsch/Präferenz des Betroffenen und kritischer ärztlicher Abwägung entweder ein psychotherapeutisches oder medikamentöses Therapieverfahren eingeleitet werden. Bei einer schweren depressiven Störung ist eine Kombination aus Pharmako- und Psychotherapie indiziert. Behandlungsziele bei depressiven Störungen sind die Symptomreduktion und Remissionsinduktion, Wiederherstellung der Leistungsfähigkeit und die Rezidivprophylaxe.
Alle Antidepressiva haben eine vergleichbare antidepressive Wirkung. Ihre sedierende bzw. antriebssteigernde Wirkung ist dagegen unterschiedlich stark ausgeprägt. Die Auswahl des Wirkstoffs richtet sich daher unter anderem nach den begleitenden Symptomen der Depression (z. B. Schlafstörungen, Agitiertheit), zu erwartenden UAW (z. B. anticholinerg) und Begleiterkrankungen des Patienten. Allen gemeinsam ist, dass sie nicht abhängig machen. Allerdings kann es - v.a. bei den selektiven Serotonin- und Serotonin- und Noradrenalin-Rückaufnahme-Inhibitoren (SSRI, SSNRI) - zu Absetzphänomenen wie Schwindel, Kopfschmerzen, Reizbarkeit, innerer Unruhe, Schlaflosigkeit und gastrointestinalen Störungen kommen, weshalb sie ausschleichend abgesetzt werden sollten.
Heute wird die Therapie häufig mit einem SSRI begonnen. Eine Monotherapie wird allgemein angestrebt; der Therapieerfolg muss durch psychometrische Testverfahren kontrolliert werden. Die Substanzen wirken in der Regel erst nach einer Latenz von etwa 3 Wochen stimmungsaufhellend. Bis dahin stehen die UAW und die Wirkungen auf den Antrieb im Vordergrund (Patienten unbedingt darüber aufklären). Bei **Nichtansprechen** kann die Wirksamkeit der Antidepressiva durch **Kombination mit Lithiumsalzen** erhöht werden (= Augmentation). Möglich ist auch eine Kombination des α_2-Rezeptorantagonisten Mirtazapin mit einem trizyklischen Antidepressivum oder einem SSRI.

Die medikamentöse Behandlung der Depression gliedert sich in die Phasen Akuttherapie, **Erhaltungstherapie** (bei alleiniger Pharmakotherapie: **4-9 Monate** nach Remission) und Langzeit- bzw. Rezidivprophylaxe. Eine Langzeitprophylaxe ist bei Patienten mit ≥ 2 depressiven Episoden innerhalb der letzten 5 Jahre indiziert. Erhaltungs- und Langzeittherapie werden jeweils unter Beibehaltung der zur Remission führenden Medikamentendosis durchgeführt.

Unipolare Depression

Überblick

Das gemeinsame Wirkprinzip der Antidepressiva ist eine Erhöhung der Konzentration der Monoamine (Serotonin, Noradrenalin) im synaptischen Spalt. Die einzelnen Substanzklassen werden anhand ihres Wirkmechanismus unterteilt.

1. Monoamin-Rückaufnahme-Inhibitoren erhöhen die Transmitterkonzentration über eine Hemmung der neuronalen Neurotransmitter-Wiederaufnahme in die terminalen Nervenendigungen. Hierbei unterscheidet man:

- nichtselektive Monoamin-Rückaufnahme-Inhibitoren = NSMRI = **trizyklische Antidepressiva = TZA** (z. B. **Amitriptylin**) und tetrazyklische Antidepressiva (z. B. **Maprotilin**)

- selektive Serotonin-Rückaufnahme-Inhibitoren = SSRI: **Paroxetin**, **Citalopram**, **Sertralin**, **Fluoxetin**, **Fluvoxamin**

- selektive Serotonin- und Noradrenalin-Rückaufnahme-Inhibitoren = SSNRI: **Venlafaxin, Duloxetin**

2. Der präsynaptische α_2-Rezeptorantagonist **Mirtazapin** steigert die Neurotransmitterfreisetzung durch eine Blockade des negativen Feedback-Mechanismus.

3. Hemmung des Neurotransmitterabbaus durch den selektiven, reversiblen MAO_A-Hemmer Moclobemid und den nicht-selektiven, irreversiblen MAO_{A+B}-Hemmer **Tranylcypromin**.

4. Melatonerge Wirkung durch Agomelatin als MT_{1+2}-Rezeptor-Agonist und $5\text{-}HT_{2c}$-Antagonist (CAVE: Hepatotoxizität).

5. Weitere: **Lithiumsalze** (s. Bipolare Störungen), Trazodon (Serotonin-Antagonist und Rückaufnahme-Inhibitor, SARI), **Reboxetin**, **Bupropion**, Johanniskraut (CAVE: starker CYP3A4-Induktor)

Beachte

- Monotherapie anstreben
- antidepressiver Effekt stellt sich mit einer Latenz von 2-4 Wo ein; zu Beginn der Einnahme UAW + Wirkungen auf den Antrieb im Vordergrund (CAVE: **Antriebssteigerung bei Suizidalität**)
- Absetzphänomene möglich => langsames Ausschleichen

Unipolare Depression

Nichtselektive Monoamin-Rückaufnahme-Inhibitoren (NSMRI)

Die Wirkstoffgruppe der NSMRI (**trizyklische** und tetrazyklische **Antidepressiva**) führt zu einer Erhöhung aller Monoamine im synaptischen Spalt.
Die Gruppe ist durch **anticholinerge** und kardiale UAW gekennzeichnet. Die Kardiotoxizität ist für die hohe Letalität bei einer Intoxikation verantwortlich. Durch schrittweises Eindosieren können die anticholinergen UAW abgemildert werden. Für die stimmungsaufhellende Wirkung müssen jedoch langfristig die entsprechenden Zieldosierungen erreicht werden. Durch ihre antagonistische Wirkung auf postsynaptische H_1- und α_1-Rezeptoren führen einige NSMRI zu einer Sedation (unterschiedliches Ausmaß - therapeutisch nutzbar!), Gewichtszunahme, orthostatischen Hypotonie und Reflextachykardie. Ungeeignet ist diese Substanzklasse v. a. für Patienten mit kardiovaskulären Erkrankungen und kognitiven Störungen.
Bei Patienten mit chronischen Schmerzen und peripherer Polyneuropathie kann der Einsatz von NSMRI aufgrund ihrer koanalgetischen Wirkung sinnvoll sein (Dosierung hierbei geringer).

Die Gruppe wird anhand ihrer sedierenden bzw. antriebssteigernden Wirkung unterteilt:

Antriebshemmend (sedierend):
Amitriptylin
Trimipramin
Doxepin
Maprotilin (tetrazyklisch)

keine Wirkung auf Antrieb:
Imipramin

Antriebssteigernd:
Nortriptylin
Desipramin (außer Handel)

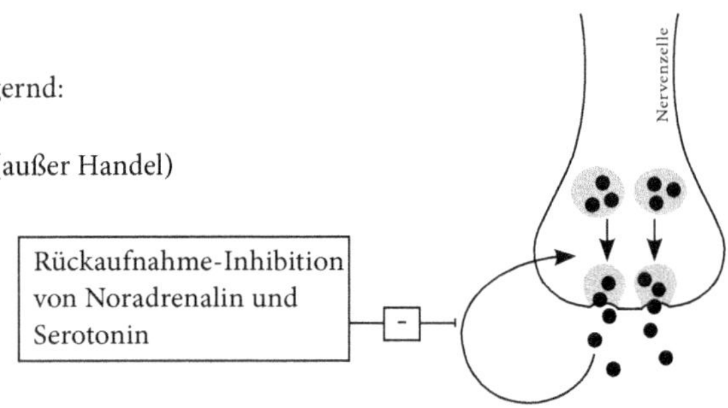

Beachte

CAVE: Kardiotoxizität (QT-Zeit-Verlängerung => Torsade-de-pointes, AV-Block II. oder III. Grades), hohe Letalität bei Intoxikation

Unipolare Depression

Nichtselektive Monoamin-Rückaufnahme-Inhibitoren (NSMRI)

Indikation* (u. a.)

- Depression
- begleitende **Schlafstörungen** (sedierende Substanzen, u. a. **Trimipramin**)
- **Schmerztherapie** (v. a. Amitriptylin)
- Angststörungen (z. B. Doxepin)

Wirkung *

- unselektive Inhibition der Monoamin-Rückaufnahme
=> NA, Serotonin ↑
- **Latenz der stimmungsaufhellenden Wirkung**
- Antriebssteigerung (Nortriptylin, CAVE erhöhtes Suizidrisiko in der Einstellungsphase)
- Schmerzdistanzierung (Amitriptylin)

UAW * (u. a.)

anticholinerg:
- **Mydriasis, Tachykardie, Mundtrockenheit, Obstipation, Miktionsstörungen, Halluzinationen,** Delir
- **Kardiotoxizität: HRST,** QT-Zeit ↑
- Gewichtszunahme
- **Sedation** (H_1-Blockade)
- **orthostatische Hypotonie**, Reflextachykardie (α_1-Blockade)
- Blutbildungsstörungen

KI * (u. a.)

- Harnretention, BPS mit Restharnbildung
- Engwinkelglaukom
- KHK
- AV-Block + andere HRST

Interaktionen * (u. a.)

Kombination mit:
- sedierenden Substanzen => Sedierung ↑
- Anticholinergika => anticholinerge UAW ↑
- Antiarrhythmika => Risiko für HRST ↑
- **Sympathomimetika** => Wirkung ↑
- **Adrenalinzusatz in Lokalanästhetika** => Blutdruck ↑

Unipolare Depression

selektive Serotonin-Rückaufnahme-Inhibitoren (SSRI)

SSRI führen zu einer Erhöhung von Serotonin im synaptischen Spalt. Die Vorteile dieser selektiven Wirkung sind das Fehlen von anticholinergen Nebenwirkungen, die im Vergleich zu den NSMRI geringere Kardiotoxizität (größere Sicherheit bei Überdosierung) und die fehlende Gewichtszunahme. SSRI können zu sexuellen Funktionsstörungen (häufiger Grund für Non-Compliance) und zu einer Verstärkung von Unruhe und Schlafstörungen führen. Problematisch sind außerdem die häufig auftretenden gastrointestinalen Beschwerden. Eine sehr schwerwiegende UAW ist das **Serotonin-Syndrom,** welches v. a. bei der Kombination mit MAO-Hemmern auftreten kann (siehe unten).

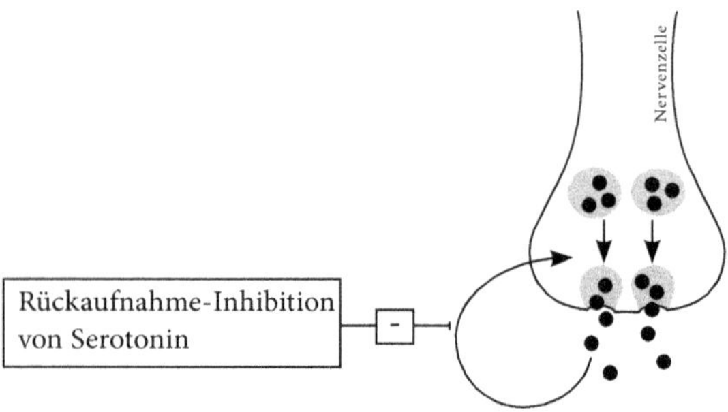

SSRI:
Paroxetin
Citalopram (Escitalopram)
Sertralin
Fluoxetin
Fluvoxamin

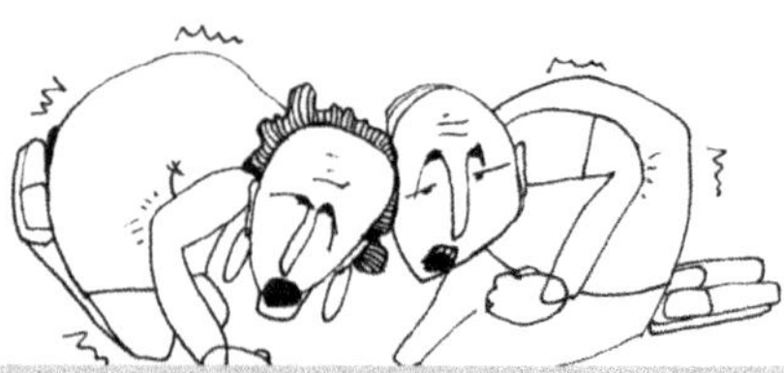

Merkhilfe: SSRI

Das depressive Paar zittert sehr flux
Erklärung: Depressiv = Antidepressiva; Paar = Paroxetin; zittert = Citalopram, sehr = Sertralin; flux = Fluoxetin/Fluvoxamin

Unipolare Depression

selektive Serotonin-Rückaufnahme-Inhibitoren (SSRI)

Indikation* (u. a.)	Wirkung*
· Depression · generalisierte **Angststörung**, Panikstörungen · **posttraumatische Belastungsstörung** (Paroxetin) · **Zwangsstörungen** · **Bulimia nervosa** (Fluoxetin)	· selektive Serotonin-Rückaufnahme-Inhibition · Antriebssteigerung (CAVE erhöhtes Suizidrisiko in der Einstellungsphase) breite Anwendung, da · keine anticholinergen UAW · keine Gewichtszunahme · geringe kardiale Toxizität
UAW* (u. a.)	**KI* (u. a.)**
· **GI-Störungen,** z.B. Übelkeit · exzitatorisch: Agitation, Unruhe, Schlafstörungen · sexuelle Funktionsstörungen · Hyponatriämie (SIADH), K ↓, Mg^{2+} ↓ · **Serotonin-Syndrom** · HRST, QT-Zeit ↑ (seltener als NSMRI) · Blutungsneigung ↑ · Absetzsymptomatik (ausschleichendes Absetzen notwendig)	· akute Manie · erhöhte Anfallsbereitschaft · Kombination mit MAO-Hemmern · QT-Zeit-Verlängerung, Komedikation mit QT-Zeit-verlängernden Arzneimitteln (Citalopram, Escitalopram)

Interaktionen* (u. a.)

- CYP2D6-Inhibition - Fluoxetin, Paroxetin
- Kombination mit NSAID, Antikoagulanzien => Risiko für GI-Blutungen ↑
- Komedikation mit QT-Zeit-verlängernden Arzneimitteln - Citalopram, Escitalopram

EXTRA: **Serotonin-Syndrom**

- Auslöser: Serotonin-erhöhende Substanzen u. a. **SSRI**, **MAO-Hemmer,** Imipramin, Duloxetin, Mirtazapin, Triptane, Tramadol, Linezolid und v. a. deren Kombination (CAVE Halbwertszeiten beachten!)
- Symptomatik: kardial (**Blutdruckanstieg**, HRST), ZNS (Krampfanfälle, Koma), neuromuskulär (Hyperreflexie, Myoklonien, Tremor, Rigor), **Fieber, Durchfall**, starkes Schwitzen

Unipolare Depression

Selektive Serotonin-Noradrenalin-Rückaufnahme-Inhibitoren (SSNRI)

SSNRI bewirken zusätzlich zu einer vermehrten Serotonin- auch eine erhöhte Noradrenalin-Konzentration im synaptischen Spalt. Daher kann es v. a. zu Beginn der Therapie und bei Dosissteigerung auch zu einem Blutdruckanstieg kommen. Duloxetin wird auch zur Behandlung der Stressinkontinenz bei Frauen eingesetzt (siehe Urologische Erkrankungen).

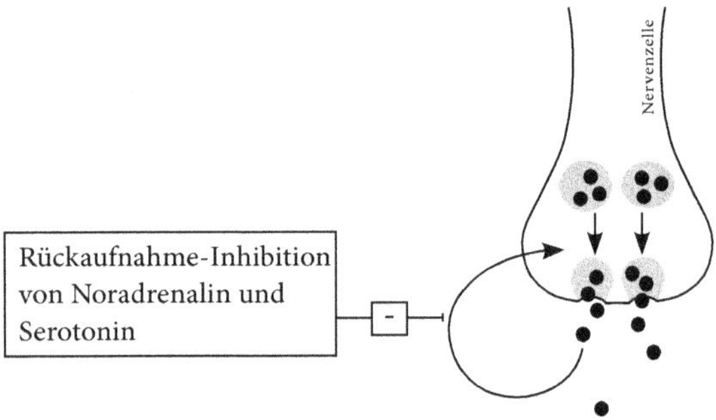

SSNRI:
Venlafaxin
Duloxetin

Indikation* (u. a.)	Wirkung*
· Depression · Angststörung (Venlafaxin) · Schmerzen bei diabetischer Polyneuropathie (Duloxetin) · **Belastungsinkontinenz bei Frauen (Duloxetin)**	· **selektive Serotonin-Noradrenalin-Rückaufnahme-Inhibition** · Antriebssteigerung (CAVE erhöhtes Suizidrisiko in der Einstellungsphase)
UAW* (u. a.)	**KI* (u. a.)**
· **Übelkeit, Erbrechen** · sexuelle Funktionsstörungen · Blutdruckanstieg · Absetzsymptomatik (ausschleichendes Absetzen notwendig)	· Kombination mit dem MAO-Hemmer Tranylcypromin

Interaktionen* (u. a.)

Kombination mit MAO-Hemmern => Risiko für Serotonin-Syndrom ↑

Unipolare Depression

α_2-Rezeptor-Antagonisten

Der präsynaptische α_2-Rezeptor-Antagonist Mirtazapin führt zu einer vermehrten Transmitterfreisetzung. Zudem besteht durch eine ausgeprägte antihistaminerge Wirkung ein **sedierender** Effekt. Unter der Therapie kann es außerdem zu einer **Appetitsteigerung** und Gewichtszunahme kommen; eine sexuelle Dysfunktion wird nur selten beobachtet. Die sedative Wirkkomponente ist insbesondere bei Patienten mit begleitenden Schlafstörungen oder Agitiertheit von Vorteil.

α_2-Rezeptor-Antagonisten:
Mirtazapin
Mianserin

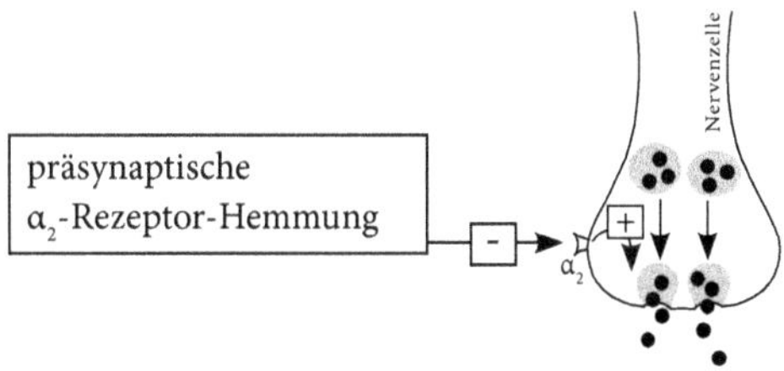

Indikation* (u. a.)

- Depression

Wirkung*

- Blockade präsynaptischer α_2-Rezeptoren => Transmitterfreisetzung ↑
- **Sedation** (therapeutisch nutzbar)
- Wegfall einer Antriebshemmung (CAVE erhöhtes Suizidrisiko in der Einstellungsphase)

UAW* (u. a.)

- **Appetitsteigerung,** Gewicht ↑
- **Sedation**
- GI-Beschwerden
- Agranulozytose
- verstärktes Träumen
- anticholinerge Potenz
- Restless-Legs-Syndrom
- Absetzsymptomatik (ausschleichendes Absetzen notwendig)

KI* (u. a.)

- Kombination mit MAO-Hemmern

Interaktionen* (u. a.)

Kombination mit MAO-Hemmern => Risiko für Serotonin-Syndrom ↑

Unipolare Depression

Monoaminoxidase (MAO)-Hemmer

Durch die Hemmung der mitochondrialen Monoaminoxidase vermindern MAO-Hemmer den Abbau der Neurotransmitter. Sie kommen bei der Therapie der Depression und des Morbus Parkinson zum Einsatz. Der MAO_A-Hemmer Moclobemid und der MAO_{A+B}-Hemmer Tranylcypromin sind bei der antidepressiven Therapie indiziert, stellen heute jedoch eher Therapeutika der ferneren Wahl dar.

Ein Charakteristikum dieser Substanzgruppe ist die stark antriebssteigernde Wirkung. Besonders bei dem nicht-selektiven, irreversiblen MAO-Inhibitor Tranylcypromin besteht bei gleichzeitiger Zufuhr von Tyramin, welches in Käse und Rotwein enthalten sein kann, und u. a. bei Komedikation mit Sympathomimetika die Gefahr von hypertensiven Krisen („cheese effect").
MAO-Hemmer können außerdem bei Kombination mit weiteren Serotonin-erhöhenden Substanzen (z. B. **SSRI**, Triptane) zu einem **Serotonin-Syndrom** führen (siehe SSRI).

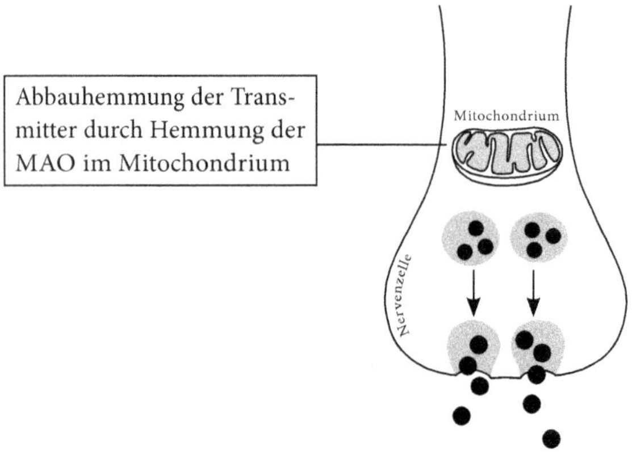

Beachte

Beim Morbus Parkinson werden die MAO_B-Hemmer Selegilin und Rasagilin eingesetzt (siehe dort).

Unipolare Depression

Monoaminoxidase (MAO)-Hemmer

Moclobemid – reversibler MAO_A-Hemmer
Tranylcypromin – irreversibler MAO_{A+B}-Hemmer

Indikation* (u. a.)	Wirkung*
· Depression (eher fernere Wahl) · soziale Phobie (Moclobemid)	· reversible MAO_A-Hemmung (Moclobemid) bzw. irreversible MAO_{A+B}-Hemmung (Tranylcypromin) => Abbau der Transmitter ↓ · starke Antriebssteigerung (CAVE erhöhtes Suizidrisiko in der Einstellungsphase) · keine Sedation

UAW* (u. a.)	KI* (u. a.)
· Blutdruckanstieg · **Serotonin-Syndrom** (siehe SSRI) · Erregung, Agitiertheit	· **Kombination u. a. mit SSRI**

Interaktionen* (u. a.)

- tyraminhaltige Nahrung (Käse, Rotwein), Sympathomimetika => Risiko für hypertensive Krise („cheese effect") ↑
- Kombination mit Serotonin-erhöhenden Substanzen => Risiko für **Serotonin-Syndrom** ↑ (bei Umstellung HWZ beachten)

Unipolare Depression

Melatonin-Rezeptor-Agonist und Trazodon

Melatonin-Rezeptor-Agonist:
Agomelatin

Indikation* (u. a.)	Wirkung *
· Depression	· Agonismus an MT_{1+2}-Rezeptoren und Blockade von $5\text{-}HT_{2c}$-Rezeptoren

UAW * (u. a.)	KI * (u. a.)
· gastrointestinale Störungen · Sedation · Hepatotoxizität	· aktive Lebererkrankung · Kombination mit starken CYP1A2-Inhibitoren

Interaktionen * (u. a.)

Kombination mit CYP1A2-Inhibitoren => Agomelatin-Spiegel ↑ => Risiko für Hepatotoxizität ↑

Serotonin-Antagonist und Rückaufnahme-Inhibitor = SARI:
Trazodon

Indikation* (u. a.)	Wirkung *
· Depression	· Blockade von $5\text{-}HT_{2A}$-Rezeptoren und Serotonin-Rückaufnahme-Inhibition · keine anticholinerge Wirkung

UAW * (u. a.)	KI * (u. a.)
· Sedation · HRST · Priapismus	

Unipolare Depression

Selektiver Noradrenalin-Rückaufnahme-Inhibitor und Bupropion

Selektiver Noradrenalin-Rückaufnahme-Inhibitor = SNRI:
Reboxetin

Indikation* (u.a.)	Wirkung *
· Depression	· selektive Noradrenalin-Rückaufnahme-Inhibition · Antriebssteigerung (CAVE erhöhtes Suizidrisiko in der Einstellungsphase)
UAW * (u.a.)	**KI * (u.a.)**
· anticholinerg: u.a. Mundtrockenheit, Obstipation, verstärktes Schwitzen · gastrointestinale Störungen	

Bupropion

Indikation* (u.a.)	Wirkung *
· Depression · Raucherentwöhnung	· Noradrenalin + Dopamin-Rückaufnahme-Inhibition, Noradrenalin- und Dopamin-Freisetzung ↑
UAW * (u.a.)	**KI * (u.a.)**
· Schlafstörungen · Mundtrockenheit · Übelkeit · epileptische Anfälle	· Krampfanfälle · Anorexia nervosa, Bulimie, bipolare Störung · Diabetes mellitus

Interaktionen * (u.a.)

CYP2D6-Inhibitor => erhöhte Serumspiegel von Substraten

Bipolare affektive Störungen

Überblick (weitere Informationen: DGPPN Leitlinie, 2012)

Bipolare Störungen werden mit einer Kombination aus Pharmako- und Psycho- bzw. Soziotherapie behandelt. In der akuten manischen Episode kann Lithium eingesetzt werden; allerdings ist eine Monotherapie wegen der Wirklatenz (bis mehrere Wochen) und der fehlenden Sedierung oft nicht möglich. Einen schnelleren Wirkeintritt zeigt hier das Antikonvulsivum Valproat. Bei schweren manischen Episoden sind die sedierenden atypischen Neuroleptika (z. B. **Olanzapin, Risperidon, Quetiapin**) allein oder in Kombination mit Lithium Therapie der Wahl. Auch möglich ist ein Therapieversuch mit dem atypischen Neuroleptikum Asenapin (keine Zulassung bei Schizophrenie). Zusätzlich werden häufig sedierende klassische Neuroleptika (z. B. Levomepromazin) oder Benzodiazepine zeitlich begrenzt zur Dämpfung der psychomotorischen Erregung eingesetzt. Akute depressive Episoden können mit **SSRI** behandelt werden, wobei diese jedoch einen Switch in die Manie induzieren können.
Da bipolare Störungen häufig rezidivieren, werden die Patienten auf eine **Langzeittherapie** eingestellt. Hier kommen die sog. Stimmungsstabilisierer = mood stabilizer zum Einsatz, zu denen **Lithium**, die atypischen Neuroleptika Olanzapin, Quetiapin und Aripiprazol sowie die **Antikonvulsiva Valproat, Carbamazepin** und **Lamotrigin** zählen.

Auch bei der **schizoaffektiven Störung** (einer Kombination von Schizophrenie und bipolarer Störung) kommen Antikonvulsiva (u. a. **Valproat**) zur Stimmungsstabilisierung zum Einsatz.
Weitere Indikationen für den Einsatz von Lithium sind die Rezidivprophylaxe depressiver Störungen und die Augmentation bei unzureichendem Effekt einer antidepressiven Monotherapie.

Lithium besitzt nur eine **geringe therapeutische Breite** (Zielkonzentration 0,5-1,2 mmol/l **Intoxikation > 1,5 mmol/l**). Daher müssen die Blutspiegel regelmäßig kontrolliert werden (= **therapeutisches Drug Monitoring,** TDM). Zudem sind **Kontrolluntersuchungen von Kreatinin, TSH und Körpergewicht** angezeigt. Da die Einnahme von Lithium zweimal täglich erfolgt und Blutspiegel von Medikamenten generell als Talspiegel bestimmt werden ist eine Blutabnahme am Morgen VOR der Tabletteneinnahme sinnvoll (= **12 Stunden** nach der letzten Einnahme).

Beachte

Lithium konkurriert mit Natrium um die tubulären Rückresorptionsmechanismen in der Niere. Daher kann es bei einer **Hyponatriämie** (CAVE: kochsalzarme Diät, **Therapie mit Diuretika, starkes Schwitzen, Fieber, Durchfall und Erbrechen**, Morbus Addison Niereninsuffizienz) zu einem gefährlichen Anstieg der Lithium-Konzentration im Blut kommen.

Bipolare affektive Störungen

Lithium

Lithium

Indikation* (u. a.)	Wirkung *
· Akuttherapie manischer Episoden bei bipolaren Störungen (beachte Wirklatenz, fehlende Sedierung) · Phasenprophylaxe bei bipolaren Störungen · Rezidivprophylaxe depressiver Störungen · **Augmentation einer antidepressiven Therapie**	· genauer Wirkmechanismus unklar · geringe therapeutische Breite (Blutspiegelkontrollen) · verminderte Freisetzung von Schilddrüsenhormonen
UAW * (u. a.)	**KI * (u. a.)**
· **Struma**, Hypothyreose · **Tremor** · Polydipsie, **Polyurie** · **Gewichtszunahme** · **(psoriatiforme) Hautausschläge** · **Intoxikation**: u. a. HRST, **Tremor, Hyperreflexie**, Ataxie, Dysarthrie, Verwirrtheit, epileptische Anfälle	· **Niereninsuffizienz** · Erkrankungen mit gestörtem Natriumhaushalt, Morbus Addison · Narkose (Lithium absetzen) · schwere Herzinsuffizienz

Interaktionen * (u. a.)

- **Kombination mit Diuretika** => Gefahr der **Hyponatriämie** => renale Clearance von Lithium ↓ => **Lithiumspiegel** ↑
- **Kombination mit NSAID** => renale Clearance von Lithium ↓ => Lithiumspiegel ↑

Aufmerksamkeitsdefizit-/Hyperaktivitätsstörung

Überblick (weitere Informationen: Gerlach et al., Neuro-Psychopharmaka im Kindes- und Jugendalter, Springer Verlag, 2.Auflage, 2009)

Die Aufmerksamkeitsdefizit-/Hyperaktivitätsstörung (ADHS) ist mit ca. 5 % Prävalenz eine der häufigsten kinder- und jugendpsychiatrischen Diagnosen. Es wird eine multifaktorielle neurobiologische Ätiologie mit starker genetischer Komponente angenommen. ADHS ist charakterisiert durch die Symptomtrias Aufmerksamkeitsstörung, erhöhte Impulsivität und motorische Hyperaktivität, welche situationsübergreifend auftreten und vor dem 6. Lebensjahr ihren Beginn genommen haben. Entgegen früherer Annahmen kann die Störung bis ins Erwachsenenalter persistieren. Die Diagnose sollte von Kinder-/Jugendpsychiatern oder auf dem Gebiet erfahrenen (Neuro-) Pädiatern gestellt werden.

Die Behandlung erfolgt immer multimodal. Dabei kommen verschiedene **verhaltenstherapeutische Maßnahmen** zum Einsatz wie Psychoedukation, **Elterntraining**, Interventionen in der Familie/Schule sowie - mit zunehmendem Alter des betroffenen Kindes - die **kognitive Verhaltenstherapie** und **Selbstinstruktionstrainings**. Die Kombinationsbehandlung aus Verhaltenstherapie und pharmakologischer Behandlung hat sich als besonders effektiv hinsichtlich der Symptomkontrolle erwiesen. Bei Vorschulkindern besteht die Behandlung primär in der Verhaltenstherapie; eine medikamentöse Intervention ist bei schweren und therapierefraktären Fällen indiziert.

Im Rahmen der Pharmakotherapie kommt als Mittel der ersten Wahl das Psychostimulans vom Amphetamin-Typ **Methylphenidat** zum Einsatz, welches der Betäubungsmittel-Verschreibungsverordnung (BtMVV) unterliegt. Bei Patienten mit ADHS kommt es zu einem paradoxen Effekt mit einer Reduktion der motorischen Hyperaktivität. Die Wirkung setzt rasch ein. Unter sachgemäßem Gebrauch kommt es zu keiner Toleranz- und Abhängigkeitsentwicklung. R,S-Amphetamin wird bei Nichtansprechen auf Methylphenidat und Atomoxetin (s.u.) eingesetzt. Es steht in Deutschland seit 2011 als Fertigpräparat (Dexamphetamin) und seit 2013 als Prodrug mit retardierter Wirkung (Lisdexamphetamin) zur Verfügung.

Als Stimulans vom Nicht-Amphetamin-Typ ist der selektive Noradrenalin-Wiederaufnahme-Inhibitor **Atomoxetin** ebenfalls in der Behandlung der ADHS zugelassen und kommt als Mittel der zweiten Wahl zum Einsatz. Die maximale Wirkung tritt verzögert nach 4-6 Wochen ein. Bei komorbiden Ticstörungen kann Atomoxetin Medikament der ersten Wahl werden, da Methylphenidat eine Ticsymptomatik unter Umständen aggravieren kann. Atomoxetin unterliegt nicht der BTMVV.

Bei behandelten Kindern muss eine regelmäßige Kontrolle von **Größe und Gewicht** (UAW Wachstumsretardierung) sowie Blutdruck und Puls (kardiale UAW) durchgeführt werden. Ein- oder mehrmals pro Jahr sollten bei der Pharmakotherapie kontrollierte Auslassversuche erfolgen.

Aufmerksamkeitsdefizit-/Hyperaktivitätsstörung

Methylphenidat und Atomoxetin

Methylphenidat

Indikation* (u. a.)	Wirkung*
· ADHS (6.-17. Lebensjahr, seit Mitte 2011 ein Retardpräparat auch für Erwachsene zugelassen), Mittel der 1. Wahl · Narkolepsie (zugelassen ab 18. LJ)	· transportervermittelte Freisetzung von Noradrenalin + Dopamin und Hemmung der Wiederaufnahme von Noradrenalin + Dopamin = **indirektes Sympathomimetikum** · **Psychostimulans vom Amphetamin-Typ**, BtMVV

UAW* (u. a.)	KI* (u. a.)
· Appetitreduktion, **Gewichtsverlust, Wachstumsretardierung** · psychiatrische Störungen, Aggressivität, Suizidalität · Schlafstörungen, Nervosität · Tachykardie, HRST, Blutdruckerhöhung · Kopfschmerz · bei Epilepsie: potentiell Häufung der Anfallsfrequenz	· kardiale + zerebrovaskuläre Vorerkrankung · Hyperthyreose · Schizophrenie, schwere affektive Störungen, Anorexia nervosa · Glaukom · Komedikation mit irreversiblem MAO-Hemmer · CAVE bei Tics, **Substanzabhängigkeit**

Atomoxetin

Indikation* (u. a.)	Wirkung*
· **ADHS** (ab 6. Lebensjahr, auch für Erwachsene zugelassen), **Mittel der 2. Wahl**, ggf. erste Wahl bei komorbider Ticstörung	· selektiver Noradrenalin-Wiederaufnahme-Inhibitor · nicht BtMVV

UAW* (u. a.)	KI* (u. a.)
· siehe Methylphenidat · Long-QT-Syndrom	· siehe Methylphenidat · CAVE: Komedikation mit CYP2D6-Inhibitoren

Ticstörungen/ Tourette-Syndrom

Überblick (weitere Informationen: Gerlach et al., Neuro-Psychopharmaka im Kindes- und Jugendalter, Springer Verlag, 2.Auflage, 2009)

Tics sind plötzlich einschießende, rasche, wiederholte, unwillkürliche, nicht-rhythmische Bewegungen von umschriebenen Muskelgruppen (v. a. orofaziale Muskulatur mit Blinzeln, Grimassieren) oder Vokalisierungen. Die Prävalenz therapiebedürftiger Tics liegt unter 1 %. Genetische Faktoren spielen eine tragende Rolle in der Ätiologie der Störung. Ticstörungen entwickeln sich per Definition vor dem 18. Lebensjahr.

Man unterscheidet zwischen motorischen oder vokalen sowie zwischen einfachen und komplexen Tics. Folgende 3 Störungen werden voneinander abgegrenzt:

1. Vorübergehende Tic-Störung = Dauer < 1 Jahr
2. Chronische motorische oder vokale Ticstörung = Dauer > 1 Jahr
3. (Gilles-de-la-) Tourette-Syndrom = gleichzeitiges Auftreten von vokalen + motorischen Tics. Im Rahmen des Tourette-Syndroms kommt es im Verlauf bei ca. 10 % der Patienten zur Koprolalie.

Bei komplexen Tics kann bisweilen der Übergang zur Zwangserkrankung kontinuierlich sein oder eine Zwangserkrankung im Verlauf komorbid auftreten. Weitere häufige komorbide Störungen sind ADHS und Depression.

Tics sind behandlungsbedürftig, wenn der individuelle Leidensdruck ausgeprägt und/oder die objektivierbare psychosoziale Beeinträchtigung erheblich ist. Die Therapie umfasst Psychoedukation und verhaltenstherapeutische Strategien, welche bei starker Ausprägung kombiniert werden mit einer medikamentösen Therapie. Ziel ist dabei eine Symptomreduktion um ca. 50 %. Neuroleptika gelten als effektiv. Medikament der ersten Wahl ist in Deutschland das atypische Neuroleptikum **Tiaprid**. Zudem werden vorwiegend das Atypikum **Risperidon** und das niedrigpotente klassische Neuroleptikum **Sulpirid** empfohlen. Zunehmend kommt auch das atypische Neuroleptikum Aripiprazol zum Einsatz. Alle genannten Wirkstoffe sind nicht für die Indikation Ticstörung zugelassen, so dass hier eine off-label-Verordnung erfolgt. Der einzige, für diese Indikation zugelassene Wirkstoff ist Haloperidol, der jedoch aufgrund der größeren Gefahr für EPMS, inklusive Spätdyskinesien, nicht primär eingesetzt werden sollte.

Die Neuroleptika werden einschleichend dosiert und langsam auftitriert. Die Therapiedauer sollte mindestens 12 Monate betragen. Bei Vorhandensein komorbider Störungen werden z. T. andere Substanzen oder auch Kombinationsbehandlungen, z. B. mit Atomoxetin bei komorbider ADHS, empfohlen.

Ticstörungen/ Tourette-Syndrom

Tiaprid

Tiaprid

Indikation* (u. a.)	Wirkung *
· **Ticstörungen** (off-label), Mittel der 1. Wahl · Neuroleptika-induzierte Spätdyskinesien · Bewegungsstörungen bei Chorea Huntington	· D_2-Rezeptorantagonist (atypisches Neuroleptikum)
UAW * (u. a.)	**KI * (u. a.)**
· Gewichtszunahme · Müdigkeit · EPMS · Prolaktinerhöhung, Gynäkomastie	· Epilepsie · Prolaktinom, prolaktinabhängiger Tumor · CAVE bei Niereninsuffizienz

Morbus Parkinson

Überblick (weitere Informationen: DGN Leitlinie, 2012)

Beim idiopathischen Parkinson-Syndrom = Morbus Parkinson, das 75% aller Parkinson-Syndrome ausmacht, kommt es zu einem vornehmlichen Untergang von dopaminergen Nervenzellen in der Substantia nigra. Letztlich resultiert daraus eine verstärkte Bewegungshemmung. Das Parkinson-Syndrom ist durch das Vorhandensein einer Bradykinese (bis Akinese) und den in unterschiedlicher Ausprägung auftretenden Kardinalsymptomen Rigor, Ruhetremor und posturale Instabilität (Haltungsinstabilität) gekennzeichnet.

Einteilung der Medikamente nach Wirkmechanismus
Hauptansatzpunkt der Therapie ist der medikamentöse Ausgleich des dopaminergen Defizits durch Medikamente, die Dopamin direkt ersetzen (L-Dopa und Dopaminagonisten) oder den Abbau von L-Dopa bzw. Dopamin hemmen (COMT- bzw. MAO_B- Hemmer). Außerdem kann die Aktivität der „Gegenspieler" des Dopamins durch Anticholinergika wie Biperiden oder den NMDA-Antagonisten Amantadin gehemmt werden.

Wirkung auf/durch Dopamin	Wirkung auf „Gegenspieler"
· **L-Dopa** (Dopaminwirkung)	Anticholinergika: · **Biperiden** · Bornaprin · Metixen · Trihexyphenidyl
Dopamin-Agonisten: · Non-Ergot-Derivate = Ropinirol, **Pramipexol,** Piribedil, Rotigotin (Pflaster), Apomorphin (s. c., i. v.) · Ergot-Derivate = Bromocriptin, **Lisurid, Pergolid, Cabergolin**, Dihydroergocriptin	Hemmung von Glutamat (NMDA): **Amantadin**
Hemmung des Abbaus von: · L-Dopa durch COMT-Hemmer: **Entacapon**, Tolcapon · Dopamin durch MAO_B-Hemmer: **Selegilin**, Rasagilin	

Morbus Parkinson

Therapie

Die Herausforderung der medikamentösen Therapie besteht darin, die motorischen Symptome (v. a. die Bewegungsarmut) möglichst nebenwirkungsarm positiv zu beeinflussen, um so eine Verbesserung der Lebensqualität zu erzielen. Es handelt sich um eine rein symptomatische Therapie, die Krankheitsprogression selbst kann nicht aufgehalten werden.
Die Therapie erfolgt in Abhängigkeit vom geschätzten biologischen Alter der Patienten. Bei unter 70-Jährigen ohne relevante Komorbiditäten wird zunächst eine Monotherapie mit einem Non-Ergot-Dopaminagonisten angestrebt. Bei unzureichender Wirkung der Monotherapie und/oder bei Auftreten von inakzeptablen UAW unter der weiteren Aufdosierung erfolgt eine **Kombinationstherapie mit L-Dopa**.
Bei Patienten über 70 Jahren oder bei Multimorbidität ist die L-Dopa-Monotherapie (immer PLUS Decarboxylase-Inhibitor Carbidopa oder Benserazid) die initiale Therapie der Wahl, solange keine Wirkfluktuationen auftreten.
Bei sehr milder Symptomatik kann statt der L-Dopa-Monotherapie zunächst auch eine Einstellung auf Amantadin oder einen MAO_B-Hemmer erfolgen.

Im Verlauf der Therapie stellen die folgenden Symptome besondere Probleme dar: Wirkungsfluktuationen (Wearing off-/End-of-Dose-Akinese, „on-off"-Phänomene, Freezing) und Dyskinesien (On-, Off- und biphasische Dyskinesien). COMT-Hemmer und MAO_B-Hemmer sind in diesen späten Erkrankungsstadien für die Kombinationstherapie bei motorischen Spätkomplikationen zugelassen.
Bei Patienten mit medikamentös nicht länger zu beherrschenden Wirkungsfluktuationen sollte an die tiefe Hirnstimulation gedacht werden.

Alle Parkinson-Medikamente können mit unterschiedlich hohem Risiko (Anticholinergika > Amantadin, MAO_B-Hemmer > **Dopaminagonisten** > COMT-Hemmer > L-Dopa) **Psychosen** induzieren. Bei Auftreten sollte die letzte Änderung der Medikation rückgängig gemacht werden bzw. eine Dosisreduktion erfolgen. Wenn dies nicht zum Erfolg führt oder durch die Reduktion eine nicht zu tolerierende Verschlechterung der motorischen Symptome eintritt, werden atypische Neuroleptika (**Clozapin** und Quetiapin, off-label) eingesetzt.

Beachte

Bei fehlender Wirksamkeit einer ausreichend dosierten dopaminergen Therapie sollte zu Beginn der Erkrankung die Diagnose Morbus Parkinson kritisch bezüglich atypischer Parkinsonsyndrome reevaluiert werden.

Morbus Parkinson

L-Dopa

Anders als Dopamin kann die Dopamin-Vorstufe **L-Dopa** die Bluthirnschranke passieren. Im ZNS wird L-Dopa in noch funktionsfähigen Neuronen gespeichert, zu Dopamin decarboxyliert und ausgeschüttet. Da L-Dopa auch peripher zu Dopamin decarboxyliert wird, muss es IMMER in Kombination mit einem peripheren Decarboxylase-Hemmer (Benserazid, **Carbidopa**) verabreicht werden, der selbst nicht ZNS-gängig ist. So werden bei niedrigeren Dosierungen ausreichend hohe zentrale Konzentrationen erreicht und die peripheren Dopaminnebenwirkungen (Übelkeit/Erbrechen, orthostatische Hypotension) abgeschwächt.

Da L-Dopa mit neutralen Aminosäuren aus der Nahrung um die gastrointestinale Resorption konkurriert, sollte es immer zeitlich versetzt von eiweißreichen Mahlzeiten eingenommen werden.

Zu den wichtigsten Problemen der L-Dopa-Therapie zählen die nach Jahren auftretenden motorischen Komplikationen. Dabei unterscheidet man zwischen Wirkungsfluktuationen und den L-Dopa-induzierten Dyskinesien (nach 5-jähriger Therapie bei etwa 30 % der Patienten).
Da die Wirkung von L-Dopa an die Anwesenheit intakter Neurone gekoppelt ist, kommt es mit zunehmender Krankheitsdauer durch den progredienten Neuronenuntergang zu einem dosisabhängigen Wirkverlust. Kann Dopamin nicht mehr in den Neuronen gespeichert werden, folgt die L-Dopa-Wirkung nur noch dem Plasmaspiegel.

Eine besondere Form der Applikation von L-Dopa ist die kontinuierliche intrajejunale Infusionstherapie mittels einer kleinen Pumpe. Dabei ist L-Dopa in hoher Konzentration in einem Gel gebunden. Genutzt wird dieses Verfahren bei ausgeprägten Wirkungsfluktuationen.

Morbus Parkinson

L-Dopa

L-Dopa (+ Benserazid, **Carbidopa**)

Indikation* (u. a.)	Wirkung *
· Morbus Parkinson (wirksamste Substanz) Patienten >70 Jahre als Therapieeinleitung · **Restless-Legs-Syndrom**	· Aufnahme ins ZNS => Umbau in Dopamin => Ausgleich des Dopaminmangels · immer in Kombination mit Decarboxylase-Hemmern => Umbau außerhalb des ZNS ↓ => Dosis und UAW ↓

UAW * (u. a.)	KI * (u. a.)
· Psychosen · Erbrechen · motorische Störungen (on-off-Phänomen, End-of-Dose-Akinese, Dyskinesien) · orthostatische Hypotension	

Interaktionen * (u. a.)

- hoher Proteinanteil im Essen, Antazida => L-Dopa-Resorption ↓
- Kombination mit Neuroleptika/Metoclopramid => Wirkung ↓

Morbus Parkinson

Dopaminagonisten

Bei den Dopaminagonisten werden die Ergot- und Non-Ergot-Derivate unterschieden. Die drei Hauptindikationen für Dopaminagonisten sind der Morbus Parkinson, das **Restless-Legs-Syndrom** und das **Prolaktinom**.

Beim Morbus Parkinson ist eine Monotherapie mit Non-Ergot-Dopaminagonisten die initiale Therapie der Wahl bei Patienten unter 70 Jahren ohne wesentliche Komorbidität. Hierdurch kann das stärker wirkende L-Dopa für spätere Krankheitsphasen „reserviert" werden. Das Risiko für Medikamenten-induzierte Dyskinesien ist deutlich geringer als bei L-Dopa.
Eine Sonderstellung hat der Non-Ergot-Dopaminagonist Apomorphin (i.v./s.c.), der beim Auftreten von akuten, schweren motorischen Komplikationen, welche durch orale Antiparkinsonmittel nicht ausreichend behandelbar sind, gegeben werden kann. Außerdem eignet er sich auch zur kontinuierlichen s.c.-Gabe mittels Pumpensystem bei schweren Wirkfluktuationen.
Da Apomorphin stark emetisch wirkt, ist zu Beginn der Therapie eine antiemetische Prophylaxe (Domperidon) notwendig. Die Substanz hat außerdem eine erektionsstimulierende Wirkung.

Da sich unter der Dauereinnahme von Ergot-Derivaten das Risiko für fibrotische Veränderungen der Herzklappen erhöht, ist diese Gruppe bei der Parkinsontherapie nur noch zweite Wahl. Vor dem Beginn der Therapie müssen vorbestehende Herzklappenerkrankungen ausgeschlossen werden. Im Therapieverlauf sind halbjährliche körperliche Untersuchungen mit Auskultation des Herzens und der Lunge sowie eine jährliche trans-thorakale Echokardiographie obligat.

Morbus Parkinson

Dopaminagonisten

Non-Ergot-Derivate:	Ergot-Derivate:
Ropinirol	**Bromocriptin**
Pramipexol	**Lisurid**
Piribedil	**Pergolid**
Rotigotin	**Cabergolin**
Apomorphin	Dihydroergocriptin

Indikation* (u. a.)

- Morbus Parkinson (< 70 Jahre) - Non-Ergot 1. Wahl
- **Prolaktinom** (z. B. Cabergolin)
- **idiopathisches Restless-Legs-Syndrom**
- Abstillen (nur in Ausnahmefällen, z. B. Cabergolin)

Wirkung *

- Dopamin–Agonismus
- **Hemmung der Prolaktinfreisetzung**

UAW * (u. a.)

- **Übelkeit, Erbrechen**
- Psychosen (**Halluzinationen**)
- depressive Verstimmung
- Impulskontrollstörung (Exhibitionismus, Spielsucht, **pathologisches Kaufen**)
- **Libidosteigerung**
- Tagesmüdigkeit, Schlafattacken
- **Herzklappenfibrosen** => Ergot-Derivate daher 2. Wahl
- orthostatische Hypotension

KI * (u. a.)

- Herzklappenerkrankungen (Ergot-Derivate)
- schwere psychische Erkrankungen

Morbus Parkinson

COMT-Hemmer und MAO_B-Hemmer

Durch eine Hemmung der **Catechol-O-Methyl-Transferase** verhindern die COMT-Hemmer den Abbau von L-Dopa. Sie sind in Kombination mit L-Dopa zur Therapie von motorischen Spätkomplikationen zugelassen.
Selegilin und Rasagilin hemmen die für den Dopaminabbau vorzugsweise verantwortliche **Monoaminooxidase B** (MAO_B). Selegilin verhindert zudem die präsynaptische Wiederaufnahme von Dopamin. MAO_B-Hemmer können als Monotherapie bei milder Parkinson-Symptomatik unabhängig vom Alter des Patienten eingesetzt werden. Außerdem sind sie in Kombination mit L-Dopa zur Behandlung der im Verlauf auftretenden Fluktuationen zugelassen.

COMT-Hemmer:
Entacapon
Tolcapon

Indikation* (u. a.)	Wirkung *
· M. Parkinson (+ L-Dopa)	· **COMT-Hemmung** => L-Dopa Abbau ↓ => Dopamin ↑

UAW * (u. a.)	KI * (u. a.)
· Hepatotoxizität (v. a. Tolcapon) · GI-Beschwerden · Psychosen	· gleichzeitige Einnahme von Tranylcypromin

MAO_B-Hemmer:
Selegilin
Rasagilin

Indikation* (u. a.)	Wirkung *
· M. Parkinson (bei milder Symptomatik bzw. in der Kombinationstherapie)	· MAO_B-Hemmung => Dopaminabbau↓

UAW * (u. a.)	KI * (u. a.)
· Blutdruck- und Pulssteigerung · Psychosen	· Kombination mit Tranylcypromin, SSRI, Triptanen

Morbus Parkinson

NMDA-Antagonist und Anticholinergika

Der **N-Methyl-D-Aspartat (NMDA)-Antagonist Amantadin** wird in der Monotherapie bei milder Parkinson-Symptomatik und in Kombination mit anderen Medikamenten bei Auftreten von motorischen Spätkomplikationen eingesetzt. Problematisch ist das Auslösen von Unruhezuständen sowie die QT-Zeit-Verlängerung.
Die wichtigste Indikation für den Einsatz von **Anticholinergika** (z. B. **Biperiden)** ist der unter dopaminerger Medikation nicht ausreichend beherrschbare Tremor. Insbesondere bei älteren Patienten sollte dabei auf das Auftreten von anticholinergen Nebenwirkungen und kognitiven Störungen geachtet werden.

NMDA-Antagonist: **Amantadin**

Indikation* (u. a.)	Wirkung *
· M. Parkinson (milde Symptomatik) · **akinetische Krise** i. v. · Influenza-A-Infektion (Therapie und Prophylaxe)	· **Blockade des NMDA (Glutamat)-Rezeptors** · Dopamin-Freisetzung ↑ + **Dopamin-Wiederaufnahme ↓** · Hemmung des „Uncoatings" von Influenza-A-Viren
UAW * (u. a.)	**KI * (u. a.)**
· Psychosen · QT-Zeit-Verlängerung (EKG-Kontrollen), HRST	· Niereninsuffizienz (Kumulation) · Bradykardie, höhergradige AV-Blockierungen

Anticholinergika:
Biperiden, Metixen, Bornaprin, Trihexyphenidyl

Indikation* (u. a.)	Wirkung *
· M. Parkinson (insbesondere bei Tremor) · **medikamentös induzierte extrapyramidal motorische Störungen**	· Hemmung von M-Rezeptoren
UAW * (u. a.)	**KI * (u. a.)**
· anticholinerg · Verschlechterung einer Demenz · Psychosen	· Demenz (Vorsicht bei älteren Patienten)

Epilepsie

Überblick (weitere Informationen: DGN Leitlinie, 2012)

Man spricht erst von einer Epilepsie, wenn entweder zwei unprovozierte Anfälle (keine Ursache eruierbar) auftraten oder wenn sich nach einem ersten Anfall in der weiteren Diagnostik (MRT, EEG) entsprechende pathologische Befunde ergaben.

Die Einteilung der Epilepsie erfolgt über drei Ebenen:
1. Anfallsklassifikation (Symptome)
2. Epilepsiesyndrom
3. Ätiologische Zuordnung

1. Anfallsklassifikation: Es gibt unterschiedliche Arten von epileptischen Anfällen, die sich prinzipiell zwei Gruppen zuordnen lassen.

Symptome	
↓	↓
fokale Anfälle	primär generalisierte Anfälle
· einfach fokale Anfälle (z. B. Auren, Jackson-Anfall, Adversivanfälle mit Kopf- oder Rumpfdrehung) · komplex fokale Anfälle (= mit Bewusstseinsstörungen) · sekundär generalisierte tonische und/oder klonische Anfälle	· Absencen · Myoklonien · primär generalisierte tonische und/oder klonische Anfälle

2. Auf der syndromatischen Ebene unterscheidet man in Bezug auf die Anfallsklassifikation die fokalen von den generalisierten Epilepsien.

Epilepsiesyndrom	
↓	↓
fokale Epilepsie	generalisierte Epilepsie

Epilepsie

Überblick

3. Betrachtet man die Ursache der Epilepsie, lassen sich drei verschiedene Ätiologien voneinander abgrenzen:

- Bei den symptomatischen Epilepsien (neue Klassifikation*: strukturell/metabolisch) lassen sich angeborene zerebrale Veränderungen (z. B. kortikale Dysplasien) oder erworbene ZNS-Läsionen (z. B. nach Schlaganfall) nachweisen.
- Die Ätiologie bleibt hingegen kryptogen (neue Klassifikation*: unbekannte Ursache), wenn sich mit der derzeit verfügbaren Diagnostik keine pathologischen Veränderungen finden lassen.
- Demgegenüber stehen die überwiegend genetisch determinierten idiopathischen Epilepsien (neue Klassifikation*: genetisch). Die hier bisher identifizierten Gene kodieren für Ionenkanäle, wahrscheinlich spielen aber auch Mutationen in Genen von Rezeptoren eine zentrale Rolle.

*Die neue Klassifikation wird kontrovers diskutiert.

Ätiologie		
↓	↓	↓
symptomatisch (neu: strukturell/metabolisch)	kryptogen (neu: unbekannte Ursache)	idiopathisch (neu: genetisch)
z. B. kortikale Malformationen, Hippocampussklerose, erworbene ZNS-Läsionen nach Schlaganfall, Schädelhirntrauma oder bei Hirntumoren	Ursache unbekannt	z. B. Mutationen in Genen von Ionenkanälen oder Rezeptoren

Insgesamt am häufigsten sind die symptomatischen fokalen, die kryptogenen fokalen und die idiopathischen generalisierten Epilepsien. Im Vergleich dazu sind die idiopathischen fokalen (z. B. primäre Leseepilepsie, Rolando-Epilepsie), die symptomatischen und die kryptogenen generalisierten Epilepsien (z. B. West-Syndrom, Lennox-Gastaut-Syndrom) selten.

Epilepsie

Überblick

Die Auswahl der antiiktualen Medikation zur Prophylaxe epileptischer Anfälle richtet sich in erster Linie nach dem Epilepsiesyndrom. Dabei spielen Faktoren wie Alter, Geschlecht und Komorbiditäten sowie das Interaktionspotential des jeweiligen Antikonvulsivums eine entscheidende Rolle.
Das Ziel der Therapie ist zunächst Anfallsfreiheit bei keinen oder minimalen Nebenwirkungen. Bei komplizierten Epilepsien steht jedoch häufig nicht mehr die Anfallsfreiheit, sondern eine Reduktion der Anfallsfrequenz und das Vermeiden generalisiert tonisch-klonischer Anfälle im Vordergrund.

Grundsätzlich wird eine Monotherapie angestrebt, daher wird der erste und zweite Therapieversuch mit nur einer Substanz durchgeführt. Eine Anfallsfreiheit wird so bei ca. 60 % der Patienten erreicht. Der nächste Schritt ist eine Kombinationstherapie mit zwei Wirkstoffen, die bei unzureichender Wirkung gelegentlich um eine dritte Substanz ergänzt werden muss. Unter dieser sog. Polytherapie werden etwa weitere 10 % der Patienten anfallsfrei.

Bei ca. 30 % der Patienten treten trotz dieser Therapie-Intensivierung weiterhin Anfälle auf. Für diese Patienten mit sogenannten pharmakoresistenten Epilepsien stehen ergänzend operative Verfahren (epilepsiechirurgischer Eingriff), die Vagusnervstimulation und die tiefe Hirnstimulation zur Verfügung.

Man unterscheidet in der Epileptologie zwischen klassischen und neueren Antikonvulsiva. Die allgemeinen Wirkmechanismen der Antikonvulsiva sind die Senkung der neuronalen Erregbarkeit (z. B. antiglutamaterge Effekte) und/oder die Aktivierung hemmender neuronaler Strukturen (z. B. GABAerge Wirkung).
Die neuen Medikamente sind zwar nicht relevant wirksamer, haben aber ein deutlich günstigeres Nebenwirkungsprofil. Gemeinsame UAW sind Müdigkeit, Konzentrationsstörung und Schwindelgefühl v. a. zu Beginn der Therapie. Besonders bei den klassischen Antikonvulsiva wie Carbamazepin und Valproat lassen sich einige UAW reduzieren, wenn Retard-Präparate verwendet werden. Durch die verlangsamte Freisetzung des Wirstoffs wird die Höhe der Spitzenkonzentration des Arzneimittels im Blut reduziert. Zudem verlängert sich die Wirkdauer.

Epilepsie

Überblick

	fokale Epilepsien (fokale Anfälle)	generalisierte Epilepsien (primär generalisierte Anfälle)
1. Wahl	**Lamotrigin** **Levetiracetam** Carbamazepin	**Valproat** Topiramat **Ethosuximid** (nur Absencen)
2. Wahl	**Oxcarbazepin** Topiramat **Valproat**	**Lamotrigin**
3. Wahl	Gabapentin Phenytoin Primidon/Phenobarbital	Primidon/Phenobarbital

Beachte

Antikonvulsiva sind eine Arzneimittelgruppe mit einem insgesamt hohen Interaktionspotential. Dies muss bei der medikamentösen Therapie weiterer Erkrankungen der Betroffenen und beim Einsatz oraler Kontrazeptiva mit bedacht werden.

Epilepsie

Klassische Antikonvulsiva

Valproat = Valproinsäure

Indikation* (u. a.)

- **generalisierte** und fokale Epilepsien (**schnelles Aufdosieren möglich**)
- Akuttherapie manischer Episoden bei bipolaren Störungen (bei KI oder Unverträglichkeit von Lithium)
- Phasenprophylaxe bei **bipolaren Störungen (mood stabilizer)**
- Absencenstatus
- (Cluster-Kopfschmerz-Prophylaxe, Migräneprophylaxe off-label)

Wirkung *

- Blockade spannungsabhängiger Na^+-Kanäle
- (Blockade spannungsabhängiger Ca^{2+}-Kanäle, GABAerge Wirkung)

UAW *

- **Gewichtsveränderungen**
- **Hypersalivation**
- Haarausfall
- BB-Veränderungen
- **Hepatotoxizität** (Cave bei Kindern!)
- Valproat-induzierte Enzephalopathie
- Entwicklungsstörungen + Missbildungen bei Exposition in utero

KI * (u. a.)

- schwere Lebererkrankungen (auch Familienanamnese)
- schwere Pankreasfunktionsstörungen
- Blutgerinnungsstörungen (relativ)
- Porphyrie
- Kinder < 2 Jahren (Hepatotoxizität)
- bei Mädchen + Frauen nur indiziert, wenn andere Behandlungen nicht wirksam sind/ nicht vertragen werden

Interaktionen * (u. a.)

Enzyminhibitor

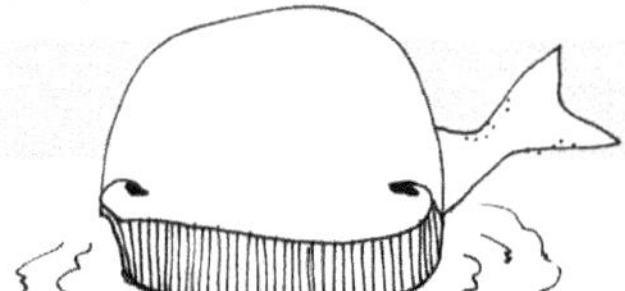

Merkhilfe: Valproat

Der Wal ist generell fokussiert abwesend

Erklärung: Wal = Valproat, generell = generalisiert, fokussiert = fokal, abwesend = Absencen

Epilepsie

Klassische Antikonvulsiva

Carbamazepin
(neuere, strukturverwandte Substanz: **Oxcarbazepin**)

Indikation* (u. a.)	Wirkung *
· fokale Epilepsien · **Neuralgien** (z. B. Herpes Zoster; **Trigeminus**), schmerzhafte diabetische Neuropathie · Phasenprophylaxe bei **bipolaren Störungen (mood stabilizer**; bei KI oder Versagen von Lithium)	· Blockade spannungsabhängiger Na^{+}-Kanäle · (Blockade spannungsabhängiger Ca^{2+}-Kanäle)

UAW *	KI * (u. a.)
· Syndrom der inadäquaten ADH-Sekretion (SIADH) => Wasserretention + **Hyponatriämie** (Oxcarbazepin >> Carbamazepin) · Schwindel, Ataxie · BB-Veränderungen, meist transient (selten Agranulozytose) · Exanthem (selten: Stevens-Johnson-Syndrom) · Vitamin-D-Mangel, Osteomalazie · AV-Block · Transaminasenerhöhung; Hepatitis, sehr selten mit Leberversagen	· vorbestehende Knochenmarkschädigung · AV-Block · akute intermittierende Porphyrie

Interaktionen * (u. a.)

CYP3A4+2C19-Induktor => **zahlreiche Wechselwirkungen** möglich, bei Carbamazepin auch eigener **Abbau** ↑

Klassische Antikonvulsiva

Ethosuximid

Indikation* (u. a.)	Wirkung *
· nur zur Therapie von **Absencen**, unwirksam bei Myoklonien und generalisiert tonisch-klonischen Anfällen	· Blockade spannungsabhängiger Ca^{2+}-Kanäle · (Blockade spannungsabhängiger Na^{+}-Kanäle)
UAW * (u. a.)	**KI * (u. a.)**
· gastrointestinale Beschwerden · Blutbildveränderungen, selten Agranulozytose · allergische Hautreaktionen (Stevens-Johnson-Syndrom)	

Epilepsie

Klassische Antikonvulsiva

Phenytoin (=Diphenylhydantoin)

Indikation* (u. a.)	Wirkung *
· Statustherapie · fokale Epilepsien	· Blockade spannungsabhängiger Na^+-Kanäle · (Blockade spannungsabhängiger Na^+/K^+-Kanäle)
UAW * (u. a.)	**KI * (u. a.)**
· Gingivahyperplasie · Hypertrichose, Hirsutismus · neurotoxisch (v. a. Kleinhirnatrophie => zerebelläre Ataxie) · i. v.: Blutdruckabfall, proarrhythmogen · Osteomalazie	· CAVE: Bei der Dauertherapie generalisierter Epilepsien ist Phenytoin nicht gut wirksam, Absencen und Myoklonien können verstärkt werden und häufiger auftreten.

Interaktionen * (u. a.)
· CYP-Induktor
· Herabsetzung der Vitamin-D-Wirkung => Substitution

Phenobarbital (siehe Anästhesie)
Indikationen: Statustherapie, fokale und generalisierte Epilepsien, Vollnarkose.

Primidon (keine 4-Felder-Tafel) wird im Körper u.a. zu Phenobarbital verstoffwechselt. Aufgrund von häufigen UAW wird es heute selten angewendet.
Indikationen: fokale und generalisierte Epilepsien.

Epilepsie

Neuere Antikonvulsiva

Lamotrigin

Indikation* (u. a.)	Wirkung *
· fokale und generalisierte Epilepsien · **Prophylaxe depressiver Episoden bei bipolarer Störung** · generalisierte Angststörung	· Blockade spannungsabhängiger Na^+/K^+/ Ca^{2+}-Kanäle · Freisetzung von Glutamat und Aspartat ↓
UAW * (u. a.)	**KI * (u. a.)**
· psychiatrische, neurologische Störungen · allergische Hautreaktionen inklusive Stevens-Johnson-Syndrom (daher **langsames Aufdosieren** über 4-6 Wo)	

Topiramat

Indikation* (u. a.)	Wirkung *
· fokale und generalisierte Epilepsien · Prophylaxe Cluster-Kopfschmerz und Migräneprophylaxe · Pseudotumor cerebri (off-label)	· Blockade spannungsabhängiger Na^+ / K^+/ Ca^{2+}-Kanäle · Wirkung auf GABAerges und glutamaterges System · Hemmung der Carboanhydrase (Liquorproduktion ↓)
UAW * (u. a.)	**KI * (u. a.)**
· Leukopenie · kognitive Störungen (dosisabhängig) · Gewichtsabnahme · Nierensteine	

Beachte

Topiramat ist ein hochpotentes Antikonvulsivum, aber in Bezug auf kognitive UAW sehr problematisch.

Epilepsie

Neuere Antikonvulsiva

Levetiracetam

Indikation* (u. a.)	Wirkung*
· fokale Epilepsien · (auch gute Wirksamkeit bei generalisierten Epilepsien, insb. Myoklonien, in der Monotherapie aber off-label)	· Blockade spannungsabhängiger Na^+/K^+-Kanäle (Modifikation des synaptischen Vesikelproteins 2A)
UAW* (u. a.)	**KI* (u. a.)**
· Müdigkeit, Schwäche · depressive Störungen · Reizbarkeit, Aggressivität · Kopfschmerz · Infektionen	

Gabapentin

Indikation* (u. a.)	Wirkung*
· fokale Epilepsien · neuropathische Schmerzen	· Blockade spannungsabhängiger Ca^{2+}-Kanäle => Freisetzung von Glutamat ↓ · Aktivierung GABAerger Rezeptoren
UAW* (u. a.)	**KI* (u. a.)**
· Anorexie oder Gewichtszunahme · Sehstörungen · psychiatrische Störungen	· Absencen (mangelnde Wirksamkeit und Verschlechterung der Anfallssituation)

Beachte

Gabapentin ist ein niedrigpotentes Antikonvulsivum mit ausschließlich renaler Elimination ohne hepatische Metabolisierung (Vorteil bei Patienten mit Polypharmakotherapie).

Weitere neuere Antikonvulsiva

Name	Indikation / Besonderheit
Oxcarbazepin	· Carbamazepin-Abkömmling · fokale Epilepsien · Problem: hohes Risiko für Hyponatriämien
Eslicarbazepin	· fokale Epilepsien (Kombinationstherapie) · linksdrehendes Enantiomer des wirksamen Hauptmetaboliten von Oxcarbazepin
Pregabalin	· fokale Epilepsien (Kombinationstherapie) · **neuropathische Schmerzen** · Abhängigkeitspotential
Vigabatrin Tiagabin	· fokale Epilepsien (Kombinationstherapie) · West-Syndrom (Vigabatrin)
Lacosamid	· fokale Epilepsien (Kombinationstherapie) · Cave EKG-Veränderungen
Zonisamid	· fokale Epilepsien (auch als Monotherapie) · lange HWZ (>60h) · UAW: psychotische und depressive Störungen, Nierensteine

Epilepsie

Status epilepticus (weitere Informationen: DGN Leitlinie, Update 2015)

Definition Status epilepticus

- jeder Anfall > **5 min** und **aufeinander folgende Anfälle**, ohne dass der Patient zwischen den Anfällen das Bewusstsein wiedererlangt

Therapie des konvulsiven Status generalisierter tonisch-klonischer Anfälle:

- Stufe 1 - Ersttherapie, in der Regel prähospitale Phase: **Benzodiazepine** (z.B. fraktioniert **Lorazepam** oder **Diazepam**)
- Stufe 2 - stationäre Therapie: **Phenytoin,** Valproat (insbesondere bei Absence-Status), Levetiracetam, Phenobarbital (höhere Dosierungen mit Intubation + unter Intensivmonitoring) - alle i. v.
- Stufe 3 - intensivmedizinische Überwachung: bei Status generalisierter tonisch-klonischer Anfälle spätestens nach 60 min Intubation + Narkose durch Gabe von Midazolam, Propofol oder Thiopental

Die ätiologische Abklärung des Status ist insbesondere bei Patienten unerlässlich, in deren Anamnese bisher nie epileptische Anfälle auftraten (Laborparameter, cCT und Liquoruntersuchung).

Migräne

Überblick (weitere Informationen: DGN Leitlinie, 2012)

Die Migräne ist durch heftige, attackenförmig auftretende, meist einseitige pulsierend-pochende Kopfschmerzen gekennzeichnet, die bei körperlicher Aktivität oft an Intensität zunehmen. Die einzelnen Kopfschmerzattacken werden von Übelkeit (80 %), Erbrechen (50 %), Photo- (60 %) und Phonophobie (50 %) begleitet. Die Schmerzen können von Attacke zu Attacke, aber auch während einer Attacke die Seite wechseln. Bei etwa 1/3 der Patienten treten holozephale Kopfschmerzen auf. Die Dauer eines Migräneanfalls beträgt unbehandelt 4-72h.

Bei 10-15% der Patienten tritt typischerweise vor dem eigentlichen Migränekopfschmerz eine Aura auf, die 5-60 Minuten dauert (Migräne mit Aura). Die Aura ist durch das Auftreten unterschiedlicher fokal-neurologischer Defizite gekennzeichnet, die in ihrer Ausprägung langsam zunehmen und sich in der Regel vollständig zurückbilden. Klassisch sind Sehstörungen wie z. B. Flimmererscheinungen mit Gesichtsfeldausfällen, Gefühlsstörungen; eher selten treten Paresen oder Sprachstörungen auf. Eine Sonderform ist die Basilarismigräne, deren Leitsymptom Schwindel ist.

Die bei der akuten Migräneattacke eingesetzten Wirkstoffe sind in der unten stehenden Tabelle aufgelistet. Außerdem gilt zu beachten, dass viele Patienten während einer Migräneattacke unter Übelkeit/Erbrechen leiden. Die Gabe von Antiemetika wie **Metoclopramid** oder Domperidon ist in diesem Fall sinnvoll. Damit wird zudem durch Anregung der Magenperistaltik die Resorption und Wirkung der eingesetzten Analgetika optimiert. Vorsicht ist bei regelmäßiger Einnahme von Analgetika an ≥ 10 Tagen/Monat für ≥ 3 Monate geboten; hier besteht die Gefahr des Auftretens eines **Medikamenten-induzierten Kopfschmerzes.** Ein Triptanübergebrauch kann zur Zunahme der Attackenfrequenz führen.

Therapie der akuten Migräneattacke	
leichte bis mittelgradige Kopfschmerzen oder Unterscheidung von Spannungskopfschmerz nicht sicher möglich:	leichte bis starke Kopfschmerzen und Unterscheidung von Spannungskopfschmerz sicher möglich:
· ASS - ggf. i. v. (vorzugsweise lysiniert) · **NSAID**	· **Triptan**
ggf. + Antiemetikum	ggf. + Antiemetikum

Migräne

Überblick

Für die Entscheidung, ob eine **Migräneprophylaxe** indiziert ist, ist das Führen eines Kopfschmerztagebuches hilfreich; zudem kann es der weiteren Einschätzung des Therapieerfolges dienen. Eine Prophylaxe sollte erfolgen, wenn einer der folgenden Punkte vorliegt (Merkhilfe - **„3-er Regel"**):

- ≥ 3 Attacken/Monat
- Attackendauer regelmäßig > 3 Tage
- Analgetikagebrauch > 10 Tage/Monat (1/3 des Monats)
- Attacken, die schlecht auf eine Akuttherapie ansprechen oder bei KI für Wirkstoffe der Akutmedikation

Migräneprophylaxe		
Medikamente der 1. Wahl	Medikamente der 2. Wahl	nicht-medikamentös
Betablocker: · **Metoprolol** · **Propranolol**	Betablocker: · Bisoprolol	· Ausdauersport · Verhaltenstherapie · Akupunktur + Scheinakupunktur
Kalziumantagonisten: · **Flunarizin**	weitere: · Antidepressiva: Amitriptylin, Venlafaxin · NSAID: Naproxen · Lisinopril, Telmisartan · Pestwurz, Coenzym Q10 u. a.	
Antikonvulsiva: · **Topiramat** · Valproinsäure (off-label)		

Migräne

Überblick

Triptane

Die 5-$HT_{1B/1D}$-Agonisten = **Triptane** (u. a. Sumatriptan, Zolmitriptan) sind spezifische Medikamente zur Therapie des Migräneanfalls. Die Aktivierung präsynaptischer 5-HT_{1D}-Autorezeptoren hemmt die Freisetzung proinflammatorischer Neurotransmitter aus Trigeminusfasern, so dass die dem Migräneanfall zugrundeliegende neurogene Entzündungsreaktion abgeschwächt wird. Zudem führen sie über eine Stimulation der vaskulären 5-HT_{1B}-Rezeptoren zu einer Vasokonstriktion der Hirngefäße. Durch diese Wirkung können jedoch auch UAW wie pektanginöse Beschwerden und eine zerebrale Minderversorgung hervorgerufen werden. Daher sind Triptane bei Patienten mit KHK, Z. n. Myokardinfarkt, TIA oder Schlaganfall kontraindiziert.

Die verschiedenen Wirkstoffe unterscheiden sich in der Geschwindigkeit ihres Wirkeintritts und ihrer Wirkdauer. Aufgrund der vasokonstriktorischen Wirkkomponente müssen bei der Einnahme zeitliche Mindestabstände bis zur erneuten Einnahme und Maximaldosierungen pro Tag beachtet werden.
Bei lange dauernden Migräneattacken kann der Migränekopfschmerz nach initialer Besserung erneut auftreten („recurrence-Kopfschmerz“).

Secale-Alkaloide

Dihydroergotamin (sog. Mutterkornalkaloid) führt zu einer ausgeprägten und langanhaltenden Vasokonstriktion. Da es bei Attacken weniger wirksam ist als Triptane und zudem zu sehr gefährlichen Gefäßspasmen führt (v. a. in Kombination mit Triptanen), wird es heute kaum noch verwendet. Streng zu beachten ist die Höchstdosis pro Anfall pro Tag bzw. Woche. Gefürchtete UAW bei der Langzeittherapie sind die Pleura- und **Retroperitonealfibrose**.

Migräne

Triptane

Triptane:
Sumatriptan, Naratriptan, Zolmitriptan
Almotriptan, Eletriptan, Frovatriptan, Rizatriptan

Indikation* (u. a.)	Wirkung *
· **akuter Migräneanfall** (nach Abschluss der Aura) · **Cluster-Kopfschmerz**	· selektiver Agonismus an 5-$HT_{1B/1D}$-Rezeptoren => Block der Neuropeptid-Freisetzung (neurogene Entzündung ↓) => Vasokonstriktion der Hirngefäße => Hirnstamm: Steigerung der Darmmotilität, antiemetische Wirkung

UAW * (u. a.)	KI * (u. a.)
· Blutdruckanstieg · Dyspnoe · Gefäßspasmen => Angina pectoris, ischämische Kolitis	· Herzinfarkt, KHK · Schlaganfall, TIA

Interaktionen * (u. a.)

· Kombination mit Ergotamin (Vasospasmus) => Toxizität ↑ (= KI)
· Kombination mit MAO-Hemmern (= KI), SSRI => Risiko für Serotonin-Syndrom ↑

Demenz

Überblick (weitere Informationen: DGN/ DGPPN Leitlinie, Update 2012)

Die beiden häufigsten Formen der Demenz sind die **vaskuläre Demenz** und die **Demenz vom Alzheimer-Typ**. Vaskuläre Demenzen entstehen am häufigsten auf dem Boden ischämischer oder hämorrhagischer Insulte oder im Rahmen einer hypertensiven zerebralen Mikroangiopathie. Therapeutisch steht die Behandlung der vaskulären Grundkrankheit und die Reduktion der entsprechenden Risikofaktoren im Vordergrund. Keines der Antidementiva besitzt bisher eine spezifische Zulassung bei der vaskulären Demenz.

Der **Demenz vom Alzheimer-Typ** liegt ein cholinerges Defizit zugrunde. Eine Heilung ist mit den bisher verfügbaren Substanzen NICHT möglich. Ziel der Pharmakotherapie ist die – zeitlich begrenzte - Verbesserung kognitiver Leistungen und eine Reduktion von Verhaltensauffälligkeiten. Diese Ziele lassen sich nicht immer erreichen, wobei die klinische Besserung häufig nur marginal und vorübergehend ist. Daher erfolgt die medikamentöse Therapie immer individualisiert und im Rahmen eines Gesamtbehandlungsplans, der zusätzliche Maßnahmen zur Gestaltung des Umfelds, der Betreuung und Pflege sowie nichtmedikamentöse Interventionen umfasst. Die Pharmakotherapie wird auf die unterschiedlichen Schweregrade der Alzheimer-Demenz abgestimmt. Als grobe Orientierungshilfe dient dabei der MMST. Der Versuch einer Wirkbeurteilung (kognitive + funktionale Ebene + klinischer Gesamteindruck) sollte alle 3 - 6 Monate erfolgen. Wenn ein klinischer Effekt (auch fremdanamnestisch) ausbleibt oder kein günstiges Nutzen-Risiko-Verhältnis gegeben ist, kann die Substanz abgesetzt werden.

Bei leichter bis mittelschwerer Alzheimer-Demenz werden die **Acetylcholinesterase-Hemmer Rivastigmin**, **Galantamin** und **Donepezil** eingesetzt. Die Wirkung ist dosisabhängig, daher sollte immer das Erreichen der substanzspezifischen Zieldosis angestrebt werden. Durch eine langsame Dosissteigerung können die bei allen Substanzen auftretenden häufigen UAW abgemildert werden. Bei mittelschwerer und schwerer Demenz ist der NMDA-Rezeptorantagonist (= **Glutamat-Modulator) Memantin** zugelassen. Es soll den durch Glutamat und Glycin vermittelten verstärkten Kalziumeinstrom am NMDA-Rezeptor verhindern, der zur Schädigung von Nervenzellen führen kann. Auch bei Memantin sollte die Dosis langsam bis zum Erreichen der Zieldosis gesteigert werden.

Beachte

Agitiertheit/Aggressivität bei Demenzerkrankung: Wirksam und zugelassen ist das atypische Neuroleptikum **Risperidon**. Die Gabe von Antipsychotika bei Patienten mit Demenz erhöht das Risiko für Mortalität und zerebrovaskuläre Ereignisse. Daher sollte eine Behandlung erst nach Versagen nichtmedikamentöser Maßnahmen, nur mit der geringst möglichen Dosis und nur kurzzeitig erfolgen.

Demenz

Acetylcholinesterase-Hemmer und NMDA-Rezeptorantagonisten

Acetylcholinesterase-Hemmer:
Rivastigmin
Galantamin
Donepezil

Indikation* (u. a.)	Wirkung *
· leichte - mittelschwere **Alzheimer-Demenz** (Mittel der Wahl)	· Hemmung der **Cholinesterase** · Zieldosis erreichen, jedoch langsame Dosissteigerung
UAW * (u. a.)	**KI * (u. a.)**
cholinerge Effekte: · Übelkeit, Erbrechen, Diarrhoe · **Magen-Darm-Ulcera** · Blasenentleerungsstörungen · Bradykardie · ZNS-Störungen (Kopfschmerz, Halluzinationen, Agitiertheit) · schwere Hautreaktionen (Galantamin)	

Interaktionen * (u. a.)
· CYP-Substrate - Galantamin + Donepezil
· Kombination mit Anticholinergika => Wirkung ↓

NMDA-Rezeptorantagonist:
Memantin

Indikation* (u. a.)	Wirkung *
· mittelschwere - schwere **Alzheimer-Demenz**	· Hemmung des NMDA-Rezeptors (Glutamat-Modulator)
UAW * (u. a.)	**KI * (u. a.)**
· Halluzinationen · Verwirrtheit	

Multiple Sklerose

Überblick (weitere Informationen: DGN Leitlinie, 2012; Ergänzung 2014)

Bei der Multiplen Sklerose (MS) handelt sich um eine immunvermittelte **chronisch entzündliche Erkrankung** des Zentralnervensystems. Durch die autoimmune Entzündungsreaktion kommt es zu den für die Krankheit typischen multiplen **Entmarkungsherden** und nachfolgend narbigen Verhärtungen an Gehirn und Rückenmark.
Als typische Frühsymptome gelten Sensibilitätsstörungen, Gangstörung mit Schwäche der Beine, Gangunsicherheit und eine einseitige Optikusneuritis. Eine Übersicht über die häufigsten Verlaufsformen bzw. Krankheitsstadien bietet die folgende Tabelle:

Verlaufsform/ Krankheitsstadium	Kennzeichen
Klinisch isoliertes Syndrom = KIS	Beginn der Erkrankung: erster Schub, Diagnose noch nicht gesichert, erhöhte Wahrscheinlichkeit für Entwicklung einer MS
Schubförmig remittierende MS = RR-MS (RR = relapsing-remitting)	Häufigste Verlaufsform, ca. 85 %: Ausfallsymptome treten schubförmig auf mit kompletter oder inkompletter Rückbildung
sekundär progrediente MS = SP-MS	Übergang aus RR-MS bei ca. 50 % nach 10 Jahren: neurologische Symptome mit langsam schleichend progredienter Entwicklung; mit oder ohne aufgelagerte Schübe

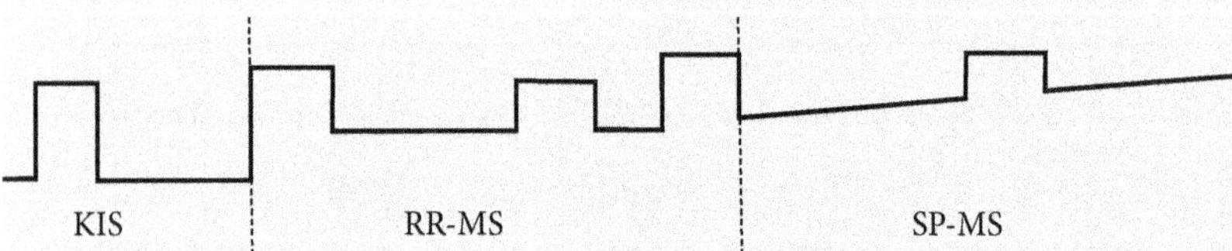

Verlaufsform/ Krankheitsstadium	Kennzeichen
primär progrediente MS = PP-MS	seltenste Verlaufsform, ca. 10 %: von Beginn an chronisch-progredient, keine Schübe

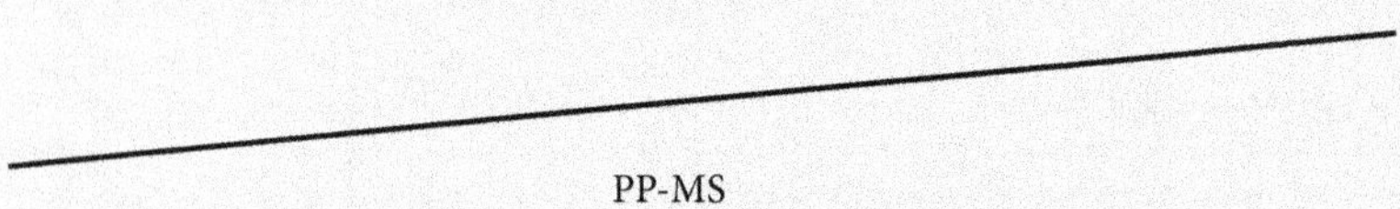

Multiple Sklerose

Überblick

Bei der Behandlung der MS unterscheidet man die Therapie des akuten Schubs und die prophylaktische Langzeittherapie, die zudem adaptiert an die Verlaufsform bzw. die Aktivität der Erkrankung erfolgt. Zusätzlich erfolgt die symptomatische Therapie, die verschiedene Maßnahmen zur Behandlung möglicher MS-Folgesymptome wie u.a. Spastik, Gangstörung, neurogene Blasenstörung und depressive Störungen beinhaltet.

Behandlung des akuten Krankheitsschubes: Es erfolgt eine hochdosierte intravenöse Glukokortikoid-Gabe über 3-5 Tage (sog. **Glukokortikoid-Pulstherapie mit Methylprednisolon**; siehe Asthma bronchiale und COPD). Aufgrund der resultierenden Immunsuppression muss zuvor eine aktive Infektion ausgeschlossen werden. Im Falle einer ungenügenden Rückbildung der Schubsymptome nach wiederholter Pulstherapie kann als Eskalationstherapie ggf. eine Plasmapherese erfolgen.

Immunmodulatorische Langzeittherapie: Die MS ist eine chronische Erkrankung, die in der Regel (RR-MS) durch wiederkehrende Schübe gekennzeichnet ist. Daher ist eine vorbeugende Langzeittherapie erforderlich. Primäre Therapieziele bestehen darin, die Anzahl weiterer Schübe, die Schubschwere und damit letztlich auch die Entwicklung dauerhafter neurologischer Defizite zu reduzieren. Eine Immuntherapie zur Modifizierung des Krankheitsverlaufs sollte nach Diagnosestellung erfolgen und ist in vielen Fällen auch schon bei einem ersten Schubereignis (KIS) sinnvoll.
Man unterscheidet die Therapie bei mildem/moderaten Krankheitsverlauf (früher „Basistherapie") und die Therapie bei (hoch-) aktivem Krankheitsverlauf (früher „Eskalationstherapie").

Bei einem **milden/moderaten Verlauf** werden verschiedene Interferon-β-Präparate, Glatirameracetat oder neu zur Verfügung stehende orale Medikamente eingesetzt.
Interferon-β ist eine gentechnisch hergestellte Variante des körpereigenen Botenstoffs, der physiologisch bei der Abwehr von Viren eine wichtige Rolle spielt. Daher kann man sich den Namen (Interferon = interferiert mit Viren) und auch die häufigste UAW (grippale Beschwerden nach Injektion) herleiten. **Glatirameracetat** ist ein synthetisches Polypeptid aus den Aminosäuren Glutamin, Lysin, Alanin und Tyrosin (GLAT).
Beide wirken immunmodulatorisch und sind seit langem bei der Therapie der MS etabliert, müssen aber vom Patienten selbst injiziert werden (je nach Präparat i.m. oder s.c.). Diese sog. „injectables" reduzieren die jährliche Schubrate um ca. 1/3.
Oral einsetzbare Wirkstoffe für die Therapie bei mildem/moderatem Verlauf sind Teriflunomid und Dimethylfumarat.

Überblick

Bei **Teriflunomid** handelt es sich um den aktiven Metabolit von Leflunomid (siehe Rheumatoide Arthritis). Es hemmt die Dihydroorotat-Dehydrogenase und damit die de-novo-Pyrimidinsynthese, wodurch die Zellteilung v. a. von aktivierten T-Zellen unterdrückt wird. Aufgrund der sehr langen Halbwertszeit (ca. 19 Tage) und des ausgeprägten enterohepatischen Kreislaufs kann der Wirkstoff noch Monate nach Absetzen im Körper nachweisbar sein. Dies kann ein wichtiger Punkt bei der Therapiewahl sein, wenn z.B. eine Schwangerschaft geplant ist.
Dimethylfumarat ist seit langem Bestandteil eines Präparats zur Therapie der Psoriasis. Es wirkt auf die Immunregulation, zusätzlich sollen neuroprotektive Effekte vermittelt werden. Es kann im Verlauf der Therapie zu einer anhaltenden Leuko- und Lymphopenie kommen; darunter sind in Einzelfällen lebensgefährliche (opportunistische) Infektionen inklusive progressive multifokale Leukenzephalopathie (PML) aufgetreten. Eine regelmäßige Kontrolle des Blutbildes ist daher obligat!

Im Falle eines von Beginn an **(hoch-) aktiven Krankheitsverlaufs** oder bei ungenügender Wirksamkeit der Erstlinientherapie stehen neuere Medikamente mit stärkerer Wirksamkeit, aber auch höherem Nebenwirkungsrisiko zur Verfügung. Hierfür werden Fingolimod, Natalizumab, Alemtuzumab und als 2. Wahl auch Mitoxantron eingesetzt.

Fingolimod verhindert durch Modulation des Sphingosin-1-Phosphat- Rezeptors das Auswandern von Lymphozyten aus den Lymphknoten, wodurch letztlich weniger T-Zellen ins ZNS einwandern können und weniger Entzündungsherde entstehen. Der Wirkstoff steht in Tablettenform zur Verfügung und wird täglich eingenommen. Die Erstgabe sollte wegen des Risikos einer Bradykardie unter EKG-Kontrolle erfolgen.
Natalizumab ist ein monoklonaler Antikörper, der einmal im Monat als Infusion appliziert wird. Durch die Wirkung an der Blut-Hirn-Schranke wird Lymphozyten der Eintritt ins Hirnparenchym verwehrt. Dies verhindert die Entstehung neuer Entzündungsherde, beeinträchtigt aber auch die Immunüberwachung des ZNS. Die PML ist eine seltene, aber potentiell tödliche UAW.
Der monoklonale Antikörper **Alemtuzumab** gegen CD52 führt zu einer Depletion CD52-exprimierender Immunzellen (v. a. T-und B-Zellen). Die danach erfolgende Repopulation in veränderter Zusammensetzung („immunologischer Reset") soll entscheidend für den therapeutischen Effekt sein. Das Therapieregime beinhaltet einen Infusionszyklus über 5 Tage; ein erneuter Zyklus folgt frühestens nach einem Jahr. Problematisch sind u.a. teilweise sehr verzögert auftretende UAW wie verschiedene Autoimmunerkrankungen. Daher müssen monatliche Kontrolluntersuchungen über einen Zeitraum von vier Jahren nach der letzten Infusion sichergestellt sein.

Multiple Sklerose

Überblick

Mitoxantron wirkt über DNA-Interkalierung und Hemmung der Topoisomerase II zytotoxisch. Aufgrund der vielfältigen schweren UAW sowie der mittlerweile zur Verfügung stehenden Therapiealternativen gilt Mitoxantron bei der MS als Reservemittel.

Schubtherapie und Langzeittherapie: Stufentherapie der RR-MS	
akuter Krankheitsschub	**Glukokortikoid-Pulstherapie** Plasmapherese (Reserve)
Langzeittherapie bei mildem/moderatem Verlauf (früher: Basistherapie)	**Interferon-β** **Glatirameracetat** Teriflunomid Dimethylfumarat
Langzeittherapie bei (hoch-) aktivem Verlauf (früher: Eskalationstherapie)	**Fingolimod** Natalizumab Alemtuzumab **Mitoxantron** (Reserve)

Multiple Sklerose

Interferon-β und Glatirameracetat

Interferon-β, -1a s.c./i.m., **-1b** s.c.

Indikation* (u. a.)	Wirkung *
· Schubförmig remittierende MS (milder/moderater Verlauf) · Klinisch isoliertes Syndrom (sog. Frühtherapie) · Sekundär progrediente MS mit überlagerter Schubaktivität	· gentechnisch hergestellte Varianten körpereigenen Interferons => Immunmodulation
UAW * (u. a.)	**KI * (u. a.)**
· **grippeähnliche Symptomatik** · Hautreizung an der Einstichstelle · **depressive Störungen**	· schwere Depression

Glatirameracetat, s.c.

Indikation* (u. a.)	Wirkung *
· Schubförmig remittierende MS (milder/moderater Verlauf) · Klinisch isoliertes Syndrom (sog. Frühtherapie)	· **Gemisch synthetischer Polypeptide** => Immunmodulation
UAW * (u. a.)	**KI * (u. a.)**
· Hautreizung an der Einstichstelle · Post-Injektions-Reaktion („Flush-Symptomatik") · Lipodystrophie	

Multiple Sklerose

Dimethylfumarat und Teriflunomid

Dimethylfumarat, oral

Indikation* (u. a.)	Wirkung *
· Schubförmig remittierende MS (milder/ moderater Verlauf) · Bestandteil eines Präparats zur Therapie der Psoriasis vulgaris	· immunregulatorischer Effekt + Neuroprotektion (via Nrf2) angenommen
UAW * (u. a.)	**KI * (u. a.)**
· Flush (häufig zu Beginn der Therapie) · GI-Beschwerden (häufig zu Beginn der Therapie) · Leukopenie, Lymphopenie (CAVE: schwere Infektionen möglich, auch Einzelfälle PML)	· aktive, auch chronische Infektionen (u.a. HIV, HCV) · chronische Infektion (HIV, HBV, HCV) · schwere Erkrankung des GI-Trakts (Ulcus, .M. Cron, Colitis ulcerosa)

Teriflunomid (A771726), oral

Indikation* (u. a.)	Wirkung *
· Schubförmig remittierende MS (milder/ moderater Verlauf)	· aktiver Metabolit von Leflunomid => de-novo-Pyrimidinsynthese ↓ => T-Zellproliferation ↓ · lange HWZ (enterohepatischer Kreislauf => Auswaschmaßnahmen mit Colestyramin möglich)
UAW * (u. a.)	**KI * (u. a.)**
· erhöhtes Infektionsrisiko · Haarausfall · GI-Beschwerden · Transaminasen ↑	· aktive, auch chronische Infektionen (u.a. HIV, HCV) · Immundefizienz

Multiple Sklerose

Fingolimod und Natalizumab

Fingolimod, oral

Indikation* (u. a.)	Wirkung *
· Schubförmig remittierende MS, bei (hoch-) aktiver Verlaufsform	· Modulation des Sphingosin-1-Phosphat-Rezeptors => Einwanderung von T-Zellen ins ZNS ↓
UAW * (u. a.)	**KI * (u. a.)**
· **Bradykardie**, AV-Block (EKG-Überwachung für 6h nach Erstgabe vorgeschrieben!) · Hypertonie · erhöhtes Infektionsrisiko (Herpesviren u.a.) · Makulaödem	· aktive, auch chronische Infektionen (u.a. HIV, HCV) · Makulaödem Vorsicht bei: · kardiovaskulären Erkrankungen · Komedikation mit bradykardisierenden Arzneimitteln

Natalizumab, i.v. alle 4 Wochen

Indikation* (u. a.)	Wirkung *
· Schubförmig remittierende MS, bei (hoch-) aktiver Verlaufsform	· monoklonaler Anti-α4-Integrin-Antikörper => Einwanderung von T-Zellen ins ZNS ↓
UAW * (u. a.)	**KI * (u. a.)**
· Überempfindlichkeitsreaktionen · progressive multifokale Leukenzephalopathie (PML) · erhöhtes Infektionsrisiko	· PML-Risiko ↑ bei: - Vortherapie mit Immunsuppressiva - positiver JC-Virus-Antikörpertest - Behandlungsdauer > 2 Jahre · aktive, auch chronische Infektionen (u.a. HIV, HCV)

Multiple Sklerose

Alemtuzumab und Mitoxantron

Alemtuzumab, i.v. jährliche Infusionszyklen

Indikation* (u. a.)	Wirkung *
· Schubförmig remittierende MS, bei (hoch-) aktiver Verlaufsform · ursprünglich zugelassen bei chronischer lymphatischer B-Zell-Leukämie	· monoklonaler CD52-Antikörper => Depletion CD52-exprimierender T- und B-Zellen u.a. => Repopulation in veränderter Zusammensetzung
UAW * (u. a.)	**KI * (u. a.)**
· Infusionsreaktionen (Prämedikation mit Glukokortikoid +/oder Antihistaminikum +/oder Antipyretikum) · Autoimmunerkrankungen (v.a. Schilddrüse) · erhöhtes Infektionsrisiko · CAVE: verzögert auftretende UAW => monatl. Kontrollen bis 4 Jahre nach Infusion!	· aktive, auch chronische Infektionen (u.a. HIV, HCV)

Mitoxantron, i.v.

Indikation* (u. a.)	Wirkung *
· Schubförmig remittierende MS, bei (hoch-) aktiver Verlaufsform (Reserve) · met. Mamma-Karzinom, Prostata-Karzinom · akute myeloische Leukämie, maligne Lymphome	· **DNA-Interkalierung**, Bindung an Topoisomerase II-DNA-Komplex => DNA-Strangbrüche => Wirkung auf rasch proliferierende Zellen (u.a. Immunzellen)
UAW * (u. a.)	**KI * (u. a.)**
· Kardiotoxizität · Hämatotoxizität · Nekrosen bei Fehlinjektion · Infertilität · Sekundärneoplasien	· aktive Infektionen · Herzinsuffizienz

Alkoholkrankheit

Alkoholdelir

Das Alkoholdelir ist eine potenziell lebensbedrohliche akute Folge des Alkoholentzugs bei chronischem Alkoholismus mit psychotischen und neurovegetativen Symptomen. Es können akut symptomatische epileptische Anfälle (sogenannte Alkoholentzugsanfälle) auftreten.

- Beim unvollständigen Delir = Prädelir leiden die Patienten unter einer psychovegetativen Symptomatik: Zerfahrenheit, Hypertonie, Tachykardie, Hyperhidrose, Tremor der Hände.
- Das vollständige Delir = **Delirium tremens** ist durch die Kombination aus halluzinatorischer Psychose und vegetativer Entgleisung gekennzeichnet.
- Das lebensbedrohliche Delir wird durch schwere kardiale und pulmonale Komplikationen und ausgeprägte Bewusstseinsstörungen verkompliziert.

Patienten im Delirium tremens müssen intensivmedizinisch betreut werden (Monitoring!). Zu den pharmakologischen Basismaßnahmen gehört die Gabe von **Vitamin B_1** = Thiamin zur Vorbeugung einer Wernicke-Enzephalopathie und - bei alkoholischer Ketoazidose - die Gabe von Glukose (CAVE: keine Glukose vor Vitamin B_1-Gabe, da der Vitaminmangel verstärkt werden kann).

Zur Sedierung, vegetativen Stabilisierung, Anfallsprophylaxe und Anxiolyse kommt die GABAerge Substanz Clomethiazol zum Einsatz. Wegen des ausgeprägten Abhängigkeitspotenzials darf **Clomethiazol nur stationär** verabreicht werden. Eine Alternative stellen **Benzodiazepine** dar.

Beim vollständigen Delir werden die genannten Substanzen zur Behandlung der psychotischen Symptomatik oft mit Haloperidol kombiniert. Bei zusätzlich vorhandenem Hypertonus ist **Clonidin** gut geeignet.

Alkoholkrankheit

Clomethiazol

Clomethiazol

Indikation* (u. a.)	Wirkung *
· Alkoholdelir	· Verstärkung der GABA-Wirkung · **antikonvulsiv** · **sedierend**

UAW * (u. a.)	KI * (u. a.)
· Suchtgefahr => keine Dauermedikation, keine Anwendung im ambulanten Bereich · Atemdepression · Speichelfluss, **Bronchialsekretion ↑** · allergische Reaktionen	· Vorsicht bei eingeschränkter Atemfunktion · Schlafapnoe-Syndrom · **Alkoholintoxikation**

Merkhilfe: Clomethiazol

Im Delir ist dir nicht wohl - drum nimm doch Clomethiazol

Alkoholkrankheit

Abstinenzunterstützung / Reduktion der Konsummenge

Patienten mit chronischer Alkoholkrankheit sollte immer eine langfristige Entwöhnung angeraten werden.
Zur Reduktion des Rückfallrisikos im Rahmen eines umfassenden Therapieprogramms als unterstützende Behandlung in der Abstinenz und zur Minderung des Verlangens (Craving) nach Alkohol ist der Opioid-Antagonist Naltrexon zugelassen. Ausserdem wird die Anti-Craving-Substanz Acamprosat eingesetzt, die das Verlangen durch einen Glutamat-Antagonismus mindert.
Bei glaubhaft abstinenzwilligen Patienten ist Disulfiram indiziert, das durch Hemmung der Acetaldehyd-Dehydrogenase zu einer ausgeprägten Alkoholintoleranz führt. Seit 2011 wird Disulfiram (keine 4-Felder-Tafel) allerdings nicht mehr für den deutschen Markt hergestellt.
Zudem wurde 2014 Nalmefen - ein Antagonist am μ- und δ-Opioid-Rezeptor sowie partieller Agonist am k-Rezeptor - zur Minderung eines risikohaften Alkoholkonsums zugelassen. Dieses Medikament soll zu einer Reduktion der Konsummenge führen. Die Einnahme erfolgt bei Bedarf, d.h. wenn der Patient das Risiko verspürt, Alkohol zu trinken.

CAVE: Alle vier Substanzen sollen nur begleitend zu einer psychosozialen Therapie verordnet werden und sind nicht geeignet zur Behandlung des Delirs bzw. der Entzugssymptome.

Acamprosat-Kalzium

Indikation* (u. a.)	Wirkung *
· Aufrechterhaltung der Abstinenz bei Alkoholabhängigkeit (Dämpfung des Cravings) begleitend zur psychosozialen Therapie	· NMDA-Rezeptor-Antagonist, Aktivierung $GABA_A$-Rezeptor => Craving ↓
UAW * (u. a.)	**KI * (u. a.)**
· hohe Abbruchraten durch Rückfall und Non-Compliance · Durchfall · Impotenz	· Niereninsuffizienz

Alkoholkrankheit

Abstinenzunterstützung / Reduktion der Konsummenge

Naltrexon

Indikation* (u. a.)	Wirkung *
· medikamentöse Unterstützung bei der Entwöhnungsbehandlung von Opioidabhängigen · Aufrechterhaltung der Abstinenz bei Alkoholabhängigkeit begleitend zur psychosozialen Therapie	· kompetitiver Opioidrezeptor-Antagonist => Craving ↓
UAW * (u. a.)	**KI * (u. a.)**
· allgemeine Schwäche, Schlafstörungen · GI-Beschwerden · Potenzstörung · Hepatotoxizität	· gleichzeitige Anwendung von opioidhaltigen Substanzen => Wirkverlust · schwere Leber- und/oder Nierenfunktionsstörung

Nalmefen

Indikation* (u. a.)	Wirkung *
· Reduktion des Alkoholkonsums bei hohem Risikoniveau begleitend zur psychosozialen Therapie	· Antagonist am μ + δ-Opioid-Rezeptor, partieller Agonist am k-Rezeptor => Trinkmenge ↓
UAW * (u. a.)	**KI * (u. a.)**
· Müdigkeit, Schwindel, Schlafstörung · Übelkeit, Erbrechen · verminderte Libido	· gleichzeitige Anwendung von opioidhaltigen Substanzen => Wirkverlust · schwere Leber- und/oder Nierenfunktionsstörung

Kolibri-Medikamente

Neu zugelassene bzw. selten abgefragte Medikamente

Substanz	Indikation * (u. a.)	Besonderheit
Albendazol	· **Echinokokkose**	· Benzimidazol-Anthelminthikum
Ambrisentan	· pulmonale Hypertonie	· Endothelin-Rezeptorantagonist
Apremilast	· Psoriasis-Arthritis	· Phosphodiesterase 4 (PDE4)-Inhibitor, oral
Atosiban	· Unterdrückung der Wehentätigkeit	· Oxytocin-Antagonist
Baclofen	· Spastizität der Skelettmuskulatur u. a. bei MS	· $GABA_B$-Agonist
Bosentan	· pulmonale Hypertonie	· Endothelin-Rezeptorantagonist
Botulinumtoxin	· Dystonien, infantile Zerebralparese, Schiefhals u.a. · schwere Hyperhidrosis · Harninkontinenz · Migräneprophylaxe	· CAVE Toxinausbreitung: Muskelschwäche, schwere Schluckstörungen, Beatmungspflicht, Todesfälle beschrieben
Buspiron	· generalisierte Angststörung	· 5-HT_{1A}-Agonist
Calciumacetat	· **Hyperphosphatämie**	
Choriongonadotropin alfa	· Ovulationsinduktion	· **Wirkung entspricht der von LH** · CAVE: Überstimulationssyndroms, u. a. Ovarialzysten, **Aszites**, Hydrothorax, Thrombembolie
Clomifen	· **Ovulationsinduktion**	· Steigerung der hypothalamischen GnRH-Freisetzung · CAVE: Überstimulationssyndroms, u. a. Ovarialzysten, Aszites, Hydrothorax, Thrombembolie
Clomipramin	· **Zwangsstörung**	· trizyklisches Antidepressivum
Cotrimoxazol	· Reserve bei **Morbus Wegener** (off-label)	

Kolibri-Medikamente

Neu zugelassene bzw. selten abgefragte Medikamente

Substanz	Indikation * (u. a.)	Besonderheit
Dapoxetin	· **Ejaculatio praecox**	
Deferoxamin	· **Eisenchelatbildner**	· Hämochromatose bei KI gegen Aderlässe
Desmopressin	· **zentraler Diabetes insipidus,** primäre Enuresis nocturna · Steigerung der Faktor VIII-Gerinnungsaktivität vor OPs **bei leichter-mittelschwerer Hämophilie A**, v. Willebrand-Jürgens-Syndrom	· ADH (Vasopressin)-Analogon · CAVE: **Hyponatriämie**
Enoximon	· Kurzzeittherapie bei **akuter schwerer Herzinsuffizienz**	· Phosphodiesterase-3-Hemmer
Etoposid	· therapierefraktäres Hodenkarzinom	· **Mitose-Hemmer**
Folsäure	· perikonzeptionell, **Prophylaxe Neuralrohrdefekt**	
Glykopeptid-Antibiotika: · **Dalbavancin** · **Telavancin** · **Oritavancin**		· relativ neu · lange Halbwertszeit bei Dalbavancin + Oritavancin => i.v. Gabe 1x/wöchentlich (Dalbavancin) oder Einmalgabe (Oritavancin)
Isotretinoin	· **schwere Akne, nach Versagen der Standardtherapie** · **Rosacea** (off-label)	· teratogene UAW · p. o.: wegen Rhabdomyolyse-Gefahr Verzicht auf intensiven Sport und myotoxische Substanzen

Kolibri-Medikamente

Neu zugelassene bzw. selten abgefragte Medikamente

Substanz	Indikation * (u. a.)	Besonderheit
Ivacaftor	· Mukoviszidose mit G551D-Mutation im CFTR-Gen	· Verbesserung der Aktivität des CFTR-Chlorid-Kanals
Kaliumnatriumhydrogenzitrat	· Auflösung von Harnsäuresteinen · Metaphylaxe von Calciumsteinen, **Zystinsteinen**	
Lamotrigin	· Prophylaxe Migräneaura (off-label)	
Mebeverin	· **Reizdarmsyndrom**	· Anticholinergikum · Spasmolytikum zur Verbesserung von Stuhlkonsistenz und -frequenz
Milrinon	· Kurzzeittherapie bei akuter schwerer Herzinsuffizienz	· **Phosphodiesterase-3-Hemmer**
Modafinil	· **Narkolepsie**	· Psychostimulanz mit Missbrauchspotenzial
Oxytocin	· Geburtseinleitung, **Wehenschwäche, Uterusatonie**	
Pentamidin	· inhalativ zur **Rezidivprophylaxe der Pneumocystis-jiroveci-Pneumonie** (Reserve)	
Prostaglandin E_1	· **Schwellkörperautoinjektionstherapie (SKAT)**	
Riluzol	· **Amyotrophe Lateralsklerose**	· **ggf. Hemmung der Prozesse, die durch Glutamat vermittelt werden**
Safinamid	· Kombinationstherapie bei Morbus Parkinson	· Monoaminooxidase (MAO)-B-Hemmer

Kolibri-Medikamente

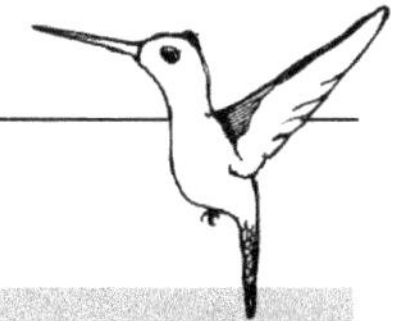

Neu zugelassene bzw. selten abgefragte Medikamente

Substanz	Indikation * (u. a.)	Besonderheit
Sulproston	· Nachgeburtsblutungen - atonische Blutungen	
Tedizolid	· neues MRSA-wirksames Antibiotikum	· Oxazolidinon
Tolvaptan	· **Hyponatriämie** bei Syndrom der inadäquaten ADH-Sekretion (SIADH)	· selektiver Vasopressin-V_2-Rezeptor-Antagonist · CAVE: Hepatotoxizität
Ursodeoxychol-säure	· **Cholezystolithiasis** (Cholesterinsteine)	· Gallensäure, die v.a. in der Galle von Bären (lat. ursus) vorkommt
Vareniclin	· **medikamentöse Unterstützung bei Nikotinentwöhnung**	· Partialagonist an nikotinergen Acetylcholin-Rezeptoren
Vitamin B_1 = **Thiamin**	· **Wernicke-Enzephalopathie, Korsakow-Syndrom**	
Vitamin B_6 = Pyridoxin	· schweres Malabsorptions-syndrom · Lebererkrankungen · Alkoholismus	
Vitamin B_{12} = **Hydroxocobalamin**	· nachgewiesener Vitamin-Mangel · **Zyanid-Intoxikation**	

Toxikologie

Resorptionsverminderung

Ipecacuana-Sirup

Indikation* (u. a.)	Wirkung *
· heute selten bei Intoxikation (Auslösen von Erbrechen), nur innerhalb der 1. Stunde nach Ingestion	· Magenschleimhautirritation => Erbrechen · Wirkungseintritt nach 20 min
UAW * (u. a.)	**KI * (u. a.)**
	· Bewusstlosigkeit · keine orale Ingestion des Toxins · Laugen/Säuren

Aktivkohle

Indikation* (u. a.)	Wirkung *
· ggf. bei Intoxikation (z. B. Paracetamol, ASS)	· reversible Bindung gelöster Teilchen · beste Wirksamkeit in der ersten Stunde
UAW * (u. a.)	**KI * (u. a.)**
· Obstipation · Emesis	· Bewusstlosigkeit · keine orale Ingestion des Toxins · Laugen/Säuren, Lithium (wirkungslos)

Beachte

Magenspülung (15-20 l) + Auslösung von Erbrechen: heute keine Routine, nur innerhalb der ersten1. Stunde anwenden; kontraindiziert bei Bewusstlosigkeit sowie Intoxikation mit Säuren/Laugen, Schaumbildnern, Petroleum.

Beschleunigte Ausscheidung

Methode	Wirkprinzip	Indikation * (u. a)
Hämodialyse	Diffusion durch Membransystem	gut geeignet bei Intoxikation mit hydrophilen Substanzen z. B. **Lithium,** Ethanol, Methanol
Hämoperfusion	Blut strömt an beschichtetem Material (Aktivkohle) vorbei	gut geeignet bei Substanzen mit hoher Plasmaeiweißbindung z. B. Theophyllin
Plasmapherese	Austausch des patienteneigenen Plasmas gegen eine Substitutionslösung	thyreotoxische Krise
forcierte Diurese	Infusion von Elektrolytlösungen, ggf. mit Diuretika	
Änderung des Harn-pH	Harnalkalisierung z.B. mit HCO_3^- bei Intoxikation mit sauren Substanzen	z. B. Intoxikation mit Salicylaten
	Harn-Ansäuerung mit Arg-HCl bei Intoxikation mit basischen Substanzen	z. B. Intoxikation mit **Amphetaminen**

Toxikologie

Ausgewählte Medikamentenintoxikationen

Substanz	Symptomatik	Therapie
Opioide	· **Miosis** · **Bradykardie** · Hypotonie · **Atemdepression** mit Zyanose => **Koma**	· Naloxon
Benzodiazepine	· letale Verläufe bei Monointoxikation schwer möglich · Atemdepression z. B. in Kombination mit Alkohol	· Flumazenil
Lithium	· HRST · Dysarthrie · Tremor, Hyperreflexie · epileptische Anfälle, Verwirrtheit	· Dialyse · keine Diuretika (Hemmung der Ausscheidung)
Amphetamine	· **Mydriasis** · Tachykardie, **HRST** · **Schwitzen** · **Psychosen, epileptische Anfälle**	· Beschleunigung der Ausscheidung durch **Ammoniumchlorid** (Harn-Ansäuerung)
Trizyklische Antidepressiva **Antihistaminika** Atropin Neuroleptika	**Anticholinerges Syndrom:** · **Mydriasis** · **Tachykardie, HRST** · **Obstipation, Harnverhalt** · **Haut: heiß, rot, trocken** · **Fieber** · **Erregung, Halluzination**, Koma	· **Physostigmin** · β-Blocker bei Tachykardie · Diazepam bei Krampfanfällen · Sauerstoff, Kühlung · Trizyklische Antidepressiva: ggf. Natriumbikarbonat
Organo- und Alkylphosphate Acetylcholinesterase-Hemmer	**Cholinerges Syndrom:** · Miosis · **Bradykardie** · **Schwitzen** · **Brechdurchfall** · Bronchialsekretion↑ · **Erregung, Angstgefühl**, Bewusstlosigkeit	· **Atropin** · Alkylphosphate: ggf. Obidoxim (=> Reaktivierung der ChE)

Toxikologie

Ausgewählte Medikamentenintoxikationen

Substanz	Symptomatik	Therapie
Digitalis	· HRST · Übelkeit, Erbrechen · Farbsehstörungen · Verwirrtheit	· Digitalis-Antikörper (Fab-Antikörper-Fragmente) · Colestyramin (v. a. bei Digitoxin) · Kaliumgabe · Atropin bei Bradykardie
β-Blocker	· Bradykardie, AV-Block · Bronchospasmus · Hypoglykämie	· Atropin · Dobutamin
Phenprocoumon	· Blutung	· Vitamin K · Gefrierplasma = FFP · PPSB
Heparin	· Blutung	· **Protamin**
Fibrinolytika	· Blutung	· **Tranexamsäure** · **Gefrierplasma** = FFP
Paracetamol	· Erbrechen · Bauchschmerzen · Leberzellnekrosen	· Aktivkohle · **N-Acetylcystein** (ACC)
Sulfonamide **Lokalanästhetika** Nitrite	**Methämoglobin** (Met-Hb)-**Bildung** · Zyanose · Müdigkeit	· Toluidinblau · Methylenblau: Reduktion des Met-Hb

Arzneimittelinteraktionen

Interaktionen bei Mehrfachmedikation lassen sich in pharmakodynamische und pharmakokinetische Wechselwirkungen klassifizieren. Der additive blutdrucksenkende Effekt bei einer kombinierten Verordnung von einem ACE-Hemmer mit einem Thiazid-Diuretikum ist ein Beispiel für eine erwünschte pharmakodynamische Wechselwirkung. Bei der Kombination von Vancomycin mit Amphotericin B erhöht sich additiv das Risiko für eine unerwünschte Nephrotoxizität.

Ein Beispiel für eine pharmakokinetische Interaktion ist die Verminderung der renalen Elimination von Methotrexat durch NSAID, was zu potenziell toxischen Methotrexat-Spiegeln führen kann.

Aufgrund des sehr komplexen Enzymsystems sind Interaktionen bei der hepatischen Metabolisierung von Arzneimitteln besonders schwierig zu erfassen. Die Hauptrolle spielen hierbei die Cytochrom-P450-Enzyme (CYP) der Phase I. Die verschiedenen Isoenzyme (u. a. CYP1A2, CYP2C9 und-19, CYP2D6, CYP3A) unterscheiden sich in ihrer Substratspezifität.
Eine Vielzahl von Wirkstoffen sind Substrate für diese Enzyme. Bei kombinierter Gabe von Arzneimitteln, die durch das gleiche Enzym verstoffwechselt werden, kann es durch eine Konkurrenz dieser Substrate um das metabolisierende Enzym zu einer Interaktion (Substratkonkurrenz) kommen.
Zudem gibt es Wirkstoffe, die die Enzymaktivitäten erhöhen (= Enzym-Induktoren) oder vermindern (=Enzym-Inhibitoren). Enzym-Induktoren können die Abbaugeschwindigkeit von Substraten erhöhen. Durch die sinkende Plasmakonzentration nimmt deren Wirkung ab. Ist das Substrat ein Prodrug, verstärken Enzym-Induktoren die Bildung des aktiven Metaboliten, so dass das Risiko für UAW erhöht wird. Enzym-Inhibitoren senken die Abbaugeschwindigkeit von Substraten. Durch die steigende Plasmakonzentration erhöht sich das Risiko für UAW. Bei Prodrugs sinkt u. U. die Bildungsrate des aktiven Metaboliten. Verkomplizierend kommt hinzu, dass auch Nahrungs-/Genussmittel sowie genetische Varianten die Enzymaktivitäten beeinflussen können.

Die nachfolgende tabellarische Auflistung von CYP-Substraten, -Induktoren und -Inhibitoren stellt nur einige Beispiele dar und ist keinesfalls vollständig.

Eine hilfreiche Website zu diesem Thema ist frei zugänglich unter:
http://medicine.iupui.edu/clinpharm/ddis/

	CYP 1A2	2C9	2C19	2D6	**3A4**
Inhibitoren	Ciprofloxacin u. v. m.	Fluconazol Amiodaron u. v. m.	**Omeprazol** Fluoxetin Ketoconazol u. v. m.	Fluoxetin u. v. m.	Ritonavir u. a. **Clarithromycin** **Erythromycin** Ketoconazol Grapefruitsaft **Verapamil** u. v. m.
Induktoren	Tabak Grillfleisch u. v. m.	**Rifampicin** u. v. m.	**Rifampicin** Carbamazepin u. v. m.	**Rifampicin** u. v. m.	Barbiturate **Carbamazepin** Phenytoin **Rifampicin** **Johanniskraut** u. v. m.
Substrate	**Theophyllin** Clozapin Haloperidol u. v. m.	Diclofenac Celecoxib Losartan Glibenclamid u. v. m.	Omeprazol Pantoprazol Phenytoin Clopidogrel u. v. m.	Metoprolol Tamoxifen Codein Haloperidol u. v. m.	Ciclosporin Tacrolimus **Simvastatin** **Atorvastatin** **Haloperidol** Fentanyl **Kontrazeptiva** u. v. m.

Index

Symbole
3/4MRGN 141, 185
5-Aminosalicylsäure 293
5-Fluorouracil 273
5-$HT_{1B/1D}$-Agonisten 376
5-HT_3-Antagonist 218
5-HT_4-Agonist 215, 218
5 K-Regel 326
5α-Reduktasehemmer 107
6-Mercaptopurin 284
α_1-Blocker 26, 44
α_1-Rezeptor-Agonisten 132
α_1-Rezeptoren 20
α_2-Rezeptor-Antagonist 343
α_2-Rezeptoren 20
α-Methyldopa 25, 28, 50
β_1-Rezeptoren 20
β_2-Rezeptoren 20
β_2 -Sympathomimetika 116, 120, 126
β-Blocker 26, 27, 34, 53, 399
β-Laktam-Antibiotika 142
β-Laktamase-Inhibitoren 147
μ-Opioidrezeptor 302, 306

A
Abacavir 199
Abatacept 283, 288, 290
Abciximab 86, 89
Abirateronazetat 247
Absencen 362, 365
Abstillen 359
Acamprosat-Kalzium 390
Acarbose 227, 231
ACC 297, 399
Aceclofenac 299
ACE-Hemmer 26, 30, 53
Acetazolamid 38, 42
Acetycholinesterase-Hemmer 16, 379
Acetylcholin 14
Acetylcholinesterase 398
Acetylsalicylsäure 84, 86, 87, 299
ACh 14
Aciclovir 207
Aclidinium 120, 127
ACS 78, 82
ACTH 243
Acylaminopenicillin 146
Adalimumab 287, 293
Addison-Krisen 257
Adefovir 200
Adenosin 69
ADHS 22, 350
Adjuvante Therapie 266
Adjuvanzien 294
ADP (P_2Y_{12})-Rezeptor-Antagonisten 86, 88
ADP-Rezeptor 86
Adrenalin 20, 23, 60
AED 72
Agomelatin 337, 346
Agranulozytose 335
Ajmalin 67
Akathisie 330
Akinese 357
Akne 245, 248
Aktivkohle 396, 399
Akupunktur 375
akuter Gichtanfall 263
akuter Migräneanfall 377
akutes Koronarsyndrom 82
Albendazol 392
Albiglutid 230
Aldosteron 30, 257
Aldosteron-Antagonisten 38, 53, 58
Alemtuzumab 382, 387

Index

Alendronat 253, 254
Alfuzosin 44, 106
Alirocumab 100
Aliskiren 33
Alkalizitrate 263
Alkoholdelir 388
Alkoholentzug 388
Alkoholintoleranz 390
Alkoholkrankheit 388
Alkylanzien 267, 269
Alkylphosphat 71
Allantoin 268
Allergien 132
allergische Rhinitis 132, 134
Allopurinol 263, 264
Allylamine 193
Almotriptan 377
Alopezie 46
ALS 73
Alteplase 91, 93, 99
Alzheimer-Demenz 379
Amantadin 208, 354, 361
AmB 195
Ambrisentan 392
ambulant erworbene Pneumonie 172
Amikacin 166
Amilorid 42
Aminoglykoside 139, 166
Aminopenicilline 146
Amiodaron 68, 401
Amisulprid 335
Amitriptylin 338, 375
Amlodipin 36
Ammoniak 213
Ammoniumchlorid 398
Amöbenruhr 170
Amöbiasis 216
Amoxicillin 143, 146
Amphetamine 398
Amphotericin B 193
Ampicillin 143, 146, 177
Anaerobier 184
Anakinra 283, 288, 290
Analgesie 310
analgetische Potenz 304, 306
anaphylaktische Reaktionen 135
Anastrozol 247, 249
ANE-Syndrom 268
Angina pectoris 76, 77, 78
Angina tonsillaris 144
Angiotensin-Converting-Enzym 30
Angiotensin-II-Rezeptorantagonisten 32
Anidulafungin 193, 195
Antazida 220, 223
Anthrazykline 271
Antiandrogene 248
anticholinerges Syndrom 398
Anticholinergika 18, 108, 120, 127, 217, 354, 361
Antidementiva 378
Antidepressiva 294, 326
Antiemetika 302
Antiglaukomatosa 113
Antihistaminika 132, 134, 217, 398
Antikonvulsiva 294, 364
Antikörper-Wirkstoff-Konjugat 276
Antimetabolite 272, 273
Antipsychotika 330, 378
Antisympathotonika 24, 25, 48
Anti-α4-Integrin-Antikörper 386
Apixaban 90, 92, 96
Apomorphin 110, 354, 358, 359
Apremilast 392
Aprepitant 219, 268

Index

Arachidonsäure 86
ARB 32
Argatroban 90, 93, 94
Aripiprazol 335, 348
Aromatase-Inhibitoren 247, 249
Artemether 191
arterielle Hypertonie 26
Artesunat 190
Articain 321
Arzneimittelinteraktionen 400
Asenapin 348
Aspergillus 194
ASS 76, 86, 296, 374
Asthmaanfall 122
Asthma bronchiale 114
Asystolie 74
AT1-Rezeptorblocker 26, 32
Atazanavir 199
Atenolol 25, 34
Atomoxetin 351
Atorvastatin 103, 401
Atosiban 392
Atovaquon 189, 191
Atropin 71, 398, 399
Atypika 334
atypische Neuroleptika 334, 348
Aufmerksamkeitsdefizit-/
Hyperaktivitätsstörung 22, 350
Augmentation 336
Aura 362, 374, 377
Ausdauersport 375
Austauscherharze 101, 105, 259
Autoimmunadrenalitis 257
Autoimmunthyreoiditis 234
Avibactam 147, 148, 151
AV-Knoten Reentrytachykardie 66
AVNRT 66
Azalide 156
Azathioprin 280, 283, 284, 292
Azelastin 134
Azetazolamid 113
Azetyldigoxin 57
Azidothymidin 199
Azilsartan 32
Azithromycin 157
Azole 193, 195

B

Baclofen 294, 392
Bacteroidaceae 141, 184
Bacteroides 141
BAFF 288
bakterielle Infektionen 136, 138
balancierte Anästhesie 316
Baldrian 326
Barbiturate 401
Basic life support 72
Basiliximab 283, 288
Basis-Bolus-Prinzip 232
Basistherapeutika 290
Beclometasondipropionat 124
Bedaquilin 186
Belastungsinkontinenz 108
Belimumab 288
Bemetizid 40
Benazepril 31
benigne Prostatahyperplasie 106
Benperidol 333
Benserazid 355, 357
Benzbromaron 265
Benzodiazepin-ähnliche Substanzen 328
Benzodiazepine 294, 311, 327, 348, 373, 388, 398
Beta-Laktam-Antibiotika 138

Index

Betäubungsmittel-Verschreibungsverordnung 308
Bevacizumab 277, 279
Bezafibrat 104
Bicalutamid 246, 248
Biguanid 227, 228
Bimatoprost 113
Biologicals 282, 290
Biologika 288
Biperiden 19, 330, 354, 361
bipolare affektive Störungen 348
Bisacodyl 210, 214, 215
Bisoprolol 25, 34, 375
Bisphosphonate 251, 253, 261, 268, 294
Bivalirudin 84, 90, 93, 97
Bleomycin 267, 271
BLI 147
Blitzeinleitung 322
Blut/Gas-Verteilungskoeffizienten 316
Boosterung 198
Bornaprin 354, 361
Borreliose 181
Bortezomib 277, 281
Bosentan 392
BOT 232
Botulinumtoxin 392
BPS 106
bradykarde Rhythmusstörungen 71
Bradykinin 30
Brentuximabvedotin 277
Brimonidin 113
Brinzolamid 113
Brivudin 206
Bromocriptin 354, 359
Bronchodilatatoren 120
BtM-Verordnung 308
Budesonid 124
Bupivacain 311, 321
Buprenorphin 304, 307
Bupropion 337
Buserelin 247
Buspiron 347, 392
Butizid 40

C

Ca^{2+}-Antagonisten 26
Cabergolin 354, 359
Calcineurininhibitoren 285
Calcitonin 261
Calcitriol 250
Calciumacetat 392
Canakinumab 263
Candesartan 32
Candida 194
Cangrelor 86, 88
CAP 172
Capecitabin 267, 273
Capsaicin 297
Captopril 31
Carbachol 17
Carbamazepin 348, 365, 367, 401
Carbapeneme 139, 153
Carbidopa 355, 357
Carbimazol 240
Carboanhydrase-Hemmer 39, 113
Carboplatin 267, 270
Carvedilol 25, 34
Caspofungin 193, 195
Catechol-O-Methyltransferase 21, 360
CD20 283
CD52-Antikörper 387
Cefazolin 148, 151
Cefepim 148, 151
Cefotaxim 148, 151, 177
Cefotiam 148, 151

Index

Ceftarolin 148, 151, 182
Ceftazidim 148, 151
Ceftobiprol 148, 151, 182
Ceftolozan 147, 148, 151
Ceftriaxon 148, 151, 177
Cefuroxim 148, 151
Cefuroxim-Axetil 149, 151
Ceilingeffekt 304
Celecoxib 300, 401
Cephalosporine 139, 148
Certolizumab 283, 287
Certoparin 94
Cetirizin 134
cGMP 77
CHA2DS2-VASc - Score 65
cheese effect 344
Chemotherapie 276
Chinin 191
Chlamydien 141
Chloralhydrat 326, 329
Chloroquin 189, 191, 283, 289, 290
Chlorprothixen 333
Chlorthalidon 40
Cholesterin-Resorptionshemmer 100, 105
Cholin 14
Cholinesterasehemmer 16
CHOP-Schema 269, 271, 274
Chorea Huntington 353
Choriongonadotropin alfa 392
chronische Gastritis 220
chronische Herzinsuffizienz 52
Ciclesonid 124
Ciclosporin 283, 285, 292, 298, 401
Cilazapril 31
Cimetidin 223
Ciprofloxacin 155, 292, 401
Cis-Atracurium 311, 323
Cisplatin 267, 270
Citalopram 340
Clarithromycin 157, 220, 401
Clemastin 134
Clindamycin 164
Clodronat 254
Clomethiazol 389
Clomifen 392
Clomipramin 392
Clonidin 25, 49, 113, 388
Clopidogrel 84, 86, 88, 401
Clostridien 140
Clostridium difficile 161, 182
Clostridium tetani 144
Clozapin 330, 335, 355, 401
Cluster-Kopfschmerz 366, 370, 377
Cobicistat 198
Codein 306, 401
Coenzym Q10 375
Colchicin 262, 263
Colesevelam 105
Colestyramin 104, 105, 385, 399
Colistin 171
Colitis ulcerosa 292
Compound A 317
COMT 21, 354
COMT-Hemmer 360
COPD 120
Cortisol 124
Corynebacterium diphtheriae 144
Cotrimoxazol 139, 168, 392
COX 86, 295
Coxibe 296
Craving 390
Cromoglicinsäure 118, 130
CTLA-4 Rezeptorkonstrukt 279, 283
Cumarine 90

Cushingsyndrom 26, 124
Cyanid 46
Cyclooxygenase 295
Cyclooxygenase-Hemmer 86
Cyclophosphamid 267, 269, 283
Cyclosporin A 285
Cyproteronacetat 246, 248
Cytochrom-P450-Enzyme 400
Cytomegalie-Virus (CMV)-Infektion 206

D
Dabigatran 90, 93, 97
Daclatasvir 202
Dalbavancin 393
Dalteparin 94
Danaparoid 90, 92, 94, 95
Dantrolen 325
Dapagliflozin 226, 231
Daptomycin 160, 162
Darifenacin 19, 109
Darunavir 199
DAS28 291
Dasabuvir 203
Daunorubicin 271
Decarboxylase-Hemmer 356
Degarelix 246
Dehydroepiandrosteron 257
Delamanid 186
Delirium tremens 388
Demenz 378
Denosumab 251, 252, 253
depolarisierende Muskelrelaxanzien 322
Depotpräparat 335
Desfluran 311, 317
Desipramin 338
Desirudin 90, 93, 97
Desmopressin 393
Desogestrel 245
Dexamethason 124, 125
Dexamphetamin 22, 350
DHEA 257
Diabetes mellitus 224
diabetische Neuropathie 367
Diaminopyrimidine 168
Diarrhoe 216
diastolische Herzinsuffizienz 55
Diazepam 327
Diclofenac 299, 401
Dienogest 245
Digitalis-Antikörper 399
Digitalisglykoside 56
Digitalis Intoxikation 399
Digitoxin 57
Digoxin 57
Dihydralazin 28, 47
Dihydroergocriptin 354, 359
Dihydroergotamin 376
Dihydropyridine 36
Diltiazem 36, 77
Dimenhydrinat 134, 217
Dimethylfumarat 382
Dimetinden 134
Dipeptidyl-Peptidase-4-Inhibitoren 226
Diphenhydramin 134, 326
Diphenylhydantoin 369
Dipyridamol 86, 89
direkten oralen Antikoagulanzien 91
direkte Parasympathomimetika 16
direkte Sympathomimetika 22
direkte Vasodilatatoren 26, 46
disease modifying antirheumatic drugs 290
dissoziative Anästhesie 312
Disulfiram 390
Diuretika 26, 38, 53, 298

Index

DMARD 290
DOAKs 91
Dobutamin 23, 61, 399
Docetaxel 267, 274
Dolasetron 219
Dolutegravi 199
Dolutegravir 196
Domperidon 211, 217, 358, 374
Donepezil 17, 379
Dopamin 23, 61
Dopaminagonisten 354, 358
Dopaminantagonisten 218
Doripenem 153
Dorzolamid 42, 113
Doxazosin 25, 44, 106
Doxepin 338
Doxorubicin 267, 271
Doxycyclin 158, 189, 191
DPP-4-Inhibitoren 227, 230
Dranginkontinenz 108
DRESS-Syndrom 252
Dronedaron 69
duale Thrombozytenaggregationshemmung 84
Ductus arteriosus Botalli 299
Dulaglutid 230
Duloxetin 108, 342
Durchbruchschmerzen 307
Dutasterid 107
Dyskinesien 357

E

Echinocandine 193
Edoxaban 90, 92, 96
Efavirenz 196, 199, 401
Eklampsie 70
Eletriptan 377
Elvitegravir 196, 199
Emesis 135
Empagliflozin 226, 231
Emtricitabin 199
Enalapril 31
Endokarditiden 182
Endometriose 245, 247
Endotoxine 144
Enfluran 311, 317
Enfuvirtid 196, 199
Enoxaparin 84, 94
Enoximon 393
Entacapon 354, 360
Entamoeba histolytica 170
Entecavir 201
Enterobacter 141
Enterococcus faecalis und faecium 140
Enterokokken 140, 182
Enterokokkenlücke 149, 182
Enzalutamid 246, 248
Epilepsie 362
Epinephrin 60
Eplerenon 58
EPMS 330
Eprosartan 32
Eptifibatid 86, 89
Eradikationstherapie 222
Erbrechen 217
erektile Dysfunktion 110
Ergot-Derivate 354, 359
Erlotinib 277
Ertapenem 153
Erysipel 144
Erythromycin 157, 211, 401
Erythropoetin 268
ESBL 147, 185
Escherichia coli 141
Escitalopram 340

Eslicarbazepin 372
Esomeprazol 222
Ester-Typ 321
Estradiol 244
Estrogene 244
Etanercept 283, 287
Ethambutol 187
Ethanol 397
Ethinylestradiol 244
Ethosuximid 365, 368
Etidronat 254
Etofibrat 104
Etomidat 311, 312, 314
Etoposid 393
Etoricoxib 300
Etravirin 199
Everolimus 286
Evolocumab 100, 104
Exemestan 247, 249
Exenatid 230
Expektorantien 131
Extended Spectrum β-Laktamasen 185
Ezetimib 105

F

Faktor IIa 90
Faktor Xa 90
Faktor Xa- Hemmung 92
Famotidin 223
Febuxostat 264
Fehlintubationen 74
Felodipin 36
Fenofibrat 104
Fenoterol 23, 126
Fentanyl 306, 401
Fesoterodin 109
Fexofenadin 134
FFP 399
Fibrate 100
Fibrinogen 93
Fibrinolyse 90
Fibrinolytika 91, 399
Fidaxomicin 139, 182
Finasterid 107
Fingolimod 382, 386
First-pass-Effekt 124
Flecainid 65, 67
Flohsamen 212
Floppy-Infant-Syndrom 327
Floppy-Iris-Syndrom 335
Flucloxacillin 143, 145
Fluconazol 193, 195, 401
Flucytosin 193, 195
Fludrocortison 124, 257
Flumazenil 328, 398
Flunarizin 375
Flunitrazepam 326
Fluorchinolone 139, 154, 155
Fluorouracil 267
Fluoxetin 340, 401
Flupentixol 333
Fluphenazin 333
Flupirtin 297
Fluspirilen 333
Flutamid 246, 248
Fluticasonpropionat 124
Fluvastatin 103
Fluvoxamin 340
Folinsäure 272
Follikelstimulierendes Hormon 243
Folsäure 393
Folsäureanalogon 267, 272
Folsäureantagonist 138, 273
Fondaparinux 84, 90, 92, 95
forcierte Diurese 397

Formoterol 23, 126
Fosamprenavir 199
Fosaprepitant 219
Foscarnet-Natrium 206
Fosfomycin 139, 165
Fosinopril 31
French Triple 220
Frequenzkontrolle 63
Frovatriptan 377
Frühdyskinesie 330
FSH 243
Fulvestrant 246
Furosemid 41

G

$GABA_A$-Rezeptor 314, 327
Gabapentin 365, 371
Galantamin 379
Gallensäure-Komplexbildner 101
Ganciclovir 207
gastroduodenale Ulzera 220
Gefrierplasma 399
Gemcitabin 267, 273
gemischter Agonist-Antagonist 307
Gentamicin 166
Gerinnungsfaktoren 90
Gerinnungshemmung 90
Gestagen 245
Giardia lamblia 170
Gicht 262
Gichtanfall 263
Glatirameracetat 381, 384
Glaukom 112
Glibenclamid 229, 401
Gliclazid 229
Glimepirid 229
Glinide 229
Glioblastom 269
Gliptine 226, 230
Gliquidon 229
Glitazon 227
Glitazone 226, 227, 231
Glomerulum 39
GLP-1-Analoga 226, 230
GLP-1-Rezeptoragonisten 227, 230
Glucagon-like peptide-1-Rezeptoragonisten 226
Glukokortikoide 116, 239, 261, 263, 268, 283, 298
Glukokortikoid-Pulstherapie 381
Glukokortikoid-Therapie 124
Glukoneogenese 227
Glukosetoleranz 125
Glutamat-Modulator 378
Glutamatrezeptor 313
Glyceroltrinitrat 78
Glycopyrronium 120, 127
Glycylcyclin 139, 159
Glykopeptide 139, 161
Glykoprotein IIb/IIIa-Antagonisten 89
GnRH 243
GnRH-Agonist 247
GnRH-Analoga 246, 247
Gonadoliberin-Agonisten 246
Golimumab 283, 287
Gonorrhoe 180
Goserelin 247
GP IIb/IIIa 86
Granisetron 219
Grapefruitsaft 401
Grillfleisch 401
Guanylatcyclase-C-Agonist 214
Gyrasehemmer 154

H

H2-Rezeptor-Blocker 223

Index

HAART 198
Haloperidol 333, 352, 388, 401
Hämodialyse 397
Hämoperfusion 397
Hand-Fuß-Syndrom 268
HAP 174
Harn-Alkalisierung 262, 397
Harn-Ansäuerung 397
Harnleitersteine 106
Harn-pH 397
Harnsäure 263
Harnsäurekonkremente 263
Harnwegsinfektion 176
Hashimoto 234
HBV-Polymerase-Inhibitoren 200
HCT 40
Henle-Schleife 39
Heparin 90, 92, 94, 98, 399
heparininduzierten Thrombozytopenie Typ II 94
hepatische Enzephalopathie 210
Hepatitis 200
Hepatitis C 202
HER-2/neu 276, 278
Heroinentzug 302
Herpesenzephalitis 206
Herpesviren 206
Herzglykoside 53, 56
Herzinsuffizienz 30
Herzrhythmusstörungen 62, 258
HES 59
Hirnödem 43
Histamin (H2)-Rezeptor-Blocker 220
HIT I 94
HIT II 94
HIV 196
HMG-CoA-Reduktase-Hemmer 100
HOCM 34, 36, 78
Höhenkrankheit 38
Hormonersatztherapie 242
Hormonsubstitution 251, 253
Hustenreiz 302
Hydrochlorothiazid 40
Hydrocortison 257
Hydromorphon 306
Hydroxocobalamin 395
Hydroxycarbamid 275
Hydroxyethylstärke 59
Hydroxyurea 275
Hypercholesterinämie 100
Hyperkaliämie 258, 259, 260
Hyperkalzämie 261
Hyperlipidämie 100
hypertensive Entgleisung 78
hypertensive Gestosen 47
hypertensive Krise 29
hypertensiver Notfall 29
Hyperthyreose 34, 238
Hypertonus 26
Hypertriglyceridämie 100
Hyperurikämie 262
Hypnozoit 188
Hypoglykäme 232
Hypokaliämie 258, 260
Hypokalzämie 261
Hypothyreose 234, 235

I

Ibandronat 254
Ibuprofen 299
ICS 117
Idarubicin 271
Idarucizumab 90
IL-1 283
IL-2 283

Index

IL-6 283
Ileuseinleitung 322
Imatinib 277, 280
Imipenem 153
Imipramin 338
Immun-Checkpoint-Inhibitoren 276
immune related Adverse Events 279
Immunsuppressiva 282
Impotenz 390
Impulskontrollstörung 359
Indacaterol 23, 126
Indapamid 40
Indinavir 199
indirekte Parasympathomimetika 16
indirekte Sympathomimetika 22
Indometacin 299
Infliximab 283, 287, 293
Influenza 208
Inhalationsanästhetika 310, 316, 325
Injektionsanästhetika 310, 312
Inkontinenz 108
Inkretine 226
Inkretinmimetika 226, 230
Insulinanaloga 233
Insulin aspart 233
Insulindefizit 224
Insulindetemir 233
Insulin glargin 233
Insulin glulisin 233
Insulin lispro 233
Insulinpumpe 232
Insulin-Purging 232
Insulinresistenz 224
Insulinsensitizer 227
Interferon-α 201, 202
Interferon-β 381, 384
Interkalierende Substanzen 267, 271
Interleukin-Rezeptor-Blocker 286
Intermediärinsuline 233
intrinsische sympathomimetische Aktivität 34
Ionenaustauschharze 104, 105
Ipecacuana- Sirup 396
Ipilimumab 277, 279
Ipratropium 19
Ipratropiumbromid 116, 127
Irbesartan 32
Irinotecan 275
ISA 34
ISDN 78
ISMN 78
Isofluran 311, 317
Isoniazid 187
Isosorbiddinitrat 77, 78
Isosorbidmononitrat 77, 78
Isotretinoin 393
Isradipin 36
Italian Triple 220
Itraconazol 193, 195
Ivabradin 53, 54, 76, 80
Ivacaftor 394

J

Jackson-march 362
Jarisch-Herxheimer-Reaktion 144, 180
JC-Virus 386
Jodid 236, 239
Jodination 239
Jodinationshemmer 238
Jodisation 239
Jodisationshemmer 238
Jodmangelstruma 237
Johanniskraut 337, 401

K

Kalium 258
Kaliumnatriumhydrogenzitrat 393, 394
kaliumsparende Diuretika 42
Kaliumsubstitution 258
kalkulierte antibiotische Therapie 136
Kalzium-Antagonisten 36, 77
Kalziumglukonat 259, 261
Kalziumkanalblocker 36, 69
Kalziumsalze 260
Kammerflimmern 66, 73
kardiopulmonale Reanimation 72
Katecholaminsensibilität 237
Kationenaustauscher 260
Ketamin 311, 313
Ketoconazol 401
Ketotifen 134
KHK 76
Kinetose 217
KIS 380
klassische Antikonvulsiva 366
klassische Neuroleptika 332
Klebsiella 141
klinisch isoliertes Syndrom 380
Knochenmetastasen 254
Koanalgetika 294
Kontrastmittel-Nephropathie 131
Kontrazeptiva 242
konzentrationsabhängige Bakterizidie 166
Kreuzallergie 144
Kryptokokkose 194

L

LABA 116, 119, 126
Lachgas 319
Lacosamid 372
Ladungsdosis 77, 85
LAE 91
Laktatazidose 226
Laktulose 210, 212
LAMA 116, 127
Lambliasis 170
Lamivudin 196, 199, 200
Lamotrigin 348, 365, 370, 394
Lansoprazol 222
Latanoprost 113
Laxanzien 210, 211, 212, 302
L-Dopa 354, 357
Ledipasvir 202
Leflunomid 283, 284, 290, 385
Legionellen 141
Leinsamen 212
Leitungsanästhesie 311, 321
Lenalidomid 275
Lennox-Gastaut-Syndrom 363
Lepirudin 97
Lercanidipin 36
Letrozol 247, 249
Leucovorin 272
Leukotriene 295
Leukotrien-Rezeptor-Antagonisten 131
Leuprorelin 247
Levetiracetam 365, 371, 373
Levofloxacin 155, 186
Levomepromazin 333, 348
Levomethadon 305, 306
Levonorgestrel 245
Levothyroxin 237
LH 243
LHRH 243
LHRH-Agonisten 246
LHRH-Antagonist 246
Lidocain 321
Lidocainpflaster 297
Linaclotid 210

Lincosamide 139, 164
Linezolid 160, 163, 183
Lipidsenker 100
Lipopeptid 160, 162
liposomales Amphotericin B 193
Liraglutid 230
Lisdexamphetamin 350
Lisinopril 31, 375
Lisurid 354, 359
Lithium 236, 298, 336, 349, 351, 397, 398
Lokalanästhetika 310, 320, 399
Loperamid 216
Lopinavir 196, 199
Loratadin 134
Lorazepam 327
Lormetazepam 327
Losartan 32, 401
Lovastatin 103
L-Thyroxin 237
L-Tryptophan 326, 329
Lues 180
Lungenarterienembolie 91
Lungenkarzinom 270
Lungenödem 78
Lungenreifung 125
Lupus erythematodes 269, 288
Lyme Disease 181

M

MAC 316
Macrogol 210, 213
Magenspülung 396
Magnesium 70
Makrocyclin 139
Makrolide 139, 156
Makrozyklin 182
Makuladegeneration 279
Malaria 188
maligne Hyperthermie 316, 324
malignes neuroleptisches Syndrom 330
Malignome 266
Manidipin 36
Mannit 38
Mannitol 43, 113
MAO 21
MAO-B 354
MAO-B-Hemmer 360
MAO-Hemmer 344
Maprotilin 338
Maraviroc 196, 199
Mastzellstabilisatoren 130
M. Bechterew 287
Mebeverin 394
Medroxyprogesteronazetat 245
Mefloquin 189, 191
Melatonin 326
Melperon 333
Melphalan 275
Memantin 379
Meningitis 176
Meningokokken 144, 169
Menopause 242
Mepivacain 311, 321
Meropenem 153
Mesalazin 283, 289, 293
Mesna 269
Metamizol 297, 301
Metformin 227, 228
Methadon 305
Methämoglobin 399
Methanol 397
Met-Hb 399
Met-Hb Bildung 321
Methotrexat 272, 290, 292, 298
Methylenblau 399

Index

Methylnaltrexon 211, 215
Methylphenidat 23
Methylprednisolon 124, 381
Methylxanthine 128
Metildigoxin 57
Metixen 354, 361
Metoclopramid 211, 214, 215, 218, 374
Metoprolol 25, 34, 375, 401
Metronidazol 170, 182, 216, 292
Meyer-Overton-Regel 316
Mg-Hydroxid 223
Mianserin 343
Micafungin 193, 195
Miconazol 194
Midazolam 327
Mifepriston 242
Migräne 374
Migräneanfall 377
Migräneprophylaxe 34, 375
Milrinon 394
minimale alveoläre Konzentration 316
Minoxidil 47
Mirtazapin 343
Mischinsulin 232
Misoprostol 220
Mitomycin 275
Mitosehemmer 274
Mitotan 275
Mitoxantron 383, 387
Mivacurium 311, 323
Moclobemid 345, 346, 347
Modafinil 394
Moexipril 31
Molsidomin 77, 79
Mometasonfuroat 124
Monoaminooxidase B 360
Monoaminoxidase 21
Monoaminoxidase (MAO)-Hemmer 345
monoklonale Antikörper 278, 279
Montelukast 116, 131
mood stabilizer 348, 367
MOP 302
Morbus Addison 257
Morbus Basedow 238
Morbus Bechterew 300
Morbus Crohn 292
Morbus Paget 254
Morbus Parkinson 354
Morphin 304, 306
motilitätssteigernde Medikamente 211
Moxifloxacin 155, 186
Moxonidin 25, 49
MRGN 141
MRSA 160, 183
MS 380
MT_{1+2}-Rezeptor-Agonist 337
mTOR-Inhibitoren 286
MTX 267, 272, 283
Multiple Sklerose 380, 382
Multiples Myelom 281
MultiResistente Gram-Negative Erreger 141
Mupirocin 183
Muskarinerge Rezeptoren 14
Muskelrelaxation 310, 322
Mutterkornalkaloid 376
M. Wegener 272
Mycophenolatmofetil 282
Mycophenolsäure 283
Mykoplasmen 141
Mykosen 192
Myokardinfarkt 82
Myoklonien 362
Myopathie 103

Index

N
N_2O 319
N-Acetylcystein 131, 399
Nadroparin 94
Na^+/K^+-ATPase 56, 57
Nalbuphin 305, 307
Nalmefen 391
Naloxon 304, 305, 307, 398
Naltrexon 307, 391
Naphazolin 23, 133
Naproxen 299, 375
Naratriptan 377
Narkose 310
Natalizumab 382, 386
Nateglinid 229
Natriumbikarbonat 259, 260, 263, 398
Natriumnitroprussid 46
Natriumpicosulfat 214
N-Butylscopolamin 19, 216
Nebennierenrindeninsuffizienz 257, 314
Nebivolol 34
Nelfinavir 199
neoadjuvante Therapie 266
Neostigmin 17, 19, 211
Nephroprotektion 31
Neprilysin-Inhibitor 54
neuere Antikonvulsiva 370
Neuralgien 367
Neuraminidase-Hemmer 209
Neuroleptika 330, 348, 398
neuropathische Schmerzen 302, 371, 372
Nevirapin 199
nicht-depolarisierende Muskelrelaxanzien 322
Nicht-Opioidanalgetika 295
Nichtselektive Monoamin-Rückaufnahme-Inhibitoren 339
nicht-steroidale antiinflammatorische Drogen 296
nicht-steroidale Antirheumatika 296
niedermolekulares Heparin 90
niedrigpotente Neuroleptika 326
Nifedipin 36
Nifedipin-Typ 77
nikotinerg 14
nikotinerge Rezeptoren 14
Nikotinsäure 101
Nilvadipin 36
Nisoldipin 36
Nitrattoleranz 77
Nitrendipin 36
Nitrite 399
Nitroglycerin 78
Nitroimidazole 139, 170
Nitroprussid-Natrium 29, 46
Nivolumab 277, 279
NK-1-Rezeptorantagonisten 219
NMDA-Antagonisten 354, 361
NMDA-Rezeptor 312, 313
NMDA-Rezeptor-Antagonismus 305
NMDA-Rezeptor-Antagonist 297, 379
NMH 90, 92, 93
NNRTI 196
Non-Ergot-Derivate 359
Nonfermenter 141
Noradrenalin 20, 23, 60
Norethisteron 245
Norfloxacin 155
Normalinsulin 233
Nortestosteronderivat 242
Nortriptylin 338
nosokomial erworbene Pneumonie 174
NPH-Insulin 233
NRTI 196

NS5A-Inhibitoren 203
NS5B-Polymerase-Inhibitoren 203
NSAID 263, 290, 296, 298, 374
NSAR 296
NSMRI 339
NSTEMI 82
Nystatin 193

O

Obstipation 210, 302
Offenwinkelglaukom 112
Olanzapin 335, 348
Olmesartan 32
Olodaterol 126
Omalizumab 116, 119, 129
Ombitasvir 202
Omeprazol 222, 401
Ondansetron 219
Opioidanalgetika 302
Opioid-Antagonisten 304
Opioide 311, 398
Opioidüberdosierung 307
Oralcephalosporin 148
orale Antidiabetika 226
orale Chemolitholyse 263
orale Faktor IIa-Hemmer 97
orale Faktor Xa-Hemmer 96
orale Kontrazeption 242
Oritavancin 393
orthostatische Hypotonie 45
Oseltamivir 209
Osmodiuretika 39, 43, 113
osmotisch wirksame Laxanzien 210
ösophageale Ulzera 254
Ösophagusvarizenblutung 34
Osteoblasten 251
Osteoklasten 251, 254, 261
Osteonekrosen 254
Osteoporose 250, 253
Östrogene 244
Östrogenrezeptor-Antagonist 246
Ototoxizität 41
Ovarial-Karzinom 270, 274
Oxacillin 143
Oxaliplatin 270
Oxazolidinon 160
Oxazolidinone 139, 163
Oxcarbazepin 365, 367, 372
Oxybutynin 109
Oxycodon 305, 306
Oxymetazolin 133
Oxytocin 394

P

P_2Y_{12} 86
Paclitaxel 267, 274
Paliperidon 335
palliative Therapie 266
Palonosetron 219
Pamidronat 254
Pantoprazol 222, 401
Paracetamol 297, 301, 399
Paracetamol-Intoxikation 131
Parasympathikus 14
Parasympatholytika 18
Parathion 398
Parathormon-Analoga 251, 255
Parecoxib 300
Paritaprevir 202, 204
Parkinsonoid 330
Paroxetin 340
Partialagonist 304, 307
PCSK9-Inhibitoren 100
PD-1-Rezeptor 279
Pembrolizumab 279
Pemetrexed 267, 273

Penicillinase 142
Penicilline 139, 143
Penicillin G 144
Pentaerythrityltetranitrat 77, 78
Pentamidin 394
Perchlorat 239, 241
Pergolid 354, 359
Peridopril 31
Periduralanästhesie 321
Pestwurz 375
Pethidin 306
PETN 78
Phäochromozytom 26, 44
Phenobarbital 315, 369, 373
Phenoxybenzamin 25, 44
Phenprocoumon 90, 92, 98, 399
Phenytoin 365, 369, 373, 401
Phosphodiesterase-4-Inhibitor 121, 129
Phosphodiesterase-5-Inhibitoren 111
Physostigmin 17, 19, 110, 398
Pill in the pocket 65
Pilocarpin 17, 113
Pimecrolimus 285
Ping-Pong-Effekt 180
Pioglitazon 227
Pipamperon 333
Piperacillin 143, 146
Pirenzepin 19
Piretanid 41
Piribedil 354, 359
Piritramid 306
Piroxicam 299
Plasmapherese 239, 381, 397
Plasminogen 93
Plasmodien 188
Platinverbindungen 267, 270
Plummerung 239
Pneumonie 172
Polyene 193, 195
Polyethylenglykole 213
Polymyxine 139, 171
Polymyxin E 171
Polyneuropathie 302
PONV 217, 312, 317
Posaconazol 193, 195
PPI 220, 222, 298
PPSB 90, 399
Prädelir 388
Präexzitation 66
Pramipexol 354, 359
Prasugrel 84, 86, 88
Pravastatin 103
Prazosin 24, 25, 44
Prednisolon 124
Pregabalin 297, 372
Prilocain 311, 321
Primaquin 190, 191
Primidon 369
Prinzmetal-Angina 37, 77
Probenecid 265
Procain 321
Procarbazin 275
Progesteron 245
progressive multifokale
Leukenzephalopathie 382
Proguanil 189, 191
Prolaktinom 359
Promethazin 333
Propafenon 65, 67
Propiverin 109
Propofol 311, 312, 314
Propofol-Infusions-Syndrom 314
Propranolol 25, 34, 239, 375
Propylthiouracil 240

Prostacyclin 295
Prostaglandin-Analogon 113, 220
Prostaglandine 295
Prostaglandin E1 110, 394
Prostatakarzinom, hormonsensitives 247
Protamin 399
Protaminsulfat 90
Protease-Inhibitoren 202, 204
Proteasom-Inhibitoren 277, 281
Prothrombin 92
Protonenpumpen-Inhibitoren 220, 222
Prucaloprid 211, 215
PSA 107
pseudoallergisches Asthma 298
pseudomembranöse Kolitis 182
Pseudomonas aeruginosa 141, 184
Pseudotumor cerebri 370
Psoriasis 272
Psoriasis-Arthritis 287, 288
Psoriasis vulgaris 285, 288
Psyllium 212
PTH 251
PTH 1-34 256
PTH 1-84 256
PTT 90
pulmonale Hypertonie 111
pulslose ventrikuläre Tachykardie 73
Purinanalogon 280, 284
Pyrazinamid 187
Pyridostigmin 17, 322
Pyridoxin 395
Pyrimidinanalogon 267, 273

Q
Quellmittel 210
Quetiapin 335, 348, 355
Quinapril 31

R
RABA 116
Rabeprazol 222
Raloxifen 249, 251, 253, 255
Raltegravir 196, 199
Ramipril 31
Ranitidin 223
RANKL 252
Ranolazin 76, 81
Rasagilin 344, 354, 360
Rasburicase 262, 263, 268
Raucherentwöhnung 347
Rebound-Insomnie 327
Reboxetin 337, 347
recurrence-Kopfschmerz 376
Reflux 220
Refluxerkrankung 220
Reiseübelkeit 217
Reizhusten 31
Repaglinid 229
Repellentien 189
Rescue-Therapie 272
Reserpin 25, 51
Reserveantibiotika 152
Resistenzen 137
Restless-Legs-Syndrom 357, 359
Reteplase 91, 93, 99
Retroperitonealfibrose 376
Reviparin 94
Reye-Syndrom 87
Rhabdomyolyse 103, 325
rheumatoide Arthritis 290
Rhinitis sicca 133
Rhythmisierung 63
Rhythmuserhalt 63
Ribavirin 204, 205
Rifampicin 139, 169, 187, 401

Rilpivirin 199
Riluzol 394
Risedronat 253, 254
Risperidon 335, 352, 378
Ritonavir 199, 401
Rituximab 277, 278, 283, 290
Rivaroxaban 92, 96
Rivastigmin 379
Rizatriptan 377
Rocuronium 311, 323
Roflumilast 121, 129
Rolando-Epilepsie 363
Ropinirol 354, 359
Ropivacain 311, 321
Rosuvastatin 103
Rotigotin 354, 359
Roxithromycin 157
rt-PA 91, 99
rückenmarksnahe Anästhesie 311

S

SABA 116, 119, 126
Sacubitril 54
Salazosulfapyridin 289
Salbutamol 23, 126
Salicylate 397
Salmeterol 23, 126
SAMA 116, 127
Sammelrohr 39
Saquinavir 199
SARI 346
Sartane 32
Sauerstoff-Langzeittherapie 121
Saxagliptin 230
Schilddrüsenautonomie 238
Schilddrüsenhormone 235
Schizophrenie 330
Schlafapnoe-Syndrom 327
Schlafinduktion 310
Schlafstörungen 326
Schleifendiuretika 39, 41, 259, 261
Schmalspektrumpenicilline 144
Schmerztherapie 294
Schock 59
Schwangerschaftshypertonus 28
Schwangerschaftsunterbrechung 242
Schwellkörperautoinjektionstherapie 110
Scopolamin 19, 218
Secale-Alkaloide 376
Sedierung 310
Sekretolyse 131
sektretorische (=hydragoge) Laxanzien 210
sekundäre Hypertonie 26
Selective Neuronal Potassium Channel Opener 297
Selegilin 344, 354, 360
Selektive COX-2-Hemmer 300
Selektive Estrogenrezeptor-Modulatoren 249
Selektive Serotonin-Noradrenalin-Rückaufnahme-Inhibitoren 342
selektive Serotonin-Rückaufnahme-Inhibitoren 341
Sepsis 178
sequentielle Therapie 136
sequenzielle Nephronblockade 38
Serin/Threonin-Kinase-Inhibitoren 277, 281
SERM 246, 249, 251, 255
Serotoninantagonisten 219, 268
Serotonin-Antagonist und Rückaufnahme-Inhibitor 346
Serotonin-Syndrom 306, 329, 345

Serotonin–Syndrom 305, 341
Serratia 141
Sertralin 340
Sevofluran 311, 317
Sexualhormone 242
SIADH 341, 367
Sildenafil 111
Silodosin 106
Simeprevir 202, 204
simultane Therapie 266
Simvastatin 103, 401
Sinusbradykardie 71
Sirolimus 283, 286
SIRS 178
Sitagliptin 230
Sklerodermie 269
small molecules 277
SMX 168
SNRI 347
Sofosbuvir 203
Solifenacin 19, 109
Spätdyskinesie 330
Sphingosin-1-Phosphat-Rezeptors 386
Spinalanästhesie 321
Spindelgifte 266, 274
Spirapril 31
Spironolacton 58
SSNRI 342
SSRI 341
Staphylokokken 140
Statine 76, 100
Status epilepticus 373
Stavudin 199
STEMI 82
Steroiddiabetes 125
Steroide 290, 292
Stickstoffmonoxid 319
Stimmungsstabilisierer 348
Streptokinase 91, 93, 99
Streptokokken 140
Streptomycin 166, 187
Strontiumranelat 251, 256
Struma 234
Struma diffusa 234
Struma nodosa 234
Succinylcholin 323
Sucralfat 220
Sufentanil 306
Sugammadex 322
Sulbactam 147
Sulfamethoxazol 168
Sulfasalazin 283, 289, 290
Sulfonamide 168, 399
Sulfonylharnstoff-Analoga 227, 229
Sulfonylharnstoffe 227, 229
Sulpirid 352
Sulproston 395
Sultamicillin 146, 147
Sumatriptan 377
Suxamethonium 311, 323, 325
Sympathikus 20
Sympathomimetika 60
Syndrom 398
Syndrom der inadäquaten ADH-Sekretion 367
Syphilis 180
Systemic Inflammatory Response Syndrome 178

T

Tabak 401
tachykarde Herzrhythmusstörungen 62
tachykardes Vorhofflimmern 63
Tacrolimus 285, 292, 401
Tadalafil 106, 111

Tamoxifen 249, 401
Tamsulosin 25, 44, 106
Tapentadol 305, 306
targeted therapy 276
Taxane 267, 274
Tazobactam 147, 151
Tedizolid 395
Teicoplanin 161, 183
Teilnarkose 310
Telavancin 393
Telbivudin 200
Telmisartan 32, 375
Temozolomid 267, 269
Temsirolimus 286
Tenecteplase 91, 93, 99
Tenofovir 196, 199, 201
Terazosin 106
Terbinafin 193
Terbutalin 23, 126
Terfenadin 134
Teriflunomid 284, 382, 385
Teriparatid 251, 252, 253, 256
Testdosis 31
Testosteron 243
Tetracain 321
Tetrazepam 294, 326
Tetrazykline 139, 158
tetrazyklische Antidepressiva 338
Thalidomid 275
Theophyllin 116, 119, 121, 128, 397, 401
therapeutische Breite 348
Thiamazol 240
Thiamin 388, 395
Thiazidanaloga 40
Thiaziddiuretika 38, 39
Thiazide 40
Thionamide 239, 240
Thiopental 311, 315
Thoraxkompressionen 72
Thrombin 93
Thromboseprophylaxe 90
Thrombosetherapie 90
Thromboxan 295
Thrombozytenaggregationshemmmung
Thyreoidektomie 239
Thyreoiditis de Quervain 238
Thyreostatika 238
thyreotoxische Krise 238
Thyreotoxische Krise 239
Tiagabin 372
Tiaprid 330, 353
Tibolon 242
Ticagrelor 84, 86, 88
Ticstörungen 352
tiefen Venenthrombose 91
Tigecyclin 159
Tilidin 305, 306
Timolol 34, 113
Tinzaparin 94
Tiotropium 19, 116, 119, 120
Tiotropiumbromid 127
Tipranavir 199
Tirofiban 86, 89
TIVA 312
Tizanidin 294
TMP 168
TNF α-Antikörper 292
TNF α-Inhibitoren 283, 287, 290
Tobramycin 166
Tocilizumab 283, 290
Tokolyse 70, 126
Tolcapon 354, 360
Tolperison 294
Tolterodin 19, 109

Toluidinblau 399
Tolvaptan 395
Topiramat 365, 370, 375
Torasemid 41
Torsade-de-pointes-Tachykardie 66
Tourette-Syndrom 352
Toxic-Shock-Syndrom 164
Toxikologie 396
Tramadol 305, 306
Tramazolin 133
Trandolapril 31
Tranexamsäure 91, 93, 99, 399
Tranylcypromin 345
Trastuzumab 277, 278
Trastuzumab-Emtansin 276
Travoprost 113
Trazodon 337, 346
Tremortherapie 34
Treponema pallidum 144
TRH 235
Triamcinolon 124, 291
Triamteren 42
Triazolam 327
Trichomonas vaginalis 170
Triebdämpfung 248
Trihexyphenidyl 354, 361
Trimethoprim 168
Trimipramin 338
Triptane 374, 377
trizyklische Antidepressiva 337, 398
tetrazyklische Antidepressiva 338
Tropisetron 219
Tropismus-Test 196
Trospiumchlorid 19, 109
TRPV1 297, 301
TSH 235
Tuberkulose 169, 186
Tumorlysesyndrom 262
TVT 91
T-Wert 250
TXA_2 86
Tyramin 344
Tyrosinkinase-Inhibitoren 277, 280

U

Übelkeit 135
UFH 84, 90, 92
Ulipristalazetat 242
Umeclidiniumbromid 127
unipolare Depression 336
Urapidil 25, 50
Urikostatikum 264
Urikosurika 265
Ursodeoxycholsäure 395
Ustekinumab 288

V

Valaciclovir 207
Valganciclovir 207
Valproat 348, 365, 366, 373
Valproinsäure 366, 375
Valsartan 32
Vancomycin 161, 183
Vancomycin-resistente Enterokokken 140, 160, 182
Vardenafil 111
Vareniclin 395
Vas afferens 39
Vas efferens 39
vaskuläre Demenz 378
Vasodilatation 26
Vasokonstriktoren 320
vasospastische (Prinzmetal) Angina 78
Vaughan Williams Klassifikation 62, 65
Vecuronium 323

Vedolizumab 293
Vemurafenib 277, 281
Venlafaxin 342, 375
ventrikuläre Bradykardie 71
ventrikuläre Tachykardie 66
Verapamil 36, 401
Verhaltenstherapie 375
Vernakalant 70
Verzögerungsinsulin 232
Vigabatrin 372
Vilanterol 126
Vildagliptin 230
Vinblastin 267, 274
Vinca-Alkaloide 267, 274
Vincristin 267, 274
Vinorelbin 274
Vitamin B1 388, 395
Vitamin B6 268, 395
Vitamin B12 318, 395
Vitamin D 250, 261
Vitamin K 399
Vitamin-K 90
volatile Anästhetika 316
Vollnarkose 310
Vorhofflattern 64
Vorhofflimmern 64
Voriconazol 193, 195
VRE 160, 182

W

Warfarin 90, 92, 98
Wegener Granulomatose 269
Weizenkleie 212
Wernicke-Enzephalopathie 388
West-Syndrom 363, 372
WHO-Stufenschema 294
Winkelblockglaukom 112
WPW-Syndrom 66

X

Xanthinoxidase 263
Xipamid 40
Xylometazolin 133

Y

Yohimbin 110

Z

Zaleplon 328
Zanamivir 209
Zellmembran 138
Zellwandsynthese 138
Ziconotid 297
Zidovudin 196, 199
Ziprasidon 335
Zoledronat 253, 254
Zolmitriptan 377
Zolpidem 328
Zonisamid 372
Zopiclon 328
Zoster 206
Z-Substanzen 328
Zwangsstörungen 341
Zyanose 399
Zystitis 176
Zytostatika 266

Notizen

Notizen

Notizen

Notizen

Notizen

Notizen

Notizen

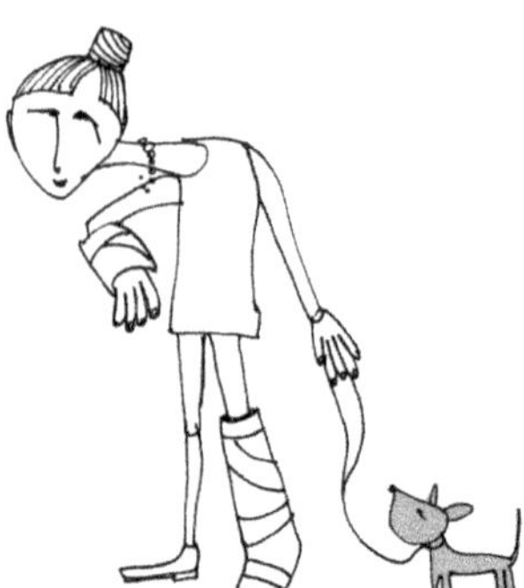